U0325208

Deepak Kumar Gupta
Ashok Kumar Mahapatra

颅缝早闭
外科诊疗规范及手术原则

Tenets of Craniosynostosis
Surgical Principles and Advanced Multidisciplinary Care

主　编〔印〕迪帕克·库玛·古普塔
　　　　　　　阿肖克·库玛·马哈帕特拉
主　译　王占祥　郭剑峰　陈四方　谭国伟

天津出版传媒集团
天津科技翻译出版有限公司

著作权合同登记号:图字:02-2021-155

图书在版编目(CIP)数据

颅缝早闭外科治疗规范及手术原则 / (印)迪帕克·库玛·古普塔 (Deepak Kumar Gupta), (印)阿肖克·库玛·马哈帕特拉 (Ashok Kumar Mahapatra) 主编；王占祥等主译. -- 天津：天津科技翻译出版有限公司，2025. 3. -- ISBN 978-7-5433-4604-8

Ⅰ. R682.1

中国国家版本馆 CIP 数据核字第 2025WJ0242 号

Original title:

Tenets of Craniosynostosis by Deepak Kumar Gupta/ Ashok Kumar Mahapatra

授权单位: Thieme Medical and Scientific Publishers Private Limited
出　　版:天津科技翻译出版有限公司
出 版 人:方　艳
地　　址:天津市和平区西康路 35 号
邮政编码:300192
电　　话:022-87894896
传　　真:022-87893237
网　　址:www. tsttpc. com
印　　刷:雅迪云印（天津）科技有限公司
发　　行:全国新华书店
版本记录:710mm×1000mm　16 开本　10.5 印张　200 千字
2025 年 3 月第 1 版　2025 年 3 月第 1 次印刷
定价:118.00 元

（如发现印装问题,可与出版社调换）

译者名单

主　译　王占祥　郭剑峰　陈四方　谭国伟

副主译　师忠杰　刘希尧　李张昱　高　鑫

译　者（按姓氏汉语拼音排序）

陈　曦　范超凡　胡亚辉　蒋伟超　康　鉴

李文华　卢镇伟　毛建耀　苏子锐　王　硕

肖德勇　叶永造　赵文鹏　周立伟　朱宏伟

主编简介

主编

Deepak Kumar Gupta, MBBS, MS, MCh
Professor and Consultant Neurosurgeon,
Neurosciences Centre & Associated JPN Apex Trauma Centre,
All India Institute of Medical Sciences,
New Delhi, India

Ashok Kumar Mahapatra, MBBS, MS, MNAMS, MCh
Professor of Neurosurgery,
Formerly Head Neurosurgery and Chief Neurosciences Centre,
All India Institute of Medical Sciences,
New Delhi, India

副主编

Shweta Kedia, MBBS, MS, MCh
Assistant Professor,
Department of Neurosurgery & Gamma Knife Center,
JPN Apex Trauma Centre,
All India Institute of Medical Sciences,
New Delhi, India

编者名单

Ajay Sinha
Consultant Paediatric Neurosurgeon,
Supraregional Craniofacial Unit,
Alder Hey Childrens' NHS Foundation Trust,
Liverpool, United Kingdom

Ajoy Roychoudhury
Head of the Department,
Oral and Maxillofacial Surgery,
All India Institute of Medical Sciences,
New Delhi, India

Amol Raheja
Consultant and Assistant Professor,
Department of Neurosurgery & Gamma Knife,
JPN Apex Trauma Centre,
All India Institute of Medical Sciences,
New Delhi, India

Anna Teresa Mazzeo
Assistant Professor of Anesthesia and
Intensive Care,
Department of Surgical Sciences,
Anesthesia and Intensive Care,
Azienda Ospedaliera Universitaria Citta' della Salute
e dellaScienza di Torino,
University of Torino,
Torino, Italy

Anuj Prabhakar
Assistant Professor,
Department of Neuroradiology,
All India Institute of Medical Sciences,
New Delhi, India

Arjun Krishnadas
Assistant Professor,
Department of Oral & Maxillofacial Surgery,
Amrita Institute of Medical Sciences and Research
Centre,
Kochi, Kerala, India

Ashok Kumar Mahapatra
Professor of Neurosurgery,
Formerly Head Neurosurgery and Chief
Neurosciences Centre,
All India institute of Medical Sciences,
New Delhi, India

Benjamin Robertson
Consultant Maxillofacial Surgeon,
Supraregional Craniofacial Unit,
Alder Hey Childrens' NHS Foundation Trust,
Liverpool, United Kingdom

Bhaskar Agarwal
Resident Doctor,
Oral and Maxillofacial Surgery,
All India Institute of Medical Sciences,
New Delhi, India

Chandrashekhar E. Deopujari
Senior Consultant,
Department of Neurosurgery,
Bombay Hospital & Medical Research Centre,
Mumbai, India

Chidambaram Balasubramaniam
Pediatric Neurosurgeon,
Child Trust Hospital,
Chennai, India

Deepak Kumar Gupta
Professor and Consultant Neurosurgeon,
Neurosciences Centre and JPN Apex Trauma Centre,
All India Institute of Medical Sciences,
New Delhi, India

Giuseppe Talamonti
Consultant Neurosurgeon,
Neuroscience Department,
Neurosurgery,
ASST Grande Ospedale Metropolitano Niguarda,
Piazza Ospedale Maggiore,
Milano, Italy

Hitesh Gurjar
Assistant Professor,
Department of Neurosurgery,
All India Institute of Medical Sciences,
New Delhi, India

Jonathan R. Ellenbogen
Clinical Fellow Craniofacial Surgery,
Supraregional Craniofacial Unit,
Alder Hey Childrens' NHS Foundation Trust,
Liverpool, United Kingdom

Leve Joseph Devarajan Sebastian
Associate Professor,
Department of Neuroradiology,
All India Institute of Medical Sciences,
New Delhi, India

Manoj Phalak
Assistant Professor,
Department of Neurosurgery,
All India Institute of Medical Sciences,
New Delhi, India

Moreno Bolzon
Consultant Anesthesiologist and Intensivist,
Neuroscience Department,
Neuroanesthesia and Neurointensive Care,
ASST Grande Ospedale Metropolitano Niguarda,
Piazza Ospedale Maggiore,
Milano, Italy

Nitin Mokal
Senior Consultant,
Department of Plastic Surgery,
Bombay Hospital & Medical Research Centre,
Mumbai, India

Pramod Subash
Professor,
Department of Oral & Maxillofacial Surgery,
Amrita Institute of Medical Sciences and Research
Centre,
Kochi, Kerala, India

Raghav Singla
Senior Resident,
Department of Neurosurgery,
All India Institute of Medical Sciences,
New Delhi, India

Rajeev Sharma
Assistant Professor,
Department of Neurosurgery & Gamma Knife Centre,
JPN Apex Trauma Centre,
All India Institute of Medical Sciences,
New Delhi, India

Ramesh Sharma
Professor and Head,
Department of Plastic Surgery,
Postgraduate Institute of Medical Education and
Research,
Chandigarh, India

Sandeep Sood
Professor,
Department of Neurosurgery,
Children's Hospital of Michigan,
Wayne State University School of Medicine,
Detroit, Michigan, United States

Saravanan Lakshmanan
Resident Doctor,
Oral and Maxillofacial Surgery,
All India Institute of Medical Sciences,
New Delhi, India

Satish Kumar Verma
Assistant Professor,
Department of Neurosurgery & Gamma Knife Centre,
JPN Apex Trauma Centre,
All India Institute of Medical Sciences,
New Delhi, India

Seema Singh
Assistant Professor,
Department of Anatomy,
All India Institute of Medical Sciences,
New Delhi, India

Sheffali Gulati
Chief, Child Neurology Division,
Department of Pediatric Medicine,
All India Institute of Medical Sciences,
New Delhi, India

Shruthi Nellamkuzhiyl Michael
Pediatric Neurology Resident,
Child Neurology Division,
Department of Pediatric Medicine,
All India Institute of Medical Sciences,
New Delhi, India

Shweta Kedia
Assistant Professor,
Department of Neurosurgery & Gamma Knife Center,
JPN Apex Trauma Centre,
All India Institute of Medical Sciences,
New Delhi, India

Subodh Raju
Senior Consultant Neurosurgeon and Spine Surgeon,
Minimal access/Endoscopic Brain & Spine Surgery,
Virinchi Hospitals,
Hyderabad, India

Suhas Udayakumaran
Associate Professor,
Division of Pediatric Neurosurgery,
Department of Neurosurgery,
Amrita Institute of Medical Sciences and Research
Centre,
Kochi, Kerala, India

Takeyoshi Shimoji
Department of Neurosurgery,
Amekudai Hospital,
Okinawa, Japan

Vivek Tandon
Associate Professor,
Department of Neurosurgery,
All India Institute of Medical Sciences,
New Delhi, India

中文版前言

近年来,科技的飞速发展推动了神经外科技术的进步,先天性颅缝早闭的诊断和治疗水平亦突飞猛进。作为国内首本关于颅缝早闭诊疗的规范性书籍,本书汇集了来自世界著名神经外科专家的智慧结晶,凸显了其国际影响力,同时为读者带来了多元化的视角。

全书内容丰富,融入了编者们多年来在临床实践中积累的宝贵经验。同时,高清的手术图片,直观展示了各种手术过程和关键步骤。这些内容不仅增强了书籍的可读性和实用性,还为读者提供了直观的学习资料。

作为医学领域特定专题的便携式书籍,本书的核心内容具有长期的科学性、教育性和美学价值。在未来的一段时间内,本书仍将是小儿神经外科医生、整形外科和颌面外科医生、儿科医生、住院医生及其他相关专业医生的重要参考资料。

本书将基础知识与临床技能相结合,旨在为临床工作提供有价值的帮助。与此同时,我们深知医学知识的不断更新和进步,因此在翻译过程中,我们力求精准地传达原书的核心内容和最新研究成果。

本书的翻译工作由厦门大学附属第一医院神经外科的医生们共同完成。在此,对所有参与翻译工作的同事表示衷心的感谢。由于中外术语规范及语言表述习惯的差异,加之译者翻译风格的不同,中文版难免存在一些偏颇和疏漏,敬请广大读者朋友及同仁批评指正。

希望本书能够为广大医疗专业人士提供有力的支持,进一步提升我国先天性颅缝早闭疾病的诊疗水平。

序　言

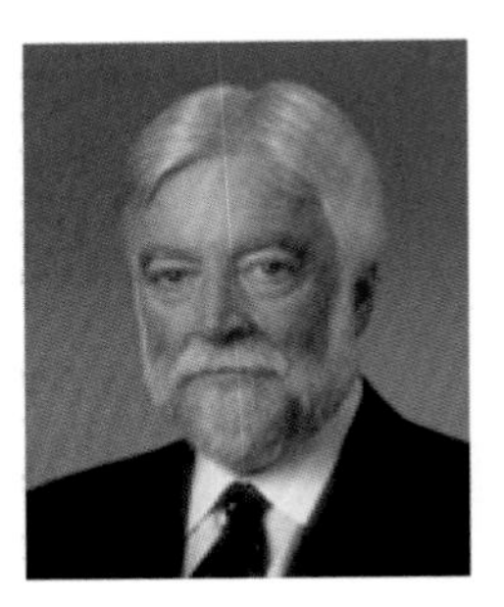
詹姆斯·泰特·古德里奇

本书阐述了一个完整的观点，即如何处理颅缝早闭的病例。通过学习，读者将能够掌握外科手术的细微差别。在本书中，作者全面回顾了文献，并阐述了手术的最新进展。

颅缝早闭治疗领域仍在不断发展，各个专业的外科医生继续合作并为这一外科专科做出贡献。回顾19世纪90年代和早期的手术尝试，结果令人沮丧，相关病例选择更糟糕。因此，至1910年，这些手术基本上从手术室消失了。唐纳德·马森和弗朗西斯·英格拉姆的波士顿团队在第二次世界大战结束时对条带状颅骨切除术进行了一些改进，使其重新出现。20世纪60年代和70年代，保罗·特西耶、丹尼尔·马查克、多米尼克·雷尼尔和费尔南多·奥尔蒂斯-蒙尼斯特里奥等的工作推动了“颅腔重建”技术的发展。为了确定哪种外科手术方案最有效，适用于哪些患者，该领域仍在不断发展。不幸的是，患有颅缝早闭儿童的手术问题变化多样，现在可用的技术达到了几百种。颅面外科手术的一个真正进步是引入了“团队”概念。颅缝早闭手术过去是由单一的外科团队进行，即神经外科医生独自工作。现在，神经外科医生通过与整形外科医生、口腔颌面外科医生、眼整形外科医生和其他专业医生的合作，可以制订更全面的术前手术规划。对于外科医生而言，非常重要的一点是，要认识到颅缝早闭不仅是“缝合”的疾病，而且是涉及基因、生长模式、解剖、亚细胞相互作用和潜在结构异常等多方面的复杂多灶性疾病。简言之，颅缝早闭不只是单纯骨缝的融合。

在编写本书时，来自印度的作者们很幸运地组成了如此庞大而多样的外科医生团队。自2004年首次举办亚洲-澳大利亚儿科神经外科高级课程以来，我很荣幸能够参与其中。从一开始，印度神经外科医生就在这门课程中表现得非常活跃。多年来，我对这个独特的外科医生团队有着极高的敬意。印度拥有庞大的人口，每天会有大量的医疗复杂病例需要处理。这本专著独立地概述了一系列非常丰富和广泛的经验和技能，适用于这个独特的外科医生群体。

本书主编汇集了一批外科专业技术人才，对颅缝早闭的各种问题进行论述。这些主题涵盖全面而广泛的跨学科领域的内容。书中附有许多彩色插图，增强了阅读效果。本书是一本全面阐述颅缝早闭相关内容的专业书籍，编写精良，极其实用，是神经外科领域的一本杰作。

詹姆斯·泰特·古德里奇，医学博士，DSci(荣誉学科)，
Leo M. Davidoff 神经外科主任，神经外科教授，
爱因斯坦医学院蒙特菲奥里儿童医院儿科和外科(整形和重建外科)
美国纽约布朗克斯

前 言

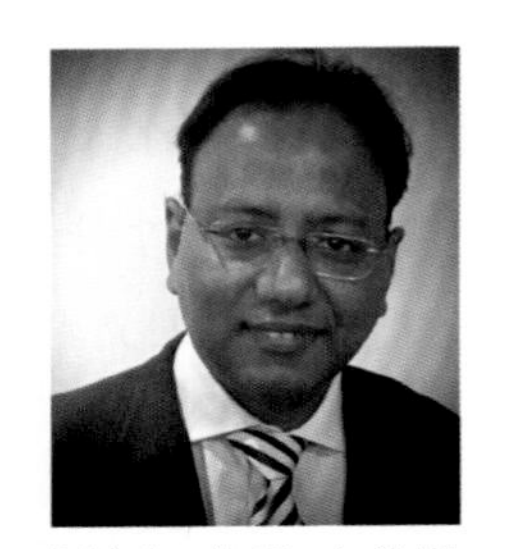
迪帕克·库玛·古普塔

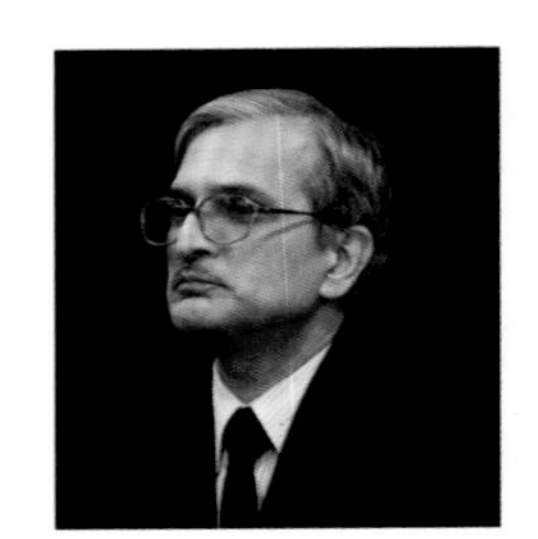
阿肖克·库玛·马哈帕特拉

我们对本书的出版期待已久。本书致力于改善患有先天性神经外科颅缝早闭儿童的护理,并旨在为他们的看护者提供帮助。我们撰写这本书历时1年左右,之前进行了一次颅缝早闭手术神经外科研讨会,在两天会议期间我们展示了8种不同的颅缝早闭手术,而且会议上还有来自世界各地的颅缝早闭诊疗专家的一系列讲座。

为了便于读者理解,本书的叙述简洁明了。它将成为儿童神经外科医生、整形外科和颌面外科医生、儿科医生、住院医师,以及所有处理儿科疾病的实习医生和执业医生的有用参考资源。

本书按照常见的颅缝早闭亚型分章节进行概述,包含各种手术病例(综合征性和非综合征性变异)的插图。我们邀请了该领域的杰出专家担任各章的编者,他们为本书带来了富有经验的观点。编者为世界著名专家,这一事实也表明除了揭示其内容的丰富性外,本书还可能引起国际读者的关注。

许多人认为教科书一出版就会过时,医学书籍中的知识也会越来越陈旧。然而,随身携带一本关于一个专题的用书,无论何时都能方便地查阅,仍然具有其独特的科学性、教育性和美学价值。本书中提供的信息尽可能保持最新,而且本书的核心内容,即颅缝早闭的放射学和外科基础,在某种程度上是长期适用的。

作为编者,我们仍然怀有希望,相信本书将有助于进一步改善这些儿童的护理。我们相信本书将成为许多辛勤工作的儿童神经外科医生、颌面外科和整形外科医生在管理颅缝早闭患者的艰巨任务中的有用资源。我们真诚地希望本书能够促进相关医生对颅缝早闭疾病的学习和实践。

迪帕克·库玛·古普塔
阿肖克·库玛·马哈帕特拉

致　谢

我们要感谢所有作者的出色贡献。

我们还要感谢颅缝早闭儿童的父母允许我们在本书中使用他们孩子的图像，并展示临床病例用于教育目的。

谨以本书献给我的父母(鲁克曼尼·德维·古普塔和乔蒂·普拉萨德·古普塔),我的家人,他们一直是我写这本书的灵感来源,也将本书献给世界各地所有生来就患有颅缝早闭症的孩子。

——迪帕克·库玛·古普塔

谨以本书献给我的妻子苏巴瓦·马哈帕特拉和我的女儿苏巴什利·马哈帕特拉。

——阿肖克·库玛·马哈帕特拉

目 录

第1章 颅缝早闭概述

Ashok Kumar Mahapatra*, *Vivek Tandon

概述

颅缝早闭是一种纤维性骨缝在儿童时期过早骨化闭合的疾病，其会导致颅骨发育异常。颅骨生长被限制在与骨缝垂直的方向上。因此，颅骨沿着异常融合的缝平行发育，导致头部形状异常[1]。另外，颅骨沿着融合线平行轴生长为大脑的发育提供了一定程度的代偿，但是，在这种代偿失衡的情况下，儿童会表现出颅内压增高征，导致认知缺陷、撞头症、视觉和睡眠障碍，甚至生长发育严重不良。

自古以来，人们就有关于颅骨生长异常的记载。希波克拉底[2]曾发现了颅骨发育异常的存在，但与颅缝早闭相关的科学研究始于18世纪晚期。Sommerring[3]是最早记录颅骨生长发生在颅缝连接处，并且提出这一部位过早骨化导致颅骨形状异常的临床医生之一。他认识到颅骨生长在垂直于闭合骨缝线的平面内进行重建。Virchow[4]和Otto[5]分别于1821年和1830年报告了类似的发现。实际上，正是Virchow广受赞誉的颅骨畸形阐述预示了颅缝早闭领域的研究前景。在接下来的一个世纪，Virchow的"限制沿颅缝生长和平行于颅缝生长，导致异常颅骨"的理论逐渐被认可。

在20世纪中期，Moss[6]观察到有时在进行颅缝早闭手术的儿童中，颅盖缝是开放的。他还注意到这些孩子出现的颅底畸形。这使他对Virchow的理论提出质疑。他猜想，颅底在胚胎发育中比颅盖先成熟，主要病变位于颅底，其次位于颅盖[6]。他进行了试验，切除正常的颅盖缝，并证明切除这个缝并不影响整体颅骨生长[7]。这证明颅盖不像骨的骨骺，骨骺生长会将骨推开。颅盖缝更像是生长刺激的被动接收者。他的"功能基质"理论认为，大脑的扩大是导致颅缝骨化的应变张力的主要原因。

Persson等[8]在1979年的动物研究中证实，颅骨发育畸形是引起颅面异常的主要原因。Opperman等[9, 10]在后续研究中报告了间质结构（如硬膜和骨膜）在维持骨缝通畅性和其生长中的重要性。

颅缝早闭累及1/2500的新生儿，15%~40%的颅缝早闭症被认为是某种综合征的一部分，但是它常常作为独立疾病存在。以往人们认为，颅缝早闭症被分为综合征性和非综合征性，这是基于临床特征和表现。大多数原发性颅缝早闭症病例是散发的。文献中很少有描述原发性颅缝早闭症与神经管缺陷（NTD）相关的病例。大多数学者认为共同发生只是巧合。Borkar等在4例儿童中描述了这种情况[11]。只涉及单个颅缝而没有其他先天性畸形的儿童被认为是非综合征性的患者。综合征性儿童通常表现为多个颅缝受累及其他肌骨畸形。他们还可能有家族病史，因此综合征性疾病遵循遗传模式。散发性突变也是有可能的，但综合征性病例通常有常染色体显性遗传。因此，据报道，50%的后代遗传，但均有不同。最常见的综合征性早闭症类型包括 Crouzon 综合征、Apert 综合征、Pfeiffer 综合征、Saethre-Chotzen 综合征和 Muenke 综合征。在基因分型领域，相关最新进展使颅缝早闭症的概念在将来可能会发生改变。1993 年首次报道了 Boston 型早闭症与 *MSX*2 基因的关联。此后，一系列的发现和突破性研究表明，许多基因可能与此疾病的发病有关。*FGFR*1 到 *FGFR*2（成纤维细胞生长因子受体）、TWIST、MSX2、RUNX2[转录因子 TGFBR 到 TGFBR2（细胞调节蛋白）]、*EFNB*1（Eph 受体酪氨酸激酶的跨膜配体）、*FBN*1（结构蛋白）等是与颅缝早闭症相关的一些基因。这表明在遗传通路的许多点上的变异可能会导致综合征性颅缝早闭症[12]。

颅骨发育不良的理想治疗方法仍是个难解之谜，人们随着经验的不断积累会继续探索。如果临床检查不能确定诊断，则应进行头颅 X 线片检查。在前后位、侧位和 Water 视图中看到的过早颅缝骨化，足以确定诊断。大多数婴儿可能不需要进行计算机断层扫描（CT），应避免对孩子进行不必要的辐射。然而，在不确定的情况下，或在 CT 可以帮助手术计划的情况下，应进行三维重建。核医学研究（SPECT 扫描大脑）偶尔也用于记录低灌注。不过，在明显的颅骨发育不良的情况下，它们的临床价值是有限的。当其他临床特征提示有内分泌因素参与时，可能需要对患者进行内分泌评估。

1890 年，Lannelongue[13]描述了释放但不切除骨化的颅缝，并进行了首次手术过程报道。在过去的 40 年间，颅面外科得到同步发展。Tessier 被认为是这门复杂学科的奠基人。最近，随着生物可降解微型板、微创内镜手术和牵引成骨术等领域的进展，手术方式已发生改变。无论是美容效果，还是临床结果都有所改进[13]。大多数累及单层颅缝的原发性突触患者表现良好，通常这种情况下的手术复发率为 0。然而，对神经发育研究的系统回顾表明，单缝突起的孩子在认知、语言和运动技能方面的发病风险增加[14]。

在继发性颅骨发育不良中，预后取决于潜在的原因。综合征性病例有许多问题，往往需要多学科的方法，即使在颅脑手术后，也要解决与脑积水、气道阻塞和认知障碍有关的各种问题。

本书对如何处理颅骨发育不良的病例提供了一个全面的观点。读者将能够掌握手术的细微差别。作者还全面参考了许多文献，并阐述了手术的最新进展。

参考文献

1. Slater BJ, Lenton KA, Kwan MD, Gupta DM, Wan DC, Longaker MT. Cranial sutures: a brief review. Plast Reconstr Surg 2008;121(4): 170e–178e
2. Dimopoulos VG, Kapsalakis IZ, Fountas KN. Skull morphology and its neurosurgical implications in the Hippocratic era. Neurosurg Focus 2007;23(1):E10
3. Sommerring SF. Vom Baue des Menschlichen. 2nd ed. Voss Leipzig; 1839
4. Virchow R. Ueber den cretinismus, namentlich in Franken: Und euber pathologische Schadelformen. Verh Phys Med Gesane Wurzburg. 1851;2:230–271
5. Otto AW. Lehrbuch der Pathologischen des Menschen und der Thiere. Berlin; Rucker; 1830
6. Moss ML. The pathogenesis of premature cranial synostosis in man. Acta Anat (Basel) 1959;37:351–370

7. Moss ML. Growth of the calvaria in the rat; the determination of osseous morphology. Am J Anat 1954;94(3):333–361
8. Persson KM, Roy WA, Persing JA, Rodeheaver GT, Winn HR. Craniofacial growth following experimental craniosynostosis and craniectomy in rabbits. J Neurosurg 1979;50(2): 187–197
9. Opperman LA, Persing JA, Sheen R, Ogle RC. In the absence of periosteum, transplanted fetal and neonatal rat coronal sutures resist osseous obliteration. J Craniofac Surg 1994; 5(5):327–332
10. Opperman LA, Sweeney TM, Redmon J, Persing JA, Ogle RC. Tissue interactions with underlying dura mater inhibit osseous obliteration of developing cranial sutures. Dev Dyn 1993;198(4):312–322
11. Borkar SA, Sarkari A, Mahapatra AK. Craniosynostosis associated with neural tube defects: is there a causal association? Pediatr Neurosurg 2011;47(5):337–341
12. Drzymalski D, Proctor M. Genetics of craniosynostosis. In: Winn HR, ed., Youmans Neurological Surgery. Vol 2, 6th ed. Philadelphia: Elsevier Saunders; 2011:1936
13. Clayman MA, Murad GJ, Steele MH, Seagle MB, Pincus DW. History of craniosynostosis surgery and the evolution of minimally invasive endoscopic techniques: the University of Florida experience. Ann Plast Surg 2007;58(3):285–287
14. Robin NH. Molecular genetic advances in understanding craniosynostosis. Plast Reconstr Surg 1999;103(3):1060–1070

第2章 颅面畸形

Sheffali Gulati, Shruthi Nellamkuzhiyl Michael

概述

先天性畸形(CA)是婴儿死亡和儿童发病的主要原因之一，2%~3%的婴儿会受此影响。这些新生儿中约有1%患有综合征或多种异常。颅骨和面部的先天性畸形往往是这些综合征的一个组成部分[1]。颅骨和面部的先天性畸形在干预的许多方面都存在复杂的诊断和治疗挑战。我们需要了解一些术语来定义和分类这些异常情况[2]。

- 畸形：一个器官或其一部分的形态缺陷,由内在的异常发育过程造成。
- 破损：原本正常的发育过程由于外在因素阻断或干扰而导致的形态缺陷。
- 变形：由机械力作用导致的身体局部的体形、形状或位置异常(如宫内压迫)。
- 序列征：由单一结构缺陷或机械力产生的多种异常模式(如Möbius序列征)。
- 综合征:被认为与病理有关的异常现象的模式。
- 关联畸形：未被确定为序列或综合征的异常现象的统计学关联[如CHARGE(眼器官先天裂开与脑神经缺损、心脏缺损、后鼻孔闭锁、生长与发育迟缓、生殖泌尿道系统异常、耳朵异常或听力丧失)关联畸形]。
- 先天性畸形:出生时存在的发育缺陷,无论是由遗传、染色体,还是环境因素造成的。
- 畸形学：对CA的研究。
- 畸形：有明显的多发性和严重畸形的个体。

病理生理[3]

颅面骨骼的形态发生始于子宫内第4周,中、前颅窝开始形成,导致眶间距缩短。这一过程之后是鼻颌复合体的发育,然后向前、向下和横向扩张,并通过延长下颌来完成。头面部骨骼的胚胎形成过程在子宫内第9~10周完成。任何偏离正常发育过程的行为都可能导致颅面畸形(**图2.1**)。

颅面畸形可由畸形、破损、变形引起。

这是一种多因素的疾病,没有单一的基因导致这种复杂的异常发生。个体的遗传构成、环境因素(药物、辐射、毒素、感染)或营养因素(如微量营养素和维生素缺乏),都是这种疾病的病因。这种异常大多发生在宫内的早期,扰乱了颅面发育的正常过程(扰乱了第一和第二鳃弓的发育)。

分类[3]

颅面畸形大致可分为以下几种：

1. 脑发育不良。

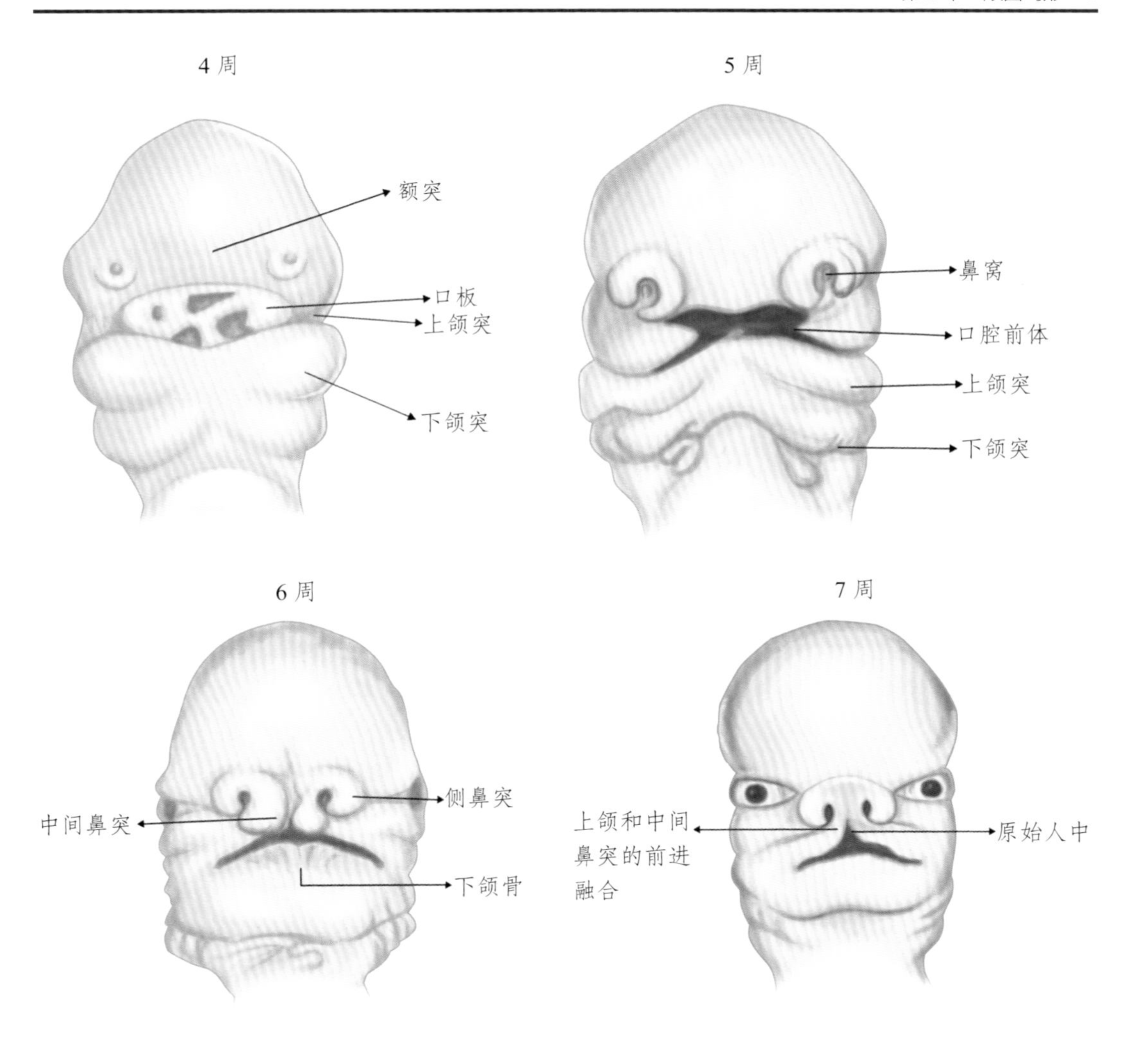

图 2.1 颅面部的胚胎发育过程。

- 小头畸形。
- 无脑畸形。

2. 脑颅面发育不良。

- 嗅脑发育异常。
  - —突眼症。
  - —眼球发育不全:前脑未能分裂成大脑半球,导致全脑前脑发育不良。侧脑室经常融合,而隔、透明隔膜和胼胝体通常缺失/部分形成。鞍骨发育不良,存在单一的视神经管。嗅球和嗅束未发育完全(无嗅脑症)。观察到合眼和合眶。
  - —头颅发育不全:视神经孔由膜分隔,眼球位于共同的骨性管道内,靠近彼此;鼻部未发育完全,变成盲窝。
  - —额鼻畸形:它与独眼症密切相关,

但眼眶彼此分开;鼻子不存在,取而代之的是猪嘴状的结构。

—无上颌骨。

—有上颌骨。

—耳头畸形:与独眼症和额鼻畸形相似,耳朵向前位移。

• 眼眶发育不良。

—合眼畸形和微眶畸形。

—无眼球和小眼球。

—眦裂:外眦裂。

—眦错位:内眦或外眦的异常位置(翳或外眦翳)。

—隐眼症:上下眼睑完全融合且缺乏睫毛。

—微眼睑/宽眼睑:眼裂缩小/扩大。

—眼睑粘连症/眼睑缩小症。

—巩膜皮样囊肿和表皮样囊肿。

3. 颅面发育不良。

• 综合征。

—颅缝早闭:Apert 综合征、Crouzon 综合征、Pfeiffer 综合征、Saethre-Chotzen 综合征、Jackson-Weiss 综合征、Carpenter 综合征和 Antley-Bixler 综合征。

—轮廓异常:脑膨出、Dandy-Walker 畸形、Arnold-Chiari 畸形。

—口腔裂缝。

◇侧颌裂。

◇中颌裂。

◇上下颌裂。

◇间颌裂。

—鳃弓异常:Goldenhar 综合征、Treacher-Collins 综合征、Nager 综合征、Miller 综合征、Wildervanck 综合征、Bixler 综合征、Möbius 综合征和 Orofaciodigital 综合征(Ⅰ–Ⅷ)。

—异常面貌。

—与异常的表皮系统相关:Waardenburg 综合征;LEOPARD[色素斑、心电图(传导异常)、眼部(眼球突出)、肺部(狭窄)、异常(生殖器)、生长(迟缓)和听力丧失];鱼鳞病综合征(角膜炎、鱼鳞病和耳聋);眼皮毛发性白化病综合征;Ehlers-Danlos 综合征。

—与神经系统相关的疾病。

◇神经纤维瘤病。

◇Melkersson-Rosenthal 综合征。

◇ Cockayne 综合征。

◇ Friedreich 共济失调。

◇ Hallgren 综合征。

◇ Prader-Willi 综合征。

—代谢(和内分泌)异常的综合征。

◇黏多糖病(Ⅰ–Ⅶ);甘露糖苷酶缺乏症;神经节苷脂贮积症;脂贮积症。

◇糖尿病及相关综合征。

◇Pendred 综合征;Kallmann 综合征。

—错构新生物综合征。

◇Sturge-Webber 综合征。

◇von Hippel-Lindau 综合征。

◇Goltz 综合征。

◇Peutz-Jeghers 综合征。

◇Maffucci 综合征。

—与肌肉骨骼畸形相关的综合征:

◇身材异常。

■ 矮小:Aarskog 综合征、Cornelia de Lange 综合征、Hallermann-Streiff 综合征、Rubinstein-Taybi 综合征、Silver-

Russell 综合征、Bloom 综合征和 Seckel 综合征。

  ■ 中等：Smith-Lemli-Opitz 综合征。
  ■ 过度生长：Sotos 综合征、Marshall-Smith 综合征、Weaver 综合征 和 Beckwith-Wiedemann 综合征。
  ■ 衰老型：老年痴呆综合征。

◇ 骨软骨发育不全症：软骨无长症（Ⅰ–Ⅳ型）、软骨发育不全症、驼背畸形、点状软骨发育不全症、Kniest 症、Nance-Sweeney 综合征和骨发育不全症（Ⅰ–Ⅳ型）。

– 与环境和致畸因素相关的综合征。
  ◇ 风疹。
  ◇ 沙利度胺/维生素 A/酒精/抗癫痫药物和其他药物。
  ◇ 染色体综合征，如 21 三体/13 三体/18 三体/猫哭症/Turner 综合征。

– 牙龈–牙齿综合征。
  ◇ 牙龈纤维瘤及其综合征。
  ◇ Rieger 综合征。
  ◇ 毛发–牙骨综合征。
  ◇ 泪腺–耳–牙–数字综合征（LADD）。

• 关联
  – CHARGE 综合征[先天性结膜缺损、心脏病、鼻咽闭锁、生长迟缓和发育迟缓和（或）中枢神经系统异常、生殖器发育不全、耳部异常和（或）聋]。
  – 子宫通道发育不全、肾发育不全和颈胸段躯体发育不良（MURCS）。
  – VATER 综合征（椎体缺损、闭锁肛门、气管食管瘘、桡骨和肾发育不良）或椎体、肛门、心脏、气管、食管、肾脏和肢体发育异常。

• 序列。
  – DiGeorge 综合征。
  – Klippel-Feil 综合征。
  – Robin 综合征。
  – Potter 综合征。

• 谱系。
  – 面–耳–椎体综合征。
  – 口颌肢体发育不全。

颅面畸形形态学分类（**图 2.2**）。

• C-Clefting：分裂型（**图 2.3**）。
• S-Synostosis：骨性联合，是骨性结构的融合导致结构形成的异常；
• D-Dysostosis：骨发育障碍。这种情况发生在 S 形耳轮中。耳轮起初有两个分支：一个是侧分支，起源于蝶骨大翼和额骨交界处；另一个是内侧分支，从蝶鼻交界处出现。然后，这两个分支在鼻根处汇合，暂时分开形成鼻孔，然后在上颌骨处汇合，进一步向外弯曲。耳轮进一步穿过

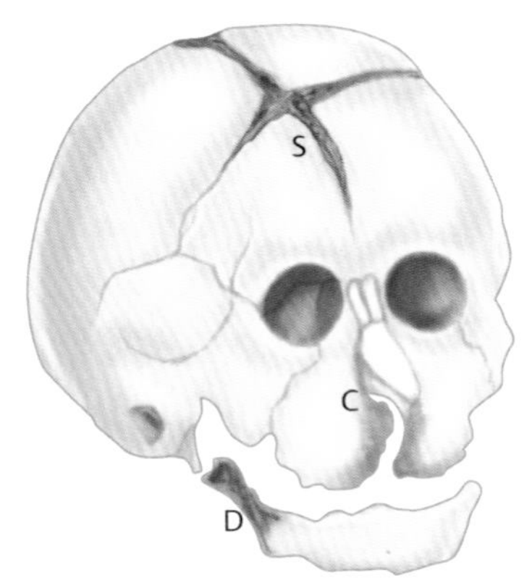

图 2.2 颅面异常的病理分类。

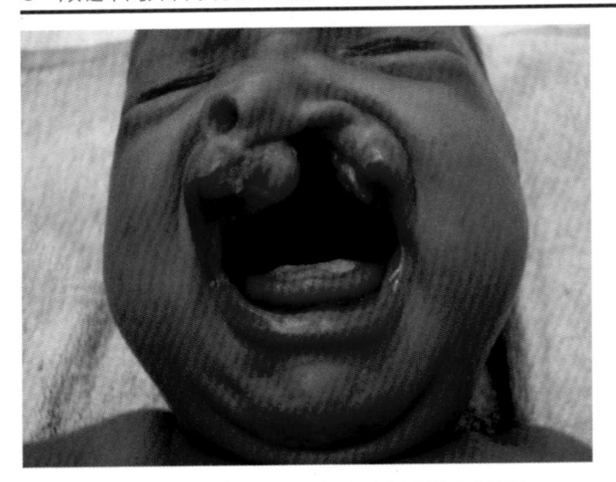

图 2.3 儿童面部腭裂，包括硬腭和软腭。

颧骨、颧弓和颞骨，然后向内转弯穿过下颌骨，最终在下颌联合处结束。例如：蝶状骨、蝶额骨、蝶鼻骨发育不良。

颅缝早闭

颅缝早闭的特点是早期颅缝融合导致颅骨形状异常。颅缝融合导致颅骨过度生长而形成畸形。所有形式的颅缝早闭的总发病率为 1/2500~1/2000。矢状缝早闭最为常见，发病率为 1/5250[2]。颅缝早闭包括不同类型。

- 舟状头：矢状缝融合导致前后直径增大颅骨呈船状。
- 短头畸形：冠状缝融合导致颅骨宽大，前后直径减小，枕骨平坦。
- 尖头：多处骨缝融合导致的塔形头。
- 三角头畸形：额缝早闭。
- 斜头畸形：单侧冠状缝融合伴随后的面部不对称。
- 粗头畸形：单侧人字形闭合。
- Kleeblattschädel 综合征：三叶草状颅骨畸形，由冠状缝、“人”字缝和矢状缝早闭引起。

接下来将简要讨论与颅缝早闭相关的一些综合征。

Apert 综合征

Apert 综合征是一种由常染色体显性基因传播的罕见综合征。病因是多因素的，包括母体感染后的病毒性胚胎病遗传，或其他环境因素的改变。患儿有典型的高而突出的前额和尖头畸形。脸的中间 1/3 是平的，是不发达的，这导致了突出的外观。鼻子是鹦鹉形的。可见眼动过猛、斜视、眼球突出。有一个梯形口。通常可见并指。当所有手指融合时，称为连指畸形（**图 2.4**）。

Crouzon 综合征

Crouzon 综合征是一种常染色体显性

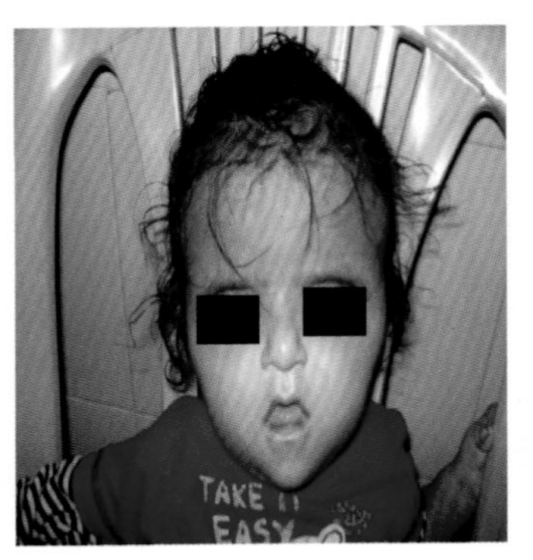

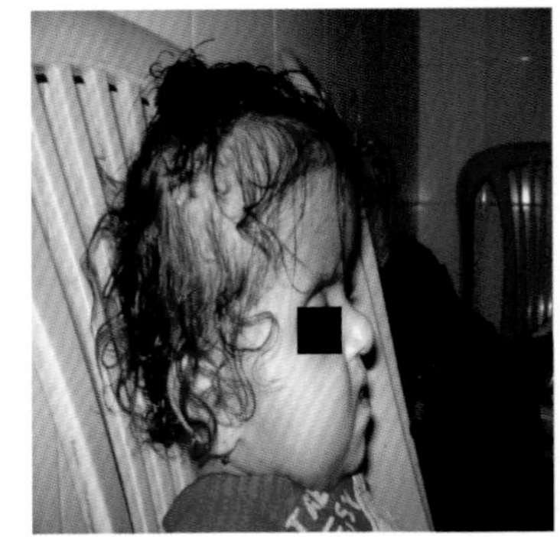

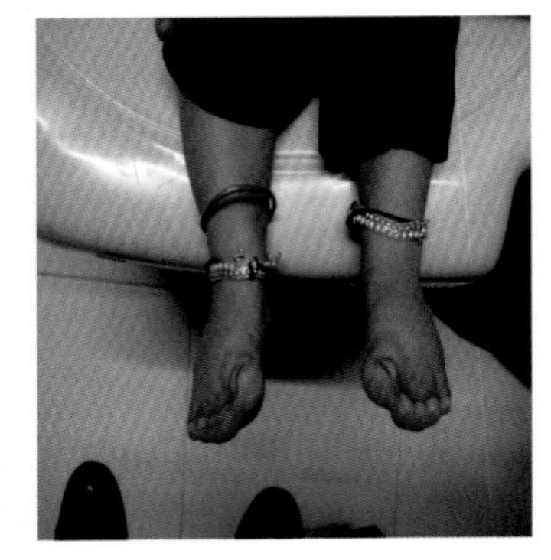

图 2.4 Apert 综合征患儿，典型的面貌和尖头畸形，脚趾出现并趾。

疾病。患儿出生时，骨缝发炎，导致囟门过早闭合，骨缝早闭导致颅骨生长停滞或延缓。1912年，Crouzon首次描述了它。发育不良的上颌骨导致青蛙脸，表现为上颌骨发育不全、眼膨出和眼膨大。前额出现大面积骨肿胀。龟头畸形伴前额后仰、下巩膜外露、小喙状鼻、面中部发育不全是其典型特征。

Pfeiffer 综合征

Pfeifer综合征与Apert综合征相似，但并指（趾）较轻，拇指和脚趾较宽。

并发症

- 多系统并发症。
- 多系统关联缺陷并发症。
- 眼：
  - —继发于眼眶结构中骨和软组织异常大小、形状或位置变化的眼部并发症。
  - —眼球突出。
  - —全眼球脱位。
  - —暴露性角膜炎。
  - —视力下降。
  - —弱视。
  - —斜视。
  - —眼附件异常。
  - —视神经异常（由于颅内压升高，面中部异常和拥挤）。
  - —眼部固有异常：
    - ◇耳鼻喉：听力障碍、中耳炎等。心脏：先天性心脏疾病和传导异常。肾畸形。泌尿生殖器畸形。内分泌如甲状腺和肾上腺疾病等。血液系统异常。神经发育智力异常等。

处理

理想情况下，对颅面畸形患儿的治疗应该是全面的。患有颅面异常的儿童通常累及多系统，需要多学科的参与才能进行整体处理。面部整形和重建外科医生、口腔科医生、眼科医生和耳鼻喉科专家、神经学家和神经外科专家、儿科医生和遗传学家都应该参与这样一个患儿的最佳护理和治疗中。在治疗的所有阶段，包括术前和术后，向患儿和家庭提供支持性护理，并向受影响的家庭提供遗传咨询和初级预防方法。

- 唇裂手术的理想时机[4]：
  - —10法则，体重10磅（约为4.5 kg），血红蛋白10 mg/dL，白细胞计数< 10 000 mm^3）。
  - —大多数外科医生选择在患儿10~12周龄的时候修复唇裂。
- 腭裂手术的理想时机：
  - —6~12月龄（最佳年龄）；许多中心在12~18月龄进行腭成形术。
  - —语言含混不清是腭裂重建的时间指征。
- 所有唇腭裂患儿均在唇部修复前行腭裂成形术，以避免功能重要的腭裂的脱落和修复延迟[6]。

颅缝早闭的处理：

- 手术指征。
  - —出现容貌异常。
  - —功能缺陷，如颅内压增高、视神经萎缩。

理想手术时机。

最佳手术时机并无统一共识[7]。通常在3月龄后进行（能更好地耐受手术）。

早期与晚期手术治疗颅缝早闭。

早期治疗的优势包括：

- 有利于早期矫正形态。
- 有利于压力的早期释放。
- 在后续生活中有更好的精神状态。
- 并发症发生率与晚期手术相当或更低。

晚期手术的优势包括：

- 由于再狭窄的发生率下降，因此再次手术率较低。

即使不做手术，12 月龄时颅内容积就能正常化，而且在许多研究中并没有显示颅内容积与颅内压增高/认知功能障碍之间的联系。因此，手术的最佳时机仍然是一个有争议的问题。诊断是通过颅骨 X 线，大脑和颅骨的 CT 伴或不伴 3D 重建证实的。

大多数选择在 3~6 月龄对患有颅缝早闭的儿童进行手术[8]，原因包括：

- 这一时期大脑和头骨的生长迅速。
- 为手术颅缺损的再骨化提供最佳机会。
- 确保骨重塑的便利性。

手术干预的时机受以下因素影响：

- 外科医生的偏好。
- 专家的时间安排。
- 首选手术方式。

内镜技术应尽早进行，最好在 3 月龄以下。手术时机是至关重要的，因为内镜技术需要在术后几个月佩戴头盔塑形，以优化结果。相比之下，开放式技术不需要术后头盔塑形，可以在稍后进行，因为骨是通过手术放置在所需的位置，不需要塑形到所需的位置。

眼塑形并发症可由眼科医生处理，并可按以下步骤进行：

- 暴露性角膜炎的眼睑缝合术。
- 眼球突出和脱位的重建手术。
- 眼内压（IOP）升高和视神经（ON）压迫的减压技术。
- 弱视手术矫正。
- 矫正屈光不正等。

因此，早期和及时的干预，以及多系统和整体的方法，是连续处理颅面异常的关键。

参考文献

1. Global registry and database on craniofacial anomalies: Report of a WHO registry meeting on craniofacial anomalies. Bauru, Brazil: World Health Organization; 2001
2. Miller MT, Newlin A. Craniofacial syndromes and malformations. In: Thompson L, Spiegel PH, Wright KW, eds. Handbook of Pediatric Eye and Systemic Disease. New York, NY: Springer-Verlag; 2006:146–148
3. van der Meulen JC, Mazzola R, Vermey-Keers C, Stricker M, Raphael B. Classification of craniofacial malformations. In: Stricker M, ed. Craniofacial Malformations. The University of Michigan. Churchill Livingstone; 1990: 149–309
4. Shkoukani MA, Chen M, Vong A. Cleft lip—a comprehensive review. Front Pediatr 2013;1(53):53
5. Agrawal K. Cleft palate repair and variations. Indian J Plast Surg 2009;42(Suppl):S102–S109
6. Agrawal K, Panda KN. Presented at "CLEFT 2005" 8th International Congress of Cleft Lip and Palate. Durban, South Africa: 2005. Modified schedule for primary repair of cleft lip and palate
7. Garza RM, Khosla RK. Nonsyndromic craniosynostosis. Semin Plast Surg 2012; 26(2):53–63
8. Persing JA. MOC-PS(SM) CME article: management considerations in the treatment of craniosynostosis. Plast Reconstr Surg 2008;121(4, Suppl):1–11

第3章 颅缝早闭的胚胎学

Hitesh Gurjar, Seema Singh

概述

颅缝早闭是一种由一个或多个颅缝过早融合引起的疾病，发病率为 1 / 2500，是 100 多种遗传综合征之一[1, 2]。单颅缝融合，常导致头型异常。此外，当累及多处颅缝融合时，会导致颅内压升高、脑积水和大脑生长受限。了解颅脑发育的胚胎学和遗传学对于诊断、预防（遗传评估和咨询）及难治性综合征病例的靶向分子治疗具有重要意义。

产前时期

颅顶和面部的骨骼是由膜化骨骨化形成的，而颅底则是由软骨骨化形成的。头盖骨和囟门在妊娠 20 周时发育就很好了。额骨和顶骨的细胞来源存在争议，各种研究报告了中胚层和神经嵴细胞来源。新的遗传学证据表明顶骨起源于中胚层，而额骨起源于神经嵴[3, 4]。冠状缝和矢状缝也来源于神经嵴细胞。这个组织界面对于激发和控制颅骨生长非常重要[5]。

在膜化骨之间有致密的结缔组织膜，称为缝。最重要的颅缝包括额缝、矢状缝、冠状缝和“人”字缝（**图 3.1**）。在几根骨头和缝交汇的地方，这种纤维膜很宽，被称为囟门。这样的囟门在胎儿期共有 6 个（前、后、前外侧 ×2、后外侧 ×2）。

骨缝有能产生成骨细胞和膜化骨生长的原始细胞。在邻近骨的边缘生长，即在缝处生长，是颅骨生长的主要机制。这种生长模式受到严格控制，发育中的组织如大脑、硬脑膜、成骨前壁和缝间质之间的微小扰动可能潜在地导致缝过早融合[4,6,7]。

在阴道分娩时，缝和囟门有助于颅骨塑形改变（在这种情况下，颅骨在一个平面上被压缩，在正交平面上被拉长）。这种形状在出生后几天内就会消失。

产后时期

缝可使大脑和颅骨在出生后开始发育。头颅大小的增加与大脑的生长模式密切相关，在最初 2 年最为明显。脸和下颌的生长是延迟的，发生在最初的齿列期和青春期后期。在一定时间内，缝和囟门保持膜性特征。前囟门在 18 个月时关闭，后囟门在 2 个月时关闭。在第 1 年骨缝融合。矢状缝的生长一直持续到青春期，此时大脑发育完全。生长停滞后，颅骨缝含有惰性结缔组织。在老年人，它们完全被骨骼取代，这一过程被称为自然融合[5]。

遗传学

早期人们认为遗传因素只在伴有综合征性颅缝早闭中起作用，但过去几十年的证据表明，遗传因素在非综合征性颅缝早闭中也起作用（特别是单侧或双侧冠状缝

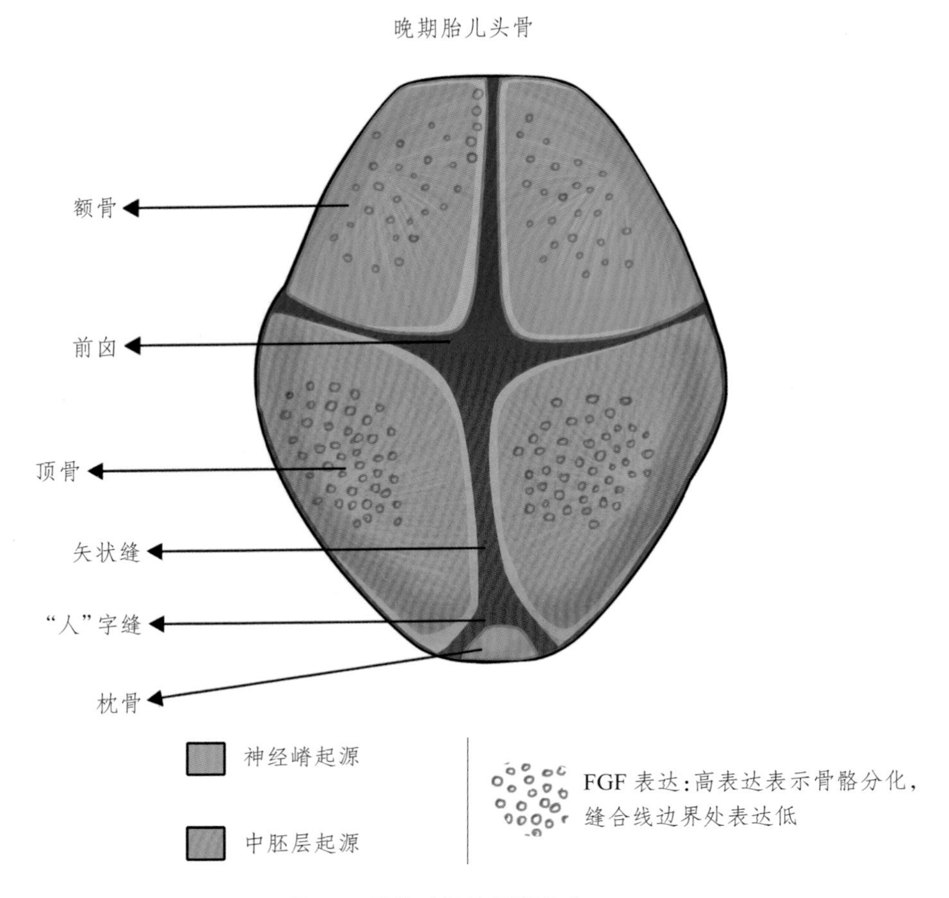

图 3.1 胎儿后期的颅骨形成。

早闭），尽管它不像在综合征性颅缝早闭中那么明显[8-10]。遗传综合征占颅缝早闭病例的 10%~20%。到目前为止，已经发现了 180 多种颅缝早闭综合征。目前，已有超过 60 种不同的突变被确定为引起综合征性颅缝早闭的原因，其中大多数发生在 FGFR2（成纤维细胞生长因子受体 2）中，被称为成纤维细胞生长因子受体相关的颅缝早闭[11,12]。

最常见的致病基因包括：

- 纤维母细胞生长因子（FGF）和 FGFR 相关的基因。
- 转录因子相关的 TWIST 和 MSX2 基因。
- EFNB1 基因相关的基因。

这些基因在细胞分裂、迁移、分化和细胞间信号传导中起作用[7]。

成纤维细胞生长因子受体相关的颅缝早闭

FGFR 相关的颅缝早闭谱系包括 8 种疾病：Pfeiffer 综合征、Apert 综合征、Crouzon 综合征、Beare-Stevenson 综合征、FGFR2 相关的孤立性冠状缝早闭、Jackson-Weiss 综合征、Crouzon 综合征伴黑棘皮病（AN）和 Muenke 综合征[13, 14]。这些疾病的特征是颅缝早闭，面部、手和脚的不同严重程度畸形。在诊断 Muenke 和 FGFR 2 相关的孤立性冠状缝早闭时需要分子基因检测。FGFR 突变的分析表明，这些突变是功能增益（即这些突变导致 FGF 信号通路的增加）突变。高水平的 FGF 由于突变促进成骨细胞分化，导致颅缝早闭。

Apert 综合征

该综合征的特征是多颅缝早闭，手足畸形，如并指（趾）畸形（图 3.2）。眼球突出较少见。在 Apert 综合征中发现了 10q26 上 FGFR2 的两个突变。这些突变被命名为“Ser252Trp”和“Pro253Arg”。该基因已被定位到 10 号染色体（10q26）的长臂（q）上。虽然常染色体显性遗传可能发生，但 Apert 综合征通常是一种散发性疾病。这意味着几乎所有的病例都是由基因的新突变引起的，而且发生在家族中没有这种疾病史的人。然而，患有 Apert 综合征的人可以将这种疾病遗传给下一代，呈现常染色体显性遗传模式。检测单基因突变非常重要，因为它可以为直系亲属和更广泛的家庭成员提供准确的遗传咨询。

Crouzon 综合征

Crouzon 综合征是以颅缝早闭伴突出和上颌发育不全为特征（**图 3.3**）。1/3 的病例为散发性，其他病例为遗传性。FGFR2（常见）和 FGFR3 突变导致这种疾病。

Pfeiffer 综合征

该综合征可见 FGFR1 和 FGFR2 突变。Pfeiffer 综合征最常与头型畸形相关。眼睛突出，眼距大，拇指和大脚趾短而宽。

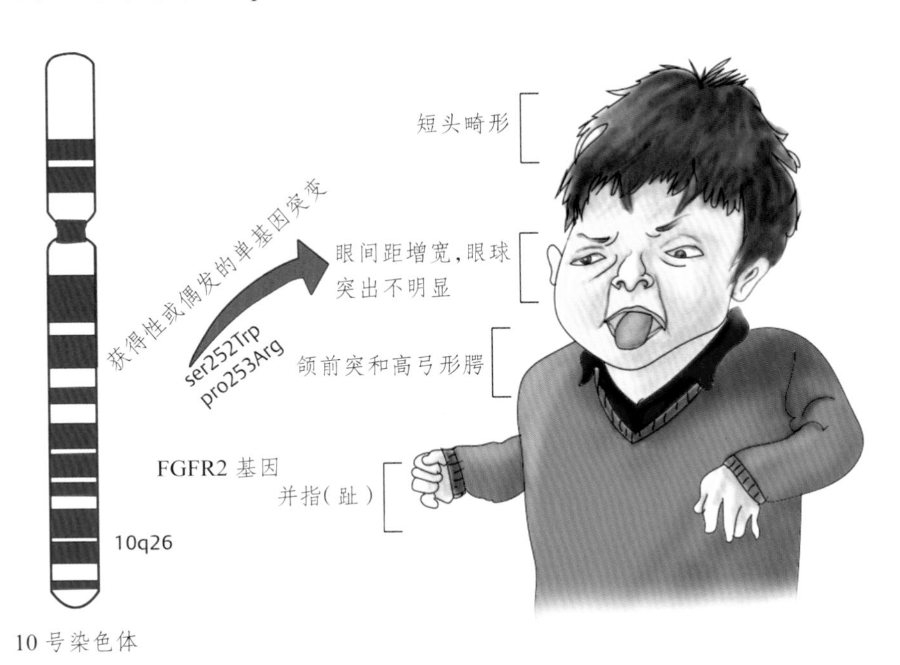

图 3.2　Apert 综合征。

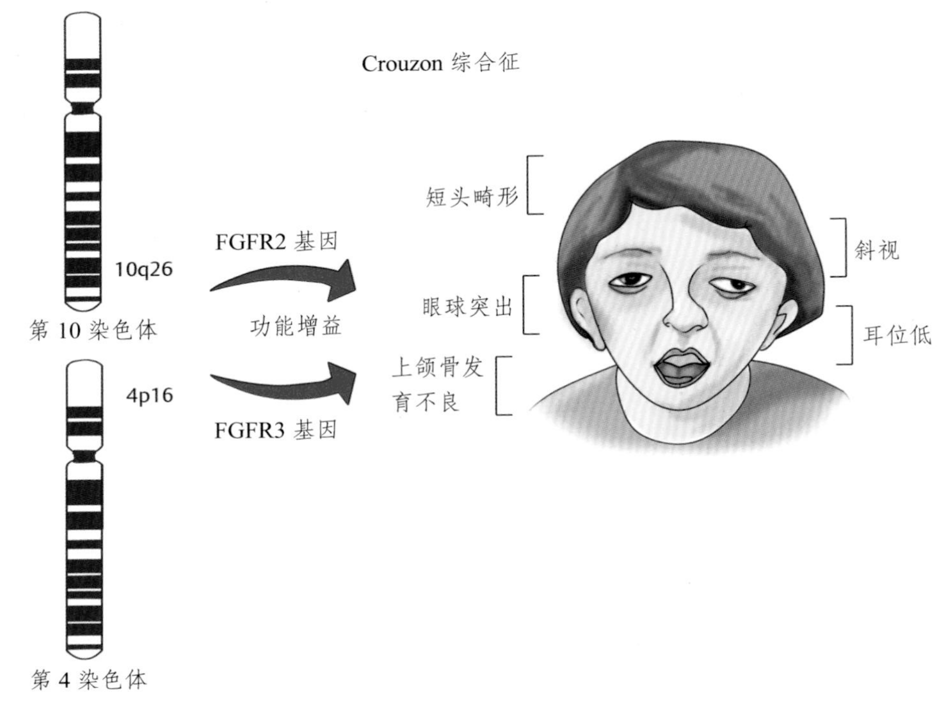

图 3.3 Crouzon 综合征。

大多数病例似乎是散发的。

Muenke 综合征

Muenke 综合征与不同的表型表达相关，从轻度的单侧到双侧冠状缝早闭，骨骼表现各异。Muenke 综合征的诊断是基于 FGFR3 中 Pro250Arg 致病变异的鉴定。

Saethre-Chotzen 综合征

TWIST 基因的功能缺失突变导致 Saethre-Chotzen 综合征（SCS）。TWIST 基因在颅骨成骨细胞增殖分化中起重要作用。这种疾病是最常见的遗传综合征，并遗传为常染色体显性特征。它与冠状缝早闭、面部不对称、眼睑下垂、手指缩短及示指和中指的软组织并指有关。

Curry-Jones 综合征是一种多系统疾病，其特征为斑块性皮肤病变、多指（趾）畸形、多种脑畸形、单冠状缝发育不良、虹膜结缔瘤、小眼症和肠旋转不良伴肌纤维瘤或错构瘤，被证明是由 SMO [c.1234C>T（p.Leu412Phe）]非同义变体的复发性躯体嵌合引起的，编码 smoothened（SMO），是一种转导 hedgehog 信号的 g 蛋白偶联受体。作者发现了 8 个具有高度相似表型的突变阳性个体，并证明在不同组织中突变等位基因的数量不同。

Meier-Gorlin 综合征（MGS）和（或）颅缝早闭被证明是由 CDC45 突变引起的，是 CDC45 编码起始前复合物的一个重要组成部分。

在大多数综合征性颅缝早闭病例中，遗传模式为常染色体显性，外显率可变。基于此，当父母一方患病时，后代患病率为 50%。FGFR1、FGFR2 和 FGFR3 的分子基因检测可能有助于在可疑病例中建立特异性诊断[13]。

遗传咨询

遗传为常染色体显性，受累个体有50%的概率将致病变异传递给每个孩子。如果在家庭中已确定致病变异，则可以对风险增加的怀孕进行产前检测；然而，它的使用受到预测值差的限制[13]。当发现致病变异时，家庭成员也可以进行分子基因检测。

遗传疾病的存在有助于从医学上解释患者的经历，并预测可能的临床结果，因为早期遗传诊断和早期干预有助于获得最佳结果[16]。

真正的非综合征性颅缝早闭被认为是一种多因素的特征，其复发风险在冠状缝约为5%，矢状缝约为1%[18]。

在非综合征性颅缝早闭中，遗传证据不是很充分，只是刚刚出现。目前在TWIST盒、FGFR2和BMP2中已发现突变。

Ye等从艾奥瓦州和纽约州开展的一项基于人群的研究中筛选出了93例矢状非综合征性颅缝早闭患者的DNA[8]。他们筛选了FGFR1~3突变热点和整个TWIST1、RAB23和BMP2，因为它们在人类非综合征性或综合征性矢状缝早闭中具有的作用已知，但在他们的队列中只发现了两个罕见的变异。在TWIST1中观察到FGFR1插入c.730_731insG和c.439C>G变异。作者得出结论，这些基因仅占矢状位非综合征性颅缝早闭患者的一小部分。

Timberlake等在一项对191名婴儿的研究中发现，约7%的中线型颅缝早闭婴儿是由一种罕见的突变导致的，这种突变使一种名为SMAD6的基因副本与另一种名为BMP2的基因附近的一种常见DNA变体结合在一起。这些基因都是已知的调节骨骼形成的基因，他们认为这解释了这些基因的突变如何导致颅缝早闭。在所有案例中，这些孩子的父母都没有受累。这通常是因为父母一方只有SMAD6突变，而另一方只有常见的BMP2变异；这两种遗传给他们的后代导致颅缝早闭。一种罕见突变的效果会被基因组中另一个位点的常见变异所修改，这一发现是前所未有的。这些发现将使医生能够就颅缝早闭儿童增加的风险向家庭提供咨询[19]。

单基因突变的作用越来越明显，与脑中线肿瘤一样，颅缝早闭综合征也正在根据突变基因进行分类，这将有助于进一步治疗这类患者。

过去20年间，遗传学对FGFR、RUNX2、TWIST1和erk1/2的研究提高了我们对正常和病理颅缝生物学的理解。这一知识的应用将导致治疗药物的发展，最终可能有助于外科手术。颅面外科的未来将涉及预防过早骨融合的医学治疗。未来治疗可能会朝着局部控制FGF功能以预防手术病例的排斥方向发展。

结论

颅骨的生长受到各种基因的严格调控。通过遗传研究，即使在非综合征病例中，遗传基础也越来越明显。在不久的将来，遗传学将在各种颅缝早闭的诊断、预防和分子靶向治疗中发挥重要作用。

参考文献

1. Borkar SA, Sarkari A, Mahapatra AK. Craniosynostosis associated with neural tube defects: is there a causal association? Pediatr Neurosurg 2011;47(5):337–341
2. Governale LS. Craniosynostosis. Pediatr Neurol 2015;53(5):394–401
3. Ishii M, Sun J, Ting MC, Maxson RE. The development of the calvarial bones and sutures and the pathophysiology of craniosynostosis. Curr Top Dev Biol 2015; 115: z131–156
4. Senarath-Yapa K, Chung MT, McArdle A, et al. Craniosynostosis: molecular pathways and future pharmacologic therapy. Organogenesis 2012;8(4):103–113
5. Gray H. Gray's Anatomy: The Anatomical Basis of Clinical Practice. 41st ed. Elsevier; 2015. Available at www.elsevierhealth.com. Accessed January 18, 2018
6. Ciurea AV, Toader C. Genetics of craniosynostosis: review of the literature. J Med Life 2009;2(1):5–17
7. Chim H, Manjila S, Cohen AR, Gosain AK. Molecular signaling in pathogenesis of craniosynostosis: the role of fibroblast growth factor and transforming growth factor-β. Neurosurg Focus 2011;31(2):E7
8. Ye X, Guilmatre A, Reva B, et al. Mutation screening of candidate genes in patients with nonsyndromic sagittal craniosynostosis. Plast Reconstr Surg 2016;137(3):952–961
9. Wilkie AO, Byren JC, Hurst JA, et al. Prevalence and complications of single-gene and chromosomal disorders in craniosynostosis. Pediatrics 2010;126(2):e391–e400
10. Lattanzi W, Barba M, Di Pietro L, Boyadjiev SA. Genetic advances in craniosynostosis. Am J Med Genet A 2017;173(5):1406–1429
11. Agochukwu NB, Solomon BD, Muenke M. Impact of genetics on the diagnosis and clinical management of syndromic craniosynostoses. Childs Nerv Syst 2012; 28(9):1447–1463
12. Roscioli T, Elakis G, Cox TC, et al. Genotype and clinical care correlations in craniosynostosis: findings from a cohort of 630 Australian and New Zealand patients. Am J Med Genet C Semin Med Genet 2013;163C(4):259–270
13. Robin NH, Falk MJ, Haldeman-Englert CR. FGFR-Related craniosynostosis syndromes University of Washington, Seattle, WA; 1998:1993–2013
14. Ko JM. Genetic syndromes associated with craniosynostosis. J Korean Neurosurg Soc 2016;59(3):187–191
15. Shimbo H, Oyoshi T, Kurosawa K. Contiguous gene deletion neighboring TWIST1 identified in a patient with Saethre-Chotzen syndrome associated with neurodevelopmental delay: possible contribution of HDAC9. Congenit Anom (Kyoto). 2017; 58: 33-35
16. Twigg SRF, Hufnagel RB, Miller KA, et al. A recurrent mosaic mutation in SMO, encoding the hedgehog signal transducer smoothened, is the major cause of Curry-Jones syndrome. Am J Hum Genet 2016;98(6):1256–1265
17. Fenwick AL, Kliszczak M, Cooper F, et al; WGS500 Consortium. Mutations in CDC45, encoding an essential component of the pre-initiation complex, cause Meier-Gorlin syndrome and craniosynostosis. Am J Hum Genet 2016;99(1):125–138
18. Kimonis V, Gold JA, Hoffman TL, Panchal J, Boyadjiev SA. Genetics of craniosynostosis. Semin Pediatr Neurol 2007;14(3):150–161
19. Timberlake AT, Choi J, Zaidi S, et al. Two locus inheritance of non-syndromic midline craniosynostosis via rare SMAD6 and common BMP2 alleles. eLife 2016;5:e20125
20. Kosty J, Vogel TW. Insights into the development of molecular therapies for craniosynostosis. Neurosurg Focus 2015;38(5):E2
21. Senarath-Yapa K, Chung MT, McArdle A, et al. Craniosynostosis: molecular pathways and future pharmacologic therapy. Organogenesis 2012;8(4):103–113

第4章 颅缝早闭围术期麻醉护理

Anna Teresa Mazzeo, Moreno Bolzon, Giuseppe Talamonti

概述

颅缝早闭是一处或多处颅缝过早闭合导致的疾病。该疾病导致正常颅骨不能垂直于骨缝方向生长，而在其他骨缝位置的代偿性生长导致头颅特异的异常形态。颅缝早闭症在新生儿中的发病率为1/(2500~3000)。在80%的病例中，颅缝早闭常单独发生（孤立性颅缝早闭），而20%的病例（>130种不同综合征相关）则以综合征（综合征性颅缝早闭）中的一部分症状出现[1,2]。

多学科治疗儿童颅缝早闭在过去50年中有了显著的发展。治疗的主要方式是手术。麻醉面临的挑战仍然是大量输血的管理、气道管理和幼儿的长时间麻醉，并且常因所患综合征中某些特异性问题而导致麻醉更加复杂。

考虑到该疾病相关的医疗、手术和社会心理等因素的复杂性，应该有一个跨学科专家组成的协作团队来提供合理的治疗。此外，治疗的连续性在该疾病中是至关重要的，因为疗效评估贯穿于儿童成长发育的整个过程[3]。

孤立性颅缝早闭

孤立性颅缝早闭是一种临床和基因异质性相关的疾病，具有多因素特征，可能存在基因-基因或基因-环境相互作用[3]。该病通常只累及一处颅缝，不过有时可能不止累及一处。孤立性颅缝早闭通常与其他畸形无关。

综合征性颅缝早闭

这些综合征中最为人熟知的是尖头并指（趾）畸形综合征，该病导致包括冠状缝在内的多处颅缝早闭、面中部发育不全伴阻塞性睡眠呼吸暂停（OSA）及手足畸形。这些畸形大多与成纤维细胞生长因子受体（FGFR）基因突变有关[1]。

所有这些综合征相关的基因-表型作用机制仍知之甚少。相同的FGFR突变可导致不同的综合征/表型。相反，不同的突变，即使是不同的基因，也会导致相同的表型/综合征。

最熟悉的3种综合征包括Apert综合征、Crouzon综合征和Pfeiffer综合征。双侧冠状缝早闭典型表现为眶上缘后移，而面中部发育不全导致眶下缘缺损，导致眶周结构缺损及突眼，甚至眼球外露。

Apert综合征是一种由FGFR突变引起的常染色体先天性疾病。表型包括面中部发育不良，特别是鼻梁、上颌畸形，伴有高弓腭、牙槽扭曲、眼眶浅部突出和眶距增宽。听骨畸形会导致耳疾和听力损失。常合并有复杂性手脚并指（趾）。大约70%的患者发生一定程度的颈椎融合，其中C5~C6最常见。颅内高压可导致智力延迟发育[4]。

Crouzon 综合征也是一种由于 FGFR2 的自身异常显性突变造成的双侧冠状缝早闭综合征，但患儿手脚及智力发育正常。其他特征包括鹦鹉喙鼻、短上唇、上颌骨发育不良及下颌相对突出。眼眶发育不全导致眼球突出和视神经损伤。视力下降，甚至失明也有相关报道。据报道，颈椎会出现渐进性融合，后侧部分首先融合，然后是椎体融合。C2~C3 和 C5~C6 节段融合的发生率相同[4]。

Pfeiffer 综合征是由 FGFR1 或 FGFR2 的自身异常显性突变引起的，可导致双冠状颅缝合缝症、畸形、脸中部发育不全、宽拇指和大脚趾。

最严重的 Pfeiffer 综合征可导致三叶草颅骨畸形，其中所有的骨缝都融合在一起，并伴有脑积水和颈椎畸形。

FGFR3 基因的一个特定突变与 Muenke 综合征有关。这是最常见的综合征，约占所有冠状缝早闭的 30%。该病虽然伴随有低频感音神经性听力损失，但面部特征改变相当小。基因检测对于评估手术预后很重要，因为 Muenke 综合征患者再手术的风险比非此综合征的冠状缝早闭患者大得多[5]。

与颅缝早闭相关的其他综合征包括 Saethre-Chotzen 综合征（由 TWIST1 基因突变引起）和颅额鼻综合征[由编码 ephrin-B1（EFNB1）的基因突变引起]。

对麻醉医生来说，关注孤立性颅缝早闭和颅缝早闭综合征之间不同的临床差异很重要。这是由于综合征患者常同时合并畸形，以及病变和手术的复杂性导致的。

颅缝早闭手术的注意事项

颅缝早闭的急诊手术指征包括：

- 紧急保护气道。
- 紧急保护眼睛。
- 治疗急性和慢性颅内压升高。

择期手术时机

颅缝早闭择期手术的最佳时机尚存在争议。早期手术在 3~6 个月，具有骨质柔软、易弯曲和重塑的手术优势，并且在这个年龄，大脑发育迅速，从而带动颅顶的生长。然而缺点包括幼年时期再次手术风险可能增加。血容量较小也会导致儿童的手术风险增加。对年龄比较大的儿童进行手术可以降低再次手术的风险，但骨骼变得太厚而无法重塑，畸形可能变得太严重而无法矫正。此外，年龄较大的儿童失去了使颅骨小缺陷骨化的能力，在年龄更大的时候可能需要进行骨移植。在许多颅面外科，医生会让患者在 9~12 月龄再进行颅顶手术，以等待足够的骨量减少复发风险，尽可能保持早期手术的大部分优势情况下减少早期手术的劣势[1]。

额颅重塑一般在出生后第一年进行。该技术包括一个双冠状切口，并将头皮从头骨向前翻到面部。首先进行额部开颅术。通过将截骨术延伸至眶侧壁、眶顶和鼻桥，可形成单独的眶上骨段。受累的骨区松动，被移除，通常分裂成几个部分，扩大和重塑。重塑后的骨头被重新定位并固定到位。

面中部前移是一个单独的手术，延迟到 3~4 岁，涉及各种截骨术：

- Le Fort Ⅰ（上颌发育不全）。

• Le Fort Ⅱ（下上颌和鼻子前移）。
• Le Fort Ⅲ（完全性面中部向前-鼻部、上颌骨、眶部）。

颅缝早闭围术期麻醉评估

为了达到最佳的麻醉和围术期管理，需要一个完整的医学评估。麻醉师应特别重视以下问题。

气道评估

综合征性颅缝早闭患者一般气道异常的发生率为 40%~50%[6,7]。

既往麻醉史，如行影像学检查时的麻醉，将提供有价值的气道管理信息；即使既往麻醉顺利也不能完全排除本次麻醉中气道问题的发生。对于既往有手术史的患者，应回顾这些手术过程中出现气道问题的病史，以及如何处理这些问题[1]。

必须对患者的气道进行全面评估，因为不是所有的气道畸形都会表现明显。因此，提高对颅面疾患和其相关畸形的认识在术前评估中是同等重要的。

某些面部、上气道和颈部异常会导致难以使用面罩来管理气道。当面部不对称、颧骨发育不全或鼻畸形时，很难获得良好的面罩贴合和密封[8]。

解剖异常，如后鼻孔狭窄或闭锁、大舌、小颌和鼻咽间隙缩小均可引起梗阻。分泌物或腺体肥大可进一步阻塞小气道。清醒的患者可能有气道阻塞的迹象，如口腔呼吸。其他指征，如打鼾、呼吸嘈杂和呼吸暂停，可能只出现在睡眠中。

与颅缝早闭相关的综合征，如 Apert 综合征和 Crouzon 综合征，已被发现可表现出特定的气道问题。在 Apert 综合征中，中面部发育不全和突出可使面罩通气困难。小的鼻孔和不同程度的后鼻孔狭窄导致气流通过鼻腔路径的高阻力，迫使这些患者只能使用口腔呼吸[8]。因此，闭着嘴进行口罩通风是很困难的；然而，简单的气道操作、口咽气道（OPA）或鼻咽气道（NPA）等辅助通气和持续气道正压通气（CPAP）通常是缓解梗阻的有效方法。

一些气道异常可能使直接观察喉部变得困难或不可能。下颌发育不全或小颌畸形是引起该问题的一个众所周知的原因，但小口畸形、大舌畸形、牙关紧闭和颞下颌关节（TMJ）运动受限也可能导致喉镜检查困难。因此，应该仔细全面地检查某些解剖特征，包括下颌骨的形状、大小和对称性；下巴到舌骨的前后距离；舌头大小；腭的形状；颞下颌关节在张口和下颌前移位时的运动；张开时嘴的大小（内切牙的距离）。应确定颈部的活动范围，特别是伸展范围[8]。

约 70%的 Apert 综合征患儿有颈椎融合[9]，其中 C5~C6 最常见[4]。一般来说，Apert 综合征比 Crouzon 综合征的气道损害和颈椎受限更为严重[10]。然而，在 Apert 综合征中，直接喉镜下插管在大多数病例中是可行的[11]。使用该方法需要特别注意的是那些已经发生颌面部前移的儿童。在这些患者中，由于上下颌关系改变和颞下颌关节活动减少，插管可能更加困难[12]。

阻塞性睡眠呼吸暂停

术前气道检查包括寻找上气道阻塞的征象。打鼾伴随着频繁的睡眠唤醒、睡眠中的异常运动、白天嗜睡、夜间遗尿和早晨头痛都是阻塞性睡眠呼吸暂停综合征的症状。可通过询问父母，孩子是否打鼾或在打呼之间憋气。注意力不集中、在学校的表现和（或）个性和行为的变化也是阻塞性睡眠呼吸暂停综合征的症状。对于病情严重的患儿，可合并低体重、肺动脉高压或肺心病。具有上述表现的患儿应在颅面手术的术前评估中进行睡眠检查。

阻塞性睡眠呼吸暂停（OSA）常见于儿童颅面疾病：几乎50%的Apert、Crouzon或Pfeiffer综合征患者会发展为OSA[13-15]。梗阻程度存在不同，但面中部发育不全导致鼻咽解剖扭曲是一个常见特征[16]。Driessen等进行了一项前瞻性队列研究，旨在描述颅缝早闭综合征中OSA的演变[17]。即使在没有面中部发育不全的患者中，OSA患病率也非常高（68%），而在面中部发育不全的患者中OSA会更严重。

及时干预，如置入NPA，适合用于早期婴儿中，这种气道建立对患有上呼吸道阻塞的儿童具有确定的作用[18]。在一定比例的病例中，这些患者需要CPAP。对于气管切开术在这些儿童中的作用和适应证存在争议，一些中心主张在出生早期进行气管切开术，而其他中心则倾向于更保守地治疗，如使用NPA和CPAP。气管切开术的适应证包括患有多层气道阻塞的儿童，同时患有低气道疾病（如慢性早产疾病），因此需要慢性呼吸支持的儿童，以及其他治疗方案失败的儿童。

麻醉师应该意识到，上气道阻塞性睡眠呼吸暂停（OSA）患者在用药麻醉诱导期间、面罩麻醉诱导期间及拔管后可能会出现气道阻塞。因此，需要确定一个完整的计划来管理这些儿童的气道，并不能只依靠单一的操作来实现，如下颌推进，插入口腔或NPA。

阻塞性睡眠呼吸暂停与颅内压

Spruijt等研究表明，中度/重度阻塞性睡眠呼吸暂停会显著增加颅内高压的风险[19]。一些因素可以导致颅缝早闭儿童的颅内压升高，包括颅脑比例失调、颅内静脉引流异常和脑积水[20]。阻塞性睡眠呼吸暂停会加剧这些因素，甚至导致ICP升高，这是由于它对CO_2（一种有效的血管扩张剂）的作用，以及对动脉血压和脑灌注压（CPP）的心血管影响[21]。研究表明，在活跃的睡眠阶段，颅内压升高，CPP随之降低。这些变化与上气道阻塞有暂时的关系。Hayward提出了一个颅缝早闭患者的模型：OSA在快速眼动睡眠期间因为缺氧和高碳酸血症引发恶性循环，导致脑血管舒张、脑血流量/容量增加[20，21]和颅内高压。其次，基于所谓的Rosner假说，CPP在下降后自动调节确保了代偿性血管扩张，以保证脑血流，造成颅内压进一步升高；清醒后最终会打破这个循环。

反复发生CPP间歇性减少对神经和认知发育有长期的负面影响[21]。

下呼吸道畸形

过于关注上呼吸道会忽略对喉气管导致呼吸障碍原因的探究。

Fujimoto等研究了16例需要气管切开术的患者，以及48例接受手术的综合征性颅缝早闭患者[22]，对这些病例进行了三维气管计算机断层成像（CT）和支气管镜检查。所有16例患者在支气管镜下均表现为严重的上气道狭窄。其中，5例气管软骨套筒（TCS），4例气管软化。6例主支气管狭窄。只有5例患者没有明显异常。

Pickrell等最近利用得克萨斯儿童医院颅面数据库做了一项回顾性研究[33]。在27

例被诊断为同期性颅缝早闭的患者中，有10 例（37%）既往有支气管镜检查报告。10例患者（2 例 Crouzon 综合征、3 例 Pfeiffer 综合征、3 例 Apert 综合征、1 例 Muenke 综合征和 1 例 Antley-Bixler 综合征）经支气管镜检查，8 例（80%）发现有诊断 TCS 的依据。

Antón-Pacheco 对马德里的 21 例颅缝早闭患儿的研究也报道了类似的数据[24]。作者认为，复合颅缝早闭术后的复杂呼吸道病程可以用这些发现来解释。

TCS 很罕见，而且以前未被认为是各种颅缝早闭综合征患者发病率和死亡率的原因。它是一种先天性气道畸形，明显的气管环被连续的软骨段所取代。在 FGFR 中，W290C 突变的个体，TCS 和综合征性颅缝早闭之间的相关性似乎特别高。在气道中，FGFR 突变促进间充质内气管软骨祖细胞的增殖，导致气道更加僵硬，清除率较低。垂直融合的 C 形或 O 形软骨环可从声门下延伸至隆突或支气管，后方膜样部变小或消失。关于这种气道异常的报道很少，而 TCS 的真实发生率在很大程度上是未知的。TCS 在综合征性颅缝早闭中患病率最高的是 Apert 综合征，其次是 Pfeiffer 综合征，然后是 Crouzon 病。

这些研究[22-24]强调了在初次治疗时进行全面气道评估的重要性。因此，如果合并颅缝早闭的患者存在呼吸问题，必须进行详细的检查，以确保准确识别这些问题的位置和原因，并且不要遗漏下呼吸道评估。Pickrell 等建议对所有综合征性颅缝早闭患者进行有创气道评估（支气管镜或硬内镜），特别是被发现携带 FGFR 突变的患者。如果发现融合环或 TCS，作者同样建议气管切开术。

气管切开术的预测

有些患者需要气管切开术进行围术期气道管理。这些患儿通常在确定颅面手术前 1~2 周进行气管切开术。这为气管的建立提供了时间，气管切开术也确保了术前和术后的呼吸平顺。

择期手术术前气管切开术通常适用于较小的儿童大面积面部截骨术或术中需要再插管时气道困难的情况。在许多中心，气管切开术的另一个指征是需要 CPAP 或双水平正压（BiPAP）[1]的上气道阻塞儿童。各中心进行气管切开术的指征有所不同。近期对下呼吸道异常相关研究的数据[22, 23]，对更好地解释这类患者出现呼吸功能不全的原因有作用，并将气管切开术适应证扩展到颅缝早闭综合征的围术期气道管理。

当需要气管切开术时，应与外科医生充分讨论，并在手术前向患者和家长解释[8]。

心脏评估

麻醉医生应该检查患者合并的心脏疾病，并了解既往接受过心脏干预或心脏治疗史。部分合并的心脏疾病可能需要额外的手术，如腭心面综合征（即 Shprintzen-Goldberg 综合征）、Williams 综合征、Wolf-Hirschhorn 综合征或 van der Woude 综合征[25]。严重的房间隔缺损（ASD）需要进行预防性手术闭合。

神经功能状态

在术前阶段，应评估患者的神经系统状况，注意是否合并发育迟缓、癫痫发作治疗史，以及麻醉意外。

由于多次缝融合，40%~70%的综合征性颅缝早闭患者可出现颅内压升高。既往研究表明，穹顶扩张前发生颅内高压的风险与受累的颅缝及潜在的综合征有关（如三头畸形 8%，舟头畸形 13%，额斜头畸形 16%，短头畸形 31%，Apert 综合征 45%，Crouzon 综合征 63%，Muenke 综合征 0%，Saethre-Chotzen 综合征 29%，复杂颅缝早闭 47%）。

遗憾的是，识别颅内高压很困难，因为相关症状是逐渐发展且不具有特异性的。颅内压升高的征象包括头痛、易怒、癫痫和发育迟缓（在极端情况下，还包括失明），对于此类征象应该进一步检查。只有 25%颅内压升高的儿童出现乳头水肿。

血液状态

由于手术的性质，医生应仔细检查有无出血倾向的病史。

与家属间的关系

麻醉医生应与患者及家属建立良好的关系，全面了解面对重大颅面手术的患者及家属的情绪状态。颅面异常的儿童患者往往存在行为问题、自我形象差、焦虑、内向及负面的社会体验等，这些体验父母也可能存在。有些患者多年来反复接受手术，孩子和家属在这个过程中投入了巨大的情感。因此，获得患者和家属的信任和接受，使家属放心并充分解释手术和麻醉计划是很重要的[8]。

术前检查

要求完成以下检查：

- 血液凝血检查。
- 心电图和超声心动图[评价房间隔缺损和卵圆孔未闭（PFO）]。
- 血浆电解质。
- 肝酶。
- 肌酐。
- 送输血中心的血液样本，要求备好红细胞（PRBC）20~40 mL/kg，新鲜冷冻血浆（FFP）20~40 mL/kg 和血小板（PLT）2 U / 10 kg。

术前用药

6 月龄以下的婴儿不需要进行预用药，较大的婴儿必须进行评估。

术中管理

所有麻醉诱导都存在气道问题，这种风险可能因存在综合征性颅缝早闭而增加，特别是上呼吸道阻塞的风险[1]。

身体表现并不能作为潜在气道阻塞的可靠指标，而既往经历顺利的麻醉也不能完全排除本次麻醉中气道问题的发生。

要提前制订处理问题的总体计划；没有一种技术是万无一失的。该计划应包括几种替代技术和各种设备的可用性，特别是喉罩气道（LMA）、视频喉镜、纤维支气管镜、小气管管道和导管[8]。

建议首先谨慎进行麻醉诱导。自然通气提供了一定的安全范围。允许患者自主呼吸，直到证实控制通气能够且容易建立，这样可以避免气道灾难性意外发生[8]。关于儿童患者选择静脉还是气体诱导的争论也同样存在，但在这个患者群体中还需要考虑到一些更具体的问题，包括静脉通路置管在这个年龄组中的困难性（手背有脂肪），特别是在有综合征的儿童中，因此，气体诱导和维持自主通气通常是首选的优化条件，以确保静脉内通道并最大限度地减少失去气道的风险。根据许多中心的经验，通常使用七氟醚进行吸入诱导，如果可能的话，要有两名麻醉师在场，以便诱导后迅速置入静脉通路[1]。某些情况下，在气体诱导前必须谨慎确保静脉通路。充足的静脉通路通常由两条大口径外周静脉导管提供。对于单用外周静脉不能满足的患者，中心静脉通路是必需的。

可以通过用纱布敷脸、用大面罩覆盖整个脸和使用高气体流来克服面罩贴合不全的困难。带有可塑性气垫的透明口罩通常是最合适的，但应小心确保气垫不会挤压眼睛或阻塞鼻孔。有些患者在轻度麻醉时出现上气道阻塞。这时可以通过在麻醉诱导前清理鼻腔分泌物，保持“吸气”姿势，张开嘴，施加温和的气道正压（5~10 cmH_2O），并在患者麻醉到足以耐受时进行“下颏推压”来防止或减轻这种状况。鼻咽和口腔气道也可能有用[8]。

对于下颌发育不全及其他口腔和颈部畸形患者，直接喉镜检查通常不能成功，或者只能通过非常规的操作来实现。这些患者的喉部通常被描述为“前置”。相对于其他颈部结构，喉头实际上处于正常位置，但舌与发育不全的下颌相连，比正常位置更靠后，且位于喉头上方，给人一种喉头位于前方的印象。患者通常不可能充分张开嘴，也不能移动舌头以使喉部显现出来。

使用 LMA、手持视频喉镜和纤维支气管镜的经验和信心在颅面畸形患者的气道管理中是必需的。LMA 也可在醒着的婴儿（有局部麻醉）或在婴儿和儿童麻醉诱导后插入，以帮助盲插或纤维引导气管插管[8]。与传统喉镜相比，手持视频喉镜显著改善了喉部的可视化。使用光纤内镜（柔性光纤内镜）需要相当多的经验，应成为儿科麻醉医生的一项必备技术，他们对于这类患者的麻醉管理很感兴趣。

建议使用可移动的“困难气道”推车，车内包括用于意外或预期气道困难的所有设备。

重要的是要记住，麻醉诱导不应增加这些患者的 ICP。

对于任何长时间的手术，必须仔细考虑患者的体位，以优化手术通路，同时避免并发症。特别是过度的颈部屈曲可能会干扰静脉和淋巴引流，并导致术后巨舌症，从而阻碍手术结束时拔管。为了避免压伤，应在压迹处垫厚一些。

术中首选采用兼顾吸入麻醉和药物麻醉的技术。应该考虑适当的眼睛护理。插管后，必须采取措施避免管道折弯或挤压。

很少有研究涉及颅缝早闭手术麻醉策略相关的具体问题，因此通常依赖于麻醉医生的专业知识、偏好及根据患者实际情况。在儿童神经外科中，寻找镇痛充分和血流动力学稳定之间的最佳平衡点是至关重要的，同时尽快促进意识恢复从而进行神经评估[26]。在一项比较异氟醚-瑞芬太尼和七氟醚-瑞芬太尼联合应用于神经外科颅缝早闭手术的前瞻性随机试验中，两组间无显著差异[26]。两种麻醉方案都显示出最小的血流动力学影响，确保了整个手术过程中监测参数的稳定性，并可以让意识和自主呼吸得到迅速恢复[26]。

低血压麻醉的效果可以减少开颅手术中的失血量，在一项修正随机前瞻性研究中，对 100 名接受颅缝早闭手术儿童的目标平均动脉压控制在 50~60 mmHg（1 mmHg≈0.133 kPa），两组之间在输血需求方面无显著差异[27]。因此，考虑到低血压对脑血流的潜在负面影响，麻醉医师应非常谨慎，尽量避免在这些手术过程中使用低血压麻醉，以改善脑血流和全外周灌注。

最后，综合征性颅缝早闭的患儿有颅内高压的危险，在围术期应考虑到这一点，因为它可能影响麻醉管理。一项前瞻性观察研究报道，包括所有综合征性（如 Apert、Crouzon、Muenke、Saethre-Chotzen 综合征）或复杂颅缝早闭患者，具有较高的颅压增高患病率（21%）。此外，有相当大比例（63%）的患者在随访期间有 OSA。由于颅内高压是一个常见和重要的表现，作者建议尽早进行多学科治疗，并提出了一种治疗此类患者颅内高压的方法[19]。作者还指出，术前视乳头水肿的综合征性颅缝早闭患儿与未出现视乳头水肿的患儿相比，其在经颅多普勒中的表现不同，前者具有更高的阻力指数和升高的全身血压。术后阻力指数下降，表现为颅内压降低，在两组之间无差异[28]。

术中监测

根据基础麻醉监测标准[29]，在所有麻醉过程中，应持续评估患者的氧合、通气、循环和体温。此外，在进行全身麻醉的过程中，必须有称职的麻醉人员在场。所有现代麻醉机提供的心电图、脉搏测量、容积测量、动脉血压和呼吸机参数都是必需的。建议使用有创动脉血压以便于实时检测低血压和频繁采血。最常用的两种大口径外周静脉通路，以确保足够的静脉通路。中心静脉导管不作为常规导管置入，通常用于那些周围通路置管困难或预计大量失血的患者。体温监测和预防体温过低是必要的。尿量监测将提供容量状态和灌注充分性的信息。心前多普勒可与二氧化碳造影联合检测静脉空气栓塞。连续监测动脉血气、肛管、血细胞比容（Hct）和凝血参数至关重要。旋转血栓弹性测量法在儿童颅缝早闭的术中凝血管理中越来越受青睐。这些监测工具的应用应根据年龄相关的参考范围进行选择。

根据患者的临床情况或手术类型，可以考虑使用更具侵入性的监测工具。警惕性仍然是麻醉监测中最重要的部分，多学科团队之间的沟通至关重要。

出血与血肿的处理

颅面手术中出血是麻醉医生面临的主要挑战之一。成功地处理潜在的大出血需要术前小心预测，熟悉术中过程并警惕围术期出血[30]。

随着幼儿的年龄和体重的增加，失血量百分比（BVL）也会增加[31]。这是因为相对较大的头部增加了失血量的表面积，而且头部的血容量比例也更大。

延长手术时间（从麻醉开始到离开手术室> 5 小时）也与 BVL 增加有关。综合征性颅缝早闭病情通常较复杂，因此需要长时间的手术[31]。综合来看，病情复杂的患者 BVL 比单纯的早闭更大，复杂的穹隆重建比前额重建和颅骨剥除术更大[8]。

在外科手术阶段，患者会出现突然大量失血。麻醉医生只有对这些阶段有所了解，才能够对出血进行预测并做好处理准备[30]。出血在最初的头皮剥离和掀开骨膜时就已经开始了[8]。使用稀释血管收缩剂溶液的皮下浸润可减少皮肤和黏膜切口的出血。因此，在手术初期就可能发生明显的出血，如果在这个早期阶段没有注意确保血管内容量的维持，就可能发生血流动力学失代偿。在开颅手术前，手术室里必须准备好交叉匹配的血液。骨静脉丛会在截骨和撬开骨头时持续出血，出血量可能相当多。不可控制的动脉出血或意外进入硬脑膜窦可导致大量血液快速流失。头盖骨内表面的不规则性（如骨刺内陷硬脑膜窦）引起硬脑膜窦撕裂和出血，往往不能迅速控制。其他大出血来源包括硬膜外静脉和咽静脉[8]。

除了与急性出血相关的关键阶段，慢性但显著的出血贯穿于整个手术过程中，并延伸到术后阶段。因此，外科医生和麻醉师之间的沟通是至关重要的，在接近关键阶段时，口头警告确保及时处理和领取PRBC[30]。

需要注意的是，在术中直接评估 BVL 是困难的。在抽吸过程中收集的血量通常很少，大部分的血流到了手术单和周围区域。因此，计算 BVL 一般依赖于评估所需的液体复苏量和输血量。术后，通过外科引流管的收集，可以更准确地量化失血量[30]。

输血因素在不同的中心和情况下会有所不同。在快速失血期间，血流动力学参数，如动脉血压和中心静脉压力，更有可能指导输血。在血流动力学稳定时，可以使用绝对的输血指征，如血红蛋白水平为 7~8 g/dL 或血细胞比容为 0.27~0.3。Cortellazzi 等提出了一种早期输血方案，即在冠状开放手术阶段后，输注估计红细胞容量的 20%，并结合 1/3 体积的新鲜冰冻血浆和晶体液输注速率为 8 mL/kg/h。这种预防性方法受到了质疑，因为这可能导致不必要或过度输血，使儿童面临同种异体输血的风险。

对于大量输血在创伤指南中建议输注 FFP：PRBC 的量比值为 1：（1~2.4），输注血小板的量与 PRBC 的量比值大于 1：2。一旦失血量等于总血量的 0.5，就可以制订这些血液替代方案。

麻醉团队不能忘记储存的红细胞需要正常工作，才能向组织输送氧气。在储存过程中失去 2，3-二磷酸甘油酸（DPG）导致氧亲和力增加，这可能会损害储存的红细胞向组织输送氧气的能力。再次输注后，2，3-DPG 水平在 4 小时后恢复正常水平的一半，24 小时后可恢复正常水平。一种方法是使用储存时间在 7 天以内的 PRBC，因为这样氧合能力会更好，而且由于可能需要大量输血，因此高钾血症的可能性也会降低。据报道，在储存的血液中钾含量在第 30 天会达到 50 mmol/L[34]。避免酸中毒、低血压和缺氧是必要的，因为这三种状态中的任何一种都可以触发纤维蛋白溶解和凝血功能障碍。

输注白蛋白已被证实会增加术后凝血障碍的发生率和对血液制品的需求[31]。

在血流动力学不稳定阶段，重要的是要警惕其他导致术中严重低血压的情况，如 VAE 和过敏反应[30]。

减少同种异体输血

同种异体输血（HBT）与重大且众所周知的风险（“SHOT”）相关[35，36]。这些风险包括急性溶血反应、输血相关的急性肺损伤、感染和大量输血的并发症，如凝血功能障碍、电解质和酸碱紊乱。因此，已经制订了几种方案来减少或消除对 HBT 的要求。

术前血细胞比容

术前低 Hct 预示着对 HBT 的需求增加[37]。术前 Hct 的优化包括对既往贫血的诊断和治疗、补铁和使用促红细胞生成素。

术中输血量

来自儿童颅面外科手术围术期登记的复杂颅穹隆重建（CCVR）手术最新数据（2012—2015 年分析了 1223 例病例；935 例为 24 月龄及以下和 288 例超过 24 月龄）显示，术中输血量与之前手术相一致，婴儿组有 30%的患者接受超过 40 mL/kg 术中包含红细胞的血液制品（ECBP），但在各中心之间存在较大差异[38]。尽管输血量高，但两组中供血者暴露的中位数相同，这是因为，一个单位容积为 320 mL 的红细胞制品满足 8 kg 婴儿中 40 mL/kg 的需求量。

尽管不同中心间的中位 BVL 相似，但接受 FFP 的患者的百分比也存在显著差异。有些中心提倡尽早使用 FFP，采用 1∶1 的比例输血 PRBC 和 FFP，以避免稀释性凝血病[31]。

抗纤溶药物

两项随机安慰剂对照前瞻性试验显示，氨甲环酸（TXA）可减少 CCVR 患者的失血量和输血量[39,40]。

在较不严格的观察性研究中，氨基己酸也与 CCVR 中失血量和输血量的减少有关[41,42]。

术中使用 TXA 的最佳剂量尚未确定。一些机构已经显著降低了 TXA 的剂量，先降至 10mg/kg，后降至 3mg/（kg·h）。

细胞储存

许多研究评估了细胞储存在儿童颅面外科中的应用，并显示了不同的结果。非对照研究评估细胞储存在 CCVR 中可以作为一种独立的措施。使用细胞收集技术可降低 HBT 的发生率和体积[43]，特别是与红细胞生成素（EPO）等其他血液保存技术联合使用时[44]。细胞储存的使用实际上相对较少，可能是由于成本，以及设备和人员的可用性。

红细胞生成素

合成红细胞生成素在研究中已经被作为一种增加新生儿对颅面手术中出血状况的安全耐受的方法。

术前 3~4 周皮下注射重组人 EPO 可显著提高 Hct 28%~56%，减少输血需求[37, 44]。尽管有潜在的好处，但很少有中心术前使用 EPO。在 CCVR 中，由于成本、不便和对并发症的担忧，几乎完全不需要使用 EPO[38]。

紧急术前等容性血液稀释

紧急术前等容血液稀释已应用于小儿颅面外科患者，但使用该技术节省的血流量也不多，对体重低于 30 kg 的患者节省的血流量很少[45]。

控制性降压

目前缺乏高水平的证据来支持该技术在 CCVR 中的有效性或安全性。在手术中，即使全脑灌注正常，局部脑缺血也可能发生（如当额叶收缩时）。诱发性低血压本身可引起脑缺氧，在过度通气时更为严重。因此，将其用于 CCVR 是不明智的[8]。此外，最近发表的文章认为，没有指征来故意降低这些婴儿血压[46,47]。

输血阈值/方案

有证据表明，在儿科重症监护病房（ICU）患者和儿科术后患者中，使用限制性输血阈值是安全有效的[48,49]。

有证据表明，在 CCVR 中，接受低血红蛋白值[50]和实施术后输血方案[51]是有效的。

大多数患者不采用常规的输血方案。采用限制性输血措施，特别是术后输血阈值的应用，是一种潜在的低成本改进干预措施，以减少CCVR中的输血。

出血少的颅缝早闭手术

尽管在过去的20年间有大量发表的文章描述了在CCVR中减少和避免输血的方法，但在儿科颅面协作小组的多中心研究中，只有一小部分婴儿实现了无输血的治疗过程，而且大多数机构没有对婴儿进行无输血治疗[38]。有趣的是，20%的婴儿和31%的较大儿童在接受无输血治疗中，没有使用特殊的血液保护技术，包括使用输血方案（婴儿组）。根据作者的说法，这一发现揭示了两件事。首先，失血和输血需求的最大决定因素是本研究或其他研究中没有捕捉到的一个变量：手术技术。其次，一些没有使用这些技术的无输血患者的机构可能会通过采用多模式血液管理措施（如抗纤溶药物和输血阈值）增加无输血患者的数量。

以前的研究已经表明，拥有细致的手术技术和更多治疗经验的团队，患者围术期出血量会减少[8]。

纤维蛋白原替代策略

最近，Haas和同事[52]证实了对围术期纤维蛋白原替代策略新的优势。作者对接受颅缝早闭和脊柱侧凸手术的儿童患者进行了随机对照研究。根据FIBTEM最大凝块硬度（MCF）的高（13 mm）或低（8 mm）目标值，患者随机接受纤维蛋白原浓缩治疗。

作者发现，与颅缝早闭手术的较低阈值相比，术中使用较高阈值的纤维蛋白原干预可显著减少约67%的出血和近50%的输血需求。然而，在脊柱侧凸手术中，两组之间的出血程度相似，仅发现在较高阈值时输血减少的趋势。本研究中使用的8 mm和13 mm FIBTEM MCF这两个阈值代表了欧洲指南中治疗大量围术期出血的上、下限。

血栓弹力图的使用

血栓弹力图被认为是一种评估凝血功能的特定组成部分和指导止血治疗的手段[53, 54]，其在CCVR中的应用已被证明是有效的[55]。血栓弹力图目前实际上只用于少数患者；这可能是一个需要改进的重要领域。

代谢改变

在颅面手术过程中，手术时间的长短和大量失血的可能性需要补充大量液体，结果造成电解质转移和代谢变化。因此，连续血气分析取样在所有患者的术中和术后都至关重要。已有报道，患者发生了代谢性酸中毒，包括乳酸酸中毒和高氯血症酸中毒。据报道，术后发生乳酸酸中毒的病例占18%[56]。碱缺乏（BD）作为代谢性酸中毒的一个指标已被描述为与失血性休克的严重程度相关。在Choi等[57]对28名接受重大颅面手术的儿童进行的前瞻性研究中，文献报道了中位数BD为-9（范围：-20~-3）[57]。恢复正常水平（定义为BD[3]-6）所需时间为9.25小时。在接受试验的患者中有39%的患者发生了严重的代谢性酸中毒，有18%的病例持续时间超过10小时。作者报道BD上限与液体量显著相关，但与手术时间无关[57]。在分析患者围术期代谢情况时，不仅要看BD，还要看乳酸水平趋势，如果中心静脉导管置管到位，中心静脉氧饱和度和中心静脉-动脉二氧化碳分压差（delta PCO_2）可作为进一步衡量组织缺氧和厌氧代谢的指标[58-60]。有研究发现，在血乳酸水平升高（>2 mmoL/L）的感染性休克患者中，delta PCO_2 水平升高（>6 mmHg）的患者即使中心静脉氧饱和度已经超过70%，仍可从复苏中获益。

在电解质紊乱中，围术期应排除低钠血症[61-64]。据报道，术后30%的病例发生低钠血症，钠水平平均降低（6 ± 3.5）mmol/L，平均持续时间为1.7天（范围：0.2~4天）[61]。与术后低钠血症相关的因素是术前颅内压增高，术中出血量增加，以及无颅内压增高的女性患者。即使检测报告中低钠血症程度是轻度的，并且没有神经系统后遗症的描述，护理这些患者时仍应高度警惕，因为有文献报道其会发生潜在的严重并发症。来自儿童颅面外科围术期登记的1223例病例的数据报道了20.5%的低钠血症发生率（Na < 135 mmol/L），其中2例因低钠血症导致癫痫发作，表明这是一种少见但有潜在严重后果的外科手术后并发症。一项大型颅面手术治疗颅缝早闭的回顾性研究显示，24%的儿童术后第一天出现轻度低钠血症，且与体重较轻有关。中度低钠血症在该人群中较少发生（1%）[64]。低钠血症的潜在机制仍有争议，可能与大量液体的补充和所给液体的类型有关。此外，疼痛、手术、急性低血容量、应激和ICP升高可能刺激抗利尿激素（ADH）的分泌。莱文等的报告中指出，与尿量增加、尿钠浓度增加和体积收缩有关的脑盐消耗综合征（CSW）是低钠血症的潜在原因，在低钠血症的鉴别诊断中应予以考虑[63]。

症状性低钠血症（恶心、呕吐、头痛、嗜睡、清醒、昏迷）通常很少见，但由于其与脑水肿有关，当它发生时可能会危及生命，因此应该根据最新的治疗指南进行治疗[65, 66]。在中重度低钠血症的情况下，建议以每24小时增加5 mmol/L的血钠浓度为目标。最初的24小时血钠浓度上限为10 mmol/L，此后每24小时血钠浓度上限为8 mmol/L，直至达到130 mmol/L[65]。此外，指南建议每4小时连续密切检查血清钠浓度，直到稳定血清水平。建议通过测量血糖浓度来排除高血糖低钠血症，如果血糖浓度升高，则纠正测量的血钠浓度[65]。

即使低钠血症的发生可能是多因素引起的，避免使用低渗溶液是围术期的关键。

术后还应考虑低钙血症和高钾血症的风险。为避免高钾血症，在儿童颅面手术期间输血的细胞储存时间应小于1周，因输血中含有柠檬酸造成的低钙血症应予以纠正。

围术期密切监测电解质和酸碱平衡，认真考虑血管内容量状态和乳酸水平是至关重要的。为了正确分析低钠血症成因，还应测量血清和尿液渗透压及血清电解质。

围术期预后与围术期事件预测

在儿童神经外科麻醉独特的发展过程中，接受颅缝早闭手术的儿童围术期管理对麻醉医生来说是一个重大挑战。随着手术技术的进步，围术期麻醉和护理也有了长足的发展，达到了围术期安全的共同目标。事实上，与颅缝早闭手术相关的发病率和死亡率在过去几十年已经从16.5%下降到约0.1%[38, 40, 67-69]。

为了提高患者的安全性，神经外科医生和麻醉师应该密切合作，整合各自专业领域，更广泛地讨论可能影响患者术中和术后管理的围术期问题。在讨论颅缝早闭手术的围术期管理时,重要的是要认识到多学科团队的作用,主要由神经外科医生、整形外科医生、神经心理学家、儿科医生和麻醉师组成。特别是,对于麻醉师来说,了解损伤的主要类型、综合征或非综合征病例、所采用的手术方法、邻近的重要结构、估计的出血量和手术时间是很重要的。麻醉师必须与外科团队讨论手术过程,并参与有关围术期管理的决策。西雅图儿童医院的 Birgfeld 等最近强调了多学科方法在这些复杂手术中的作用[70]。

儿童颅面外科围术期登记处成立于2011年,目的是揭示颅缝早闭手术的实践和结果。最近一项对31家机构2012—2015年收集的1223例病例的分析,描述了大量接受CCVR手术的儿童围术期处理和结局的全面情况[38]。即使本登记处没有死亡报告,主要的围术期并发症包括术中心脏骤停(0.2%),术后心脏骤停(0.2%),术中低血压(5.3%),静脉注射肾上腺素(3.2%),需要治疗的心动过缓(1.6%),怀疑VAE(0.6%),术后意外机械通气(2.4%),困难气道(2.2%),术后呼吸衰竭(1.3%),术后癫痫发作(0.7%),大量输血(>40 mL/kg 占 26.8%,>60 mL/kg 占 9.4%,>80 mL/kg 占 4.1%),凝血功能障碍(4.8%)。大多数患者都接受了围术期输血,只有5%的婴儿没有接受输血。

此前,Lee 等对一家颅面治疗的专科诊所30年来颅缝早闭手术进行了回顾性研究,以确定并发症的发生率和预测因素,报道了796例颅缝早闭患者中有111例(14%)发生手术并发症。术中并发症有28例(3.5%),术后并发症有88例(11%)[68]。虽然2例再次手术患者死亡,但原发性手术期间无死亡病例。术中并发症包括0.1%的心脏骤停,0.4%的空气栓塞,1.5%的广泛出血,0.5%的眼心反射,0.1%的气道问题,0.4%的低温和0.4%的麻醉并发症。在报道的术后并发症中,神经系统并发症为硬脑膜下出血(0.3%),癫痫(0.8%),脑脊髓液漏(1%),硬脑膜缺损(1%),低钠血症(0.3%)或手术并发症[如血肿(1.3%)和血清肿(1%)]。气道问题占1.5%,液体超负荷占0.5%,伤口感染占1.1%,因意外进入ICU占2%[68]。多变量分析确定出生后9个月前手术、多颅缝和颅缝早闭综合征、近期多次手术、手术时间长、输血量大是并发症的预测因素[68]。

在一项大型回顾性研究中,Czerwinski 等对北美两家大型三级颅面治疗中心(达拉斯颅面中心和西雅图儿童颅面中心)的8101名患者进行了研究,发现其主要发病率低于0.1%,据报道,50%的颅内死亡由失血过多直接引起。因此,根据这些结果,建议更多地关注血液救助和及时置换,以降低围术期死亡率。作者进一步建议,认真关注中心特定的气道管理方案、血液救助和置换的标准方案、适合年龄的深静脉血栓预防、颅下面中部抬升的时机,可能会进一步降低颅面死亡率[67]。

即使儿童颅面手术的死亡率和发病率多年来有所下降,对于文献中所描述的重大并发症仍需要在围术期保持警惕,以改善预后和优化治疗。

术后管理

术后管理可能因机构实践差异而有所不同,但在大多数中心,颅缝早闭手术后进入ICU是一种常规做法,这种常见做法是合理的,因为术后事件发生的频率超过了

ICU 的相对成本。纳入 1223 例小儿颅面外科手术患者围术期的数据登记表显示[38]，术后将入住 ICU 作为常规方案，并且 ICU 滞留中位时间为 2 天，医院平均住院时间为 4~5 天，24 个月左右的儿童占 31 个参与机构的 90%。3.2%的患者在 ICU 住院时间超过 6 天。

几乎所有的儿童在手术结束或术后立即拔管[1, 30, 71, 72]。密切的术后临床监测，密切的护理，连续的 Hct 和凝血功能检测，以及疼痛控制在术后阶段是至关重要的。长时间的手术，特别是俯卧位，明显的面部肿胀，颈部屈曲继发的大舌音，综合征性颅缝早闭伴 OSA 综合征，需要术后进行机械通气，直到安全拔管。术前慢性阻塞性睡眠呼吸暂停患者也可能表现出心血管损害和认知发育问题。

在一项回顾性研究中，选取了 2002—2012 年在波士顿儿童医院接受开放性颅缝早闭修补术的 225 名儿童，报告了术后心肺和血液不良事件的发生率，需要进入 ICU 分别占 14.7%和 29.7%[40]。作者确定了 4 个重要的术后心肺事件的独立预测因素：体重小于 10 kg，ASA 身体状况 3 或 4，术中红细胞输注大于 60 mL/kg，以及术中并发症的发生。确定为需要进入 ICU 的术后血液学事件独立预测因素包括：体重小于 10 kg，术中红细胞输注大于 60 mL/kg，术中输注止血血液制品，以及未给予 TXA。有趣的是，体重小于 10 kg 的患者，术中填充红细胞输注大于 60 mL/kg，术中给予止血血液制品，不给予 TXA 的患者有 97%的可能性发生明显术后血液不良事件且需要进入 ICU，而与体重 10 kg 或以上、接受 60 mL/kg 或更少红细胞输注、不需要止血血液制品、术中接受 TXA 的患者相比，其发生上述事件的概率为 10%。基于这个大样本回顾性研究的结果，作者提出了一个临床相关的预测算法，可以早期预测患者因手术不良事件发生后需要入住 ICU 的风险（体重< 10 kg，ASA 3 或 4 级，术中输注红细胞> 60 mL/kg，术中并发症，术中给予止血类血液制品，未给予 TXA）。

另一项对 107 例接受原发性额眶前移手术婴儿的报道显示，显著的术后并发症罕见，95%的患者没有发生需要进入 ICU 的不良事件。4.7%的患者发生重大不良事件，包括延长插管、再插管和 CPAP 支持。需要治疗的原发器官系统存在重大先天性或获得性异常与需要进入 ICU 的重大术后不良事件相关。此外，较多的术中出血量、全红细胞输血和液体复苏与术后不良事件的高风险相关[69]。

尽管术后疼痛通常不严重，但疼痛控制仍是儿科颅面手术围术期的关键。术后最初的 24 小时静脉注射阿片类药物，配合对乙酰氨基酚，随后几天口服镇痛药，通常可提供满意的镇痛效果。非甾体类抗炎药物通常因术后出血的风险而被推迟使用，尽管其他作者认为静脉注射非麻醉性药物（酮咯酸和醋氨酚）是安全的[73]。

在一些机构，颅缝早闭手术中使用头皮神经阻滞已成为疼痛治疗的重要措施。术前实施头皮阻滞可减少术中镇痛需求，并可有效辅助术后疼痛控制[74]。

结论

为了提高患者的安全性和治疗效果，神经外科医生和麻醉科医生应该密切合作，运用各自专业特长，更广泛地讨论围术期可能影响麻醉和高难度手术过程中重症监护管理的问题。

尽管在过去的几十年里，由于手术技术和麻醉管理的改进，围术期的预后已经得到了改善，但仍然会发生一些严重的围术期不良事件，需要在整个围术期对患者进行密切的监控。因此，在麻醉和危重症监护管理中应提高警惕，以早期预见不良事件。

最后，涉及儿科患者管理的多学科团队所有组成部分之间在临床、教育和研究等方面的密切合作是需要重视的。

参考文献

1. Thomas K, Hughes C, Johnson D, Das S. Anesthesia for surgery related to craniosynostosis: a review. Part 1. Paediatr Anaesth 2012;22(11):1033–1041
2. Szpalski C, Weichman K, Sagebin F, Warren SM. Need for standard outcome reporting systems in craniosynostosis. Neurosurg Focus 2011;31(2):E1
3. Boyadjiev SA; International Craniosynostosis Consortium. Genetic analysis of non-syndromic craniosynostosis. Orthod Craniofac Res 2007;10(3):129–137
4. Carinci F, Pezzetti F, Locci P, et al. Apert and Crouzon syndromes: clinical findings, genes and extracellular matrix. J Craniofac Surg 2005;16(3):361–368
5. Thomas GP, Wilkie AO, Richards PG, Wall SA. FGFR3 P250R mutation increases the risk of reoperation in apparent 'nonsyndromic' coronal craniosynostosis. J Craniofac Surg 2005;16(3):347–352, discussion 353–354
6. Papay FA, McCarthy VP, Eliachar I, Arnold J. Laryngotracheal anomalies in children with craniofacial syndromes. J Craniofac Surg 2002;13(2):351–364
7. Gonsalez S, Hayward R, Jones B, Lane R. Upper airway obstruction and raised intracranial pressure in children with craniosynostosis. Eur Respir J 1997;10(2):367–375
8. Schindler E, Martini M, Messing-Jünger M. Anesthesia for plastic and craniofacial surgery. In: Gregory GA: Gregory's Pediatric Anesthesia. Oxford, UK: Blackwell Publishing Ltd; 2012:810–844
9. Nargozian C. The airway in patients with craniofacial abnormalities. Paediatr Anaesth 2004;14(1):53–59
10. Cohen MM Jr. An etiologic and nosologic overview of craniosynostosis syndromes. Birth Defects Orig Artic Ser 1975;11(2): 137–189
11. Hemmer KM, McAlister WH, Marsh JL. Cervical spine anomalies in the craniosynostosis syndromes. Cleft Palate J 1987; 24(4):328–333
12. Stavropoulos D, Tarnow P, Mohlin B, Kahnberg KE, Hagberg C. Comparing patients with Apert and Crouzon syndromes—clinical features and cranio-maxillofacial surgical reconstruction. Swed Dent J 2012;36(1): 25–34
13. Hasan RA, Nikolis A, Dutta S, Jackson IT. Clinical outcome of perioperative airway and ventilatory management in children undergoing craniofacial surgery. J Craniofac Surg 2004;15(4):655–661
14. de Beer D, Bingham R. The child with facial abnormalities. Curr Opin Anaesthesiol 2011;24(3):282–288
15. Moore MH. Upper airway obstruction in the syndromal craniosynostoses. Br J Plast Surg 1993;46(5):355–362
16. Schafer ME. Upper airway obstruction and sleep disorders in children with craniofacial anomalies. Clin Plast Surg 1982;9(4): 555–567
17. Driessen C, Joosten KF, Bannink N, et al. How does obstructive sleep apnoea evolve in syndromic craniosynostosis? A prospective cohort study. Arch Dis Child 2013;98(7):538–543
18. Ahmed J, Marucci D, Cochrane L, Heywood RL, Wyatt ME, Leighton SE. The role of the nasopharyngeal airway for obstructive sleep apnea in syndromic craniosynostosis. J Craniofac Surg 2008;19(3):659–663
19. Spruijt B, Joosten KF, Driessen C, et al. Algorithm for the management of intracranial hypertension in children with syndromic craniosynostosis. Plast Reconstr Surg 2015;136(2):331–340
20. Hayward R. Venous hypertension and craniosynostosis. Childs Nerv Syst 2005; 21(10):880–888
21. Hayward R, Gonsalez S. How low can you go? Intracranial pressure, cerebral perfusion

pressure, and respiratory obstruction in children with complex craniosynostosis. J Neurosurg 2005;102(1, Suppl):16–22
22. Fujimoto T, Imai K, Matsumoto H, Sakamoto H, Nakano T. Tracheobronchial anomalies in syndromic craniosynostosis with 3-dimensional CT image and bronchoscopy. J Craniofac Surg 2011;22(5):1579–1583
23. Pickrell BB, Meaike JD, Cañadas KT, Chandy BM, Buchanan EP. Tracheal cartilaginous sleeve in syndromic craniosynostosis: an underrecognized source of significant morbidity and mortality. J Craniofac Surg 2017;28(3):696–699
24. Antón-Pacheco JL, Luna Paredes C, Martínez Gimeno A, García Hernández G, Martín de la Vega R, Romance García A. The role of bronchoscopy in the management of patients with severe craniofacial syndromes. J Pediatr Surg 2012;47(8):1512–1515
25. Venkatesh R. Syndromes and anomalies associated with cleft. Indian J Plast Surg 2009;42(Suppl):S51–S55
26. Pietrini D, Ciano F, Forte E, et al. Sevoflurane-remifentanil vs isoflurane-remifentanil for the surgical correction of craniosynostosis in infants. Paediatr Anaesth 2005;15(8): 653–662
27. Fearon JA, Cook TK, Herbert M. Effects of hypotensive anesthesia on blood transfusion rates in craniosynostosis corrections. Plast Reconstr Surg 2014;133(5):1133–1136
28. Spruijt B, Tasker RC, Driessen C, et al. Abnormal transcranial Doppler cerebral blood flow velocity and blood pressure profiles in children with syndromic craniosynostosis and papilledema. J Craniomaxillofac Surg 2016;44(4):465–470
29. Standards for basic anesthetic monitoring. Committee of Origin: Standards and Practice Parameters. (Approved by the ASA House of Delegates on October 21, 1986, and last amended on October 20, 2010, with an effective date of July 1, 2011)
30. Hughes C, Thomas K, Johnson D, Das S. Anesthesia for surgery related to craniosynostosis: a review. Part 2. Paediatr Anaesth 2013;23(1):22–27
31. Stricker PA, Shaw TL, Desouza DG, et al. Blood loss, replacement, and associated morbidity in infants and children undergoing craniofacial surgery. Paediatr Anaesth
31. Stricker PA, Shaw TL, Desouza DG, et al. Blood loss, replacement, and associated morbidity in infants and children undergoing craniofacial surgery. Paediatr Anaesth 2010;20(2):150–159
32. Cortellazzi P, Caldiroli D, Lamperti M, Bricchi M, Valentini L. Early transfusion and crystalloid infusion strategy in infants undergoing cranioplasty surgery. Paediatr Anaesth 2009;19(12):1251–1252
33. Ririe DG, Smith TE, David LR, Argenta LC. Better for some, maybe not for all: a response to preemptive transfusion and infusion strategy in children during craniofacial reconstruction. Paediatr Anaesth 2010;20(6):574–575
34. Adias TC, Moore-Igwe B, Jeremiah ZA. Storage-related haematological and biochemical changes of CPDA-1 whole blood in a resource-limited setting. J Blood Disord Transfus 2012;3:124
35. Ririe DG, Lantz PE, Glazier SS, Argenta LC. Transfusion-related acute lung injury in an infant during craniofacial surgery. Anesth Analg 2005;101(4):1003–1006
36. Bolton-Maggs PH. Transfusion and hemovigilance in pediatrics. Pediatr Clin North Am 2013;60(6):1527–1540
37. Krajewski K, Ashley RK, Pung N, et al. Successful blood conservation during craniosynostotic correction with dual therapy using Procrit and cell saver. J Craniofac Surg 2008;19(1):101–105
38. Stricker PA, Goobie SM, Cladis FP, et al; Pediatric Craniofacial Collaborative Group. Perioperative outcomes and management in pediatric complex cranial vault reconstruction: a multicenter study from the Pediatric Craniofacial Collaborative Group. Anesthesiology 2017;126(2):276–287
39. Goobie SM, Meier PM, Pereira LM, et al. Efficacy of tranexamic acid in pediatric craniosynostosis surgery: a double-blind, placebo-controlled trial. Anesthesiology 2011;114(4):862–871
40. Goobie SM, Zurakowski D, Proctor MR, et al. Predictors of clinically significant postoperative events after open craniosynostosis surgery. Anesthesiology 2015; 122(5):1021–1032
41. Hsu G, Taylor JA, Fiadjoe JE, et al. Aminocaproic acid administration is

blood loss and transfusion in pediatric craniofacial surgery. Acta Anaesthesiol Scand 2016;60(2):158–165
42. Oppenheimer AJ, Ranganathan K, Levi B, et al. Minimizing transfusions in primary cranial vault remodeling: the role of aminocaproic acid. J Craniofac Surg 2014;25(1):82–86
43. Jimenez DF, Barone CM. Intraoperative autologous blood transfusion in the surgical correction of craniosynostosis. Neurosurgery 1995;37(6):1075–1079
44. Fearon JA. Reducing allogenic blood transfusions during pediatric cranial vault surgical procedures: a prospective analysis of blood recycling. Plast Reconstr Surg 2004;113(4):1126–1130
45. Knuckey MI, Wood EM, Savoia HF. Audit of a paediatric directed donation programme. J Paediatr Child Health 2003;39(5):364–367
46. Goobie SM, Haas T. Bleeding management for pediatric craniotomies and craniofacial surgery. Paediatr Anaesth 2014;24(7):678–689
47. Goobie SM, Haas T. Perioperative bleeding management in pediatric patients. Curr Opin Anaesthesiol 2016;29(3):352–358
48. Lacroix J, Hébert PC, Hutchison JS, et al; TRIPICU Investigators; Canadian Critical Care Trials Group; Pediatric Acute Lung Injury and Sepsis Investigators Network. Transfusion strategies for patients in pediatric intensive care units. N Engl J Med 2007;356(16):1609–1619
49. Rouette J, Trottier H, Ducruet T, Beaunoyer M, Lacroix J, Tucci M; Canadian Critical Care Trials Group; PALISI Network. Red blood cell transfusion threshold in postsurgical pediatric intensive care patients: a randomized clinical trial. Ann Surg 2010;251(3):421–427
50. Steinbok P, Heran N, Hicdonmez T, Cochrane DD, Price A. Minimizing blood transfusions in the surgical correction of coronal and metopic craniosynostosis. Childs Nerv Syst 2004;20(7):445–452
51. Stricker PA, Fiadjoe JE, Kilbaugh TJ, et al. Effect of transfusion guidelines on postoperative transfusion in children undergoing craniofacial reconstruction surgery. Pediatr Crit Care Med 2012;13(6):e357–e362
52. Haas T, Spielmann N, Restin T, et al. Higher fibrinogen concentrations for reduction of transfusion requirements during major paediatric surgery: a prospective randomised controlled trial. Br J Anaesth 2015;115(2):234–243
53. American Society of Anesthesiologists Task Force on Perioperative Blood Management. Practice guidelines for perioperative blood management: an updated report by the American Society of Anesthesiologists Task Force on Perioperative Blood Management. Anesthesiology 2015;122(2):241–275
54. Kozek-Langenecker SA, Afshari A, Albaladejo P, et al. Management of severe perioperative bleeding: guidelines from the European Society of Anaesthesiology. Eur J Anaesthesiol 2013;30(6):270–382
55. Haas T, Goobie S, Spielmann N, Weiss M, Schmugge M. Improvements in patient blood management for pediatric craniosynostosis surgery using a ROTEM(®)-assisted strategy—feasibility and costs. Paediatr Anaesth 2014;24(7):774–780
56. Ferrari F, Nacoti M, Locatelli BG, et al. Duration of mechanical ventilation after craniosynostosis repair reduces over time. Minerva Anestesiol 2014;80(2):176–184
57. Choi AY, Ahmad NS, de Beer DA. Metabolic changes during major craniofacial surgery. Paediatr Anaesth 2010;20(9):851–855
58. Gattinoni L, Pesenti A, Matthay M. Understanding blood gas analysis. Intensive Care Med 2017
59. Mekontso-Dessap A, Castelain V, Anguel N, et al. Combination of venoarterial PCO2 difference with arteriovenous O2 content difference to detect anaerobic metabolism in patients. Intensive Care Med 2002;28(3):272–277
60. Mallat J, Lemyze M, Tronchon L, Vallet B, Thevenin D. Use of venous-to-arterial carbon dioxide tension difference to guide resuscitation therapy in septic shock. World J Crit Care Med 2016;5(1):47–56
61. Cladis FP, Bykowski M, Schmitt E, et al. Postoperative hyponatremia following calvarial vault remodeling in craniosynostosis. Paediatr Anaesth 2011;21(10):1020–1025
62. Rando K, Zunini G, Negroto A. Intraoperative

hyponatremia during craniofacial surgery. Paediatr Anaesth 2009;19(4):358–363
63. Levine JP, Stelnicki E, Weiner HL, Bradley JP, McCarthy JG. Hyponatremia in the postoperative craniofacial pediatric patient population: a connection to cerebral salt wasting syndrome and management of the disorder. Plast Reconstr Surg 2001;108(6): 1501–1508
64. Hosking J, Dowling K, Costi D. Intraoperative and postoperative hyponatremia with craniosynostosis surgery. Paediatr Anaesth 2012;22(7):654–660
65. Spasovski G, Vanholder R, Allolio B, et al; Hyponatraemia Guideline Development Group. Clinical practice guideline on diagnosis and treatment of hyponatraemia. Nephrol Dial Transplant 2014;29(Suppl 2): i1–i39
66. Overgaard-Steensen C. Initial approach to the hyponatremic patient. Acta Anaesthesiol Scand 2011;55(2):139–148
67. Czerwinski M, Hopper RA, Gruss J, Fearon JA. Major morbidity and mortality rates in craniofacial surgery: an analysis of 8101 major procedures. Plast Reconstr Surg 2010;126(1): 181–186
68. Lee HQ, Hutson JM, Wray AC, et al. Analysis of morbidity and mortality in surgical management of craniosynostosis. J Craniofac Surg 2012;23(5):1256–1261
69. Seruya M, Sauerhammer TM, Basci D, et al. Analysis of routine intensive care unit admission following fronto-orbital advancement for craniosynostosis. Plast Reconstr Surg 2013;131(4):582e–588e
70. Birgfeld CB, Dufton L, Naumann H, et al. Safety of open cranial vault surgery for single-suture craniosynostosis: a case for the multidisciplinary team. J Craniofac Surg 2015;26(7):2052–2058
71. Koh JL, Gries H. Perioperative management of pediatric patients with craniosynostosis. Anesthesiol Clin 2007;25(3):465–481, viii
72. Stricker PA, Fiadjoe JE. Anesthesia for craniofacial surgery in infancy. Anesthesiol Clin 2014;32(1):215–235
73. Fearon JA, Dimas V, Ditthakasem K, Herbert MA. A randomized controlled trial of oral versus intravenous administration of a nonnarcotic analgesia protocol following pediatric craniosynostosis corrections on nausea and vomiting rates. J Craniofac Surg 2015;26(6):1951–1953
74. Rothera E, Chumas P, Liddington M, Russell J, Guruswamy V. Scalp blocks in non-syndromic craniosynostosis surgery—a retrospective case series review. Paediatr Anaesth 2014;24(8):894–895

第5章 颅缝早闭影像学

Leve Joseph Devarajan Sebastian, Anuj Prabhakar

概述

影像学在颅缝早闭的治疗中具有至关重要的作用。它的作用是多因素的，即做出早期和明确的诊断，评估严重程度和范围，了解脑实质和脑室的状态，评估相关的系统性（综合征）异常，帮助术前计划和术后随访[1]。先进的成像技术，特别是磁共振成像（MRI），可以通过提供关于这些患者大脑功能和微观结构改变的丰富信息来扩大术前和术后评估的范围。

颅缝早闭症的基础知识

在详细阐述成像特征之前，作者回顾了与该疾病相关的一些基本概念。

- 缝的正常闭合：不同的缝有不同的闭合时间。顶缝在3月龄时开始闭合，到9月龄时完全闭合。其他缝的闭合可能会在30~40岁。我们可以假设矢状缝、冠状缝和枕缝在1岁之前不应闭合[2]。
- Virchow的观点（1851年）：正常情况下，缝允许垂直生长。Virchow很早就意识到这一点，他提出“当两块骨头的骨缝早闭时，正常生长在垂直于消失的骨缝线方向上受到抑制，而在其他方向上进行代偿性生长”[3]。
- 颅缝早闭的分类：颅缝早闭可以作为原发性疾病或基础病变的并发症（继发性颅缝早闭）。原发性颅缝早闭进一步分为单纯性和复合性两种，分别与单个（超过两个缝）和多个缝受累有关。原发性早闭包括矢状缝、顶缝、冠状缝、枕缝及罕见的颅顶和颅底缝的融合。复合性早闭与多种综合征相关，包括Apert综合征、Crouzon综合征、Carpenter综合征、Pfeiffer综合征和Saethre-Chotzen综合征。复合性早闭中唯一的非综合征性疾病是双冠状早闭。所有单纯性早闭都是非综合征性的。

颅缝早闭症也可继发于代谢性疾病，如佝偻病、骨发育不良和继发于黏多糖增高症。继发性颅缝早闭可能发生在脑室-腹腔分流手术后，这减少了对颅骨的张力。小头畸形常见于继发性颅缝早闭。

颅缝早闭的基本原理

影像学的主要目的是证明受累颅缝（直接迹象）的过早融合，并寻找是否有闭合的间接迹象，以及继发性影响，如由于其他方向的代偿性过度生长而导致的异常形状等。影像学的其他目的包括了解脑实质、脑室系统、脑灌注、静脉引流等状态，并记录相关的系统性异常，特别是在综合征性病例中。下文将概述用于评估颅缝早闭的各种成像方式和相关的成像体征。

超声波检查图

这种模式主要用于产前诊断和新生儿可视化脑实质细节。超声检查有助于诊断妊娠中期颅缝早闭症。产前超声检查颅缝的高回声桥接是超声诊断颅缝早闭症的特征表现[4]。由于超声是一种更便宜且易于处理的工具，不涉及电离辐射，因此它在用于诊断和评估婴幼儿颅缝早闭中有很多优势。正常颅缝为超回声骨板之间的低回声纤维结构[5]。因此，高回声骨桥取代这种低回声结构表明颅缝早闭[6]。

X线片

X线片仅在3月龄后才可靠。其通常被认为是颅缝早闭的首要的成像方式。标准系列包括一个正位视图、Towney投影和两个侧位视图。研究的低成本、低辐射和通用性是其作为诊疗手段的优势。放射检查颅缝早闭的主要指征包括周围硬化、局部骨折、骨桥和颅缝可视化丧失[17]。其次要指征包括骨板破坏和形状异常（**图5.1**）。

多层螺旋CT

多探测器计算机断层扫描（MDCT）已经成为颅缝早闭成像的金标准，因为它提供了全面和客观的形态逻辑数据[7]。平面重建和三维（3D）体积渲染技术（VRT）提高了研究结果的敏感性和特异性，并便于后续评估。

多层螺旋CT在颅缝早闭成像中的应用设置

俯卧位螺旋扫描以5 mm间隔在矢状面上从颅顶到颅底，包括下颌骨水平；重建层厚为0.625 mm，无重叠；视野（FOV）512×512，使用VRT和多平面重构（MPR）技术。

多层螺旋CT在骨缝早闭症的诊断征象

检查的结果可能因累及的骨缝而有所不同。额骨骨缝早闭可能表现为骨的局部增厚和硬化。同样，矢状骨缝和枕骨骨缝分别显示为骨脊增厚和周围骨质硬化，这些都是间接的征象。多平面重建和VRT技术可以提高诊断准确性。这些技术还有助

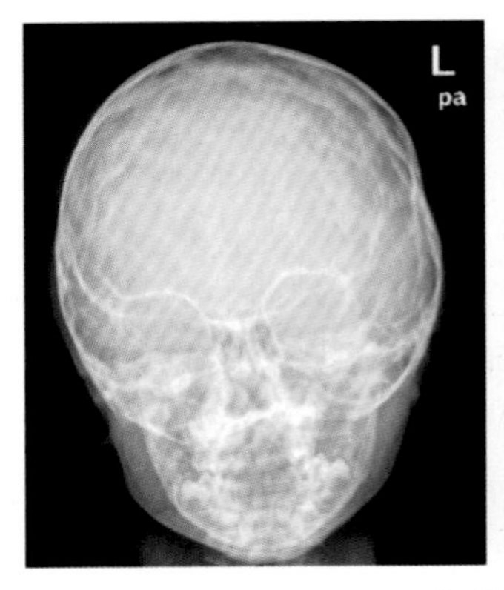

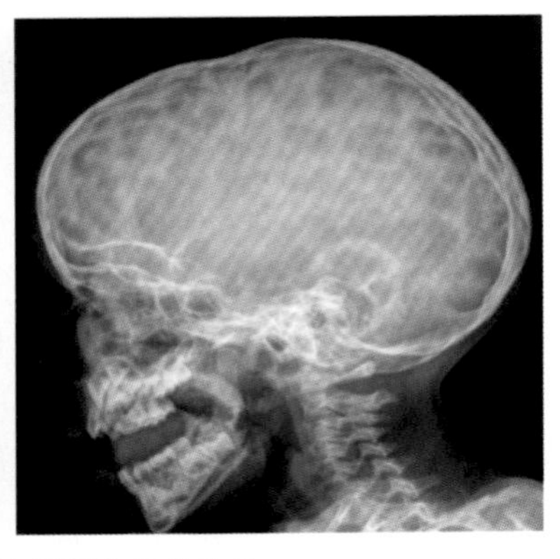

图5.1 矢状缝早闭症患儿头骨。

于轻松评估颅面部异常并帮助制订手术计划。CT 还有助于评估脑实质状态和脑积水的存在。在综合征性骨缝早闭中,颈静脉孔狭窄或闭塞可通过扩大的传出静脉侧支循环观察到[8]。在综合征性骨缝早闭中,CT 静脉造影结合扩大的传出孔有助于避免手术期间出现致命的出血并发症。计算机辅助的三维建模、虚拟计划和三维打印是利用 CT 图像进行复杂病例手术计划的一些最新进展[9]。

磁共振成像

MRI 对于了解脑实质和脑室系统的变化非常有用。通过 MRI,我们可以观察到与骨缝早闭相关的一些脑部特征,包括脑室扩大、胼胝体发育不全、海马发育不全、透明隔缺如及白质异常。

高级影像

对于单骨缝早闭患者的术前和术后评估,^{99m}Tc-HMPAO SPECT、^{99m}Tc-ECD SPECT 或正电子发射断层扫描(PET)都是有用的。在合并单骨缝早闭的脑部下方,可以观察到低灌注区域,这可能是由于融合骨缝下方的脑部受压。手术矫正后,可观察到灌注增加的情况[10]。磁共振灌注技术(如动脉自旋标记)可以替代 SPECT 来确定低灌注的脑实质区域。通过 MRI 进行评估还有助于减少患者的辐射暴露。

颅缝早闭影像结果描述

斜头畸形-矢状缝早闭症

斜头畸形是颅缝早闭中最常见的形式(约占 50%),其特征是矢状缝的早期闭合。患者表现为颅骨延长、顶部扁平和头围增大。在开放的冠状缝和中额缝处的生长导致前倾。在枕缝处的生长导致枕部凸起。前额突出和沿着闭合缝的可触及的脊状隆起可能会被发现。这些改变后的颅形状,即前后纵向延长和双顶径减小,可以在侧面和前后颅骨 X 线片上观察到。这些在 CT 扫描中更容易观察到, CT 还可以显示沿着闭合的矢状缝的脊状隆起(**图 5.2**)。

冠状缝早闭症

冠状缝的单侧或双侧融合是第二常见的类型,其中单侧类型主要发生在女婴中,是非综合征性和散发性的。单侧类型主要

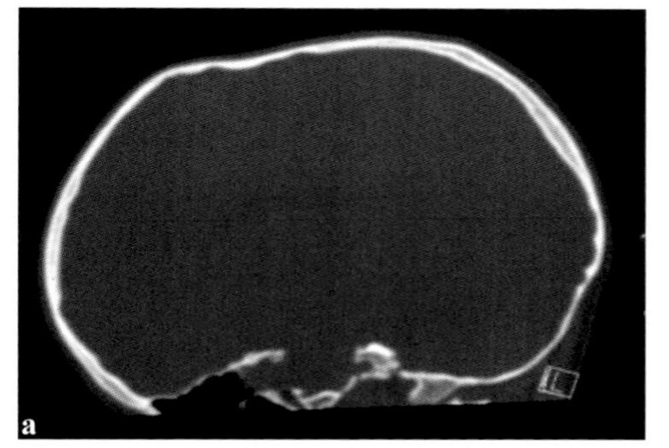

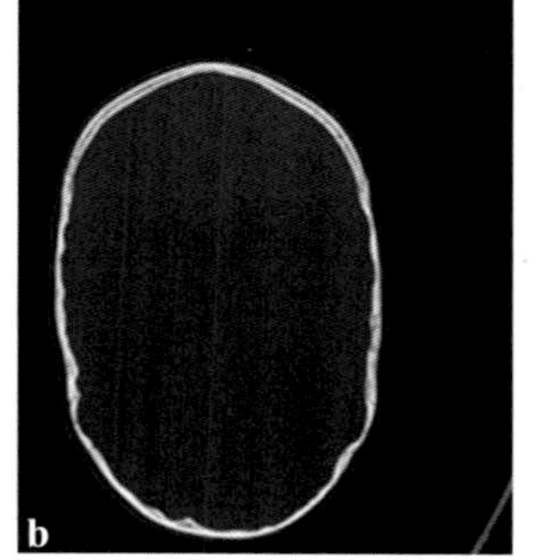

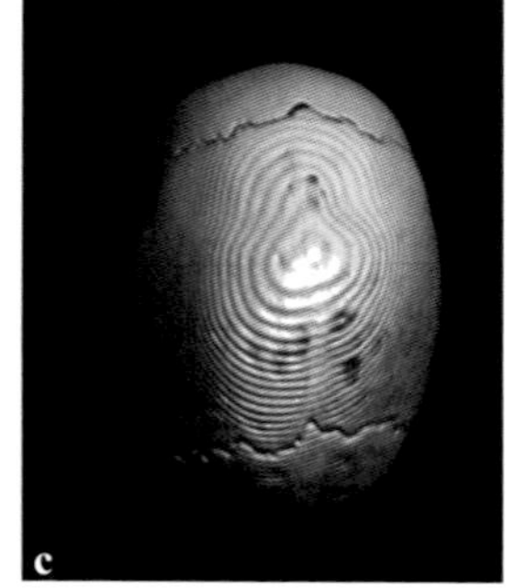

图 5.2 4 岁男孩患有矢状缝早闭症。(**a**)矢状位图像。(**b**)轴位图像。(**c**)体绘制 CT 图像显示矢状缝的闭合和脊状隆起,颅骨的前后径增大,颅宽减小(斜头畸形)。

发生在右侧，表现为可触及的缝、同侧突眼、同侧眉弓抬高及额骨扁平，导致前方斜头畸形。双冠状缝早闭导致短头畸形，因为骨骼沿着矢状缝和额矢缝对称生长。

影像学特征显示在X线片中，正常冠状缝的透光性消失，鼻根偏移。最一致的影像学特征是眼眶的哈莱奎恩畸形。这是由于蝶骨小翼上方抬高导致眼球突出和突眼，可能非常严重。同侧额部和眼眶前部扁平，对侧骨骼凸起，导致前方斜头畸形。鼻上颌缝的受累导致鼻根偏向狭窄缝的一侧（**图5.3和图5.4**）。

三角头畸形–额缝骨融合症

额缝骨提前闭合导致了一种被称为三角头畸形的龟背形变。尽管大多数病例是自发性的，男性为主，男女比例为3∶1，但也有一些与遗传综合征相关的病例需要进行基因检测。

放射学特征显示颅底狭窄，因为融合从额隆起开始，这反过来导致了鼻旁窦的发育不全、眼间距过窄和冠状缝前弯。胎儿超声检查显示早期的额缝骨闭合或中线大额骨的存在（**图5.5**）。

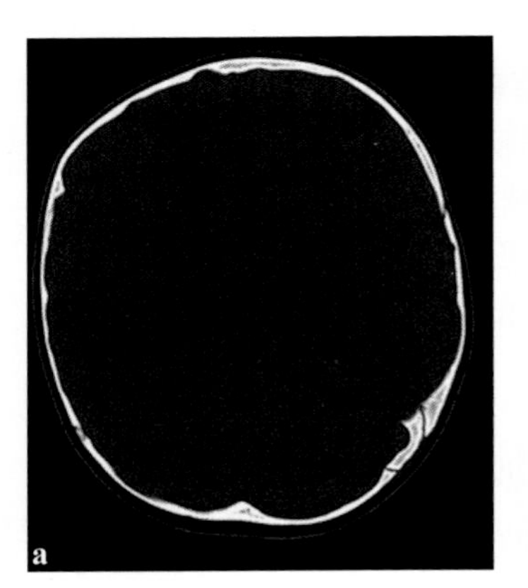
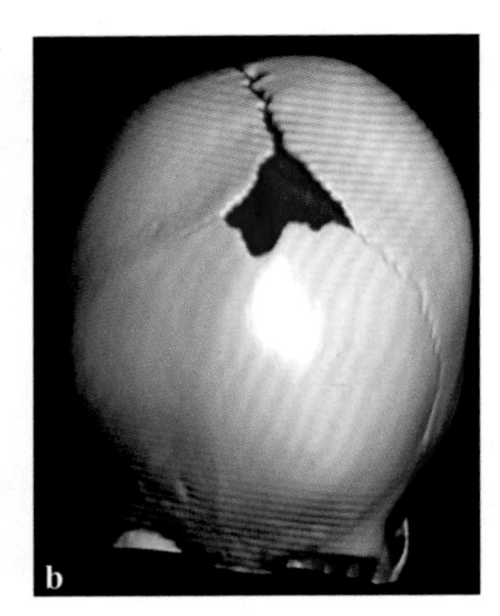
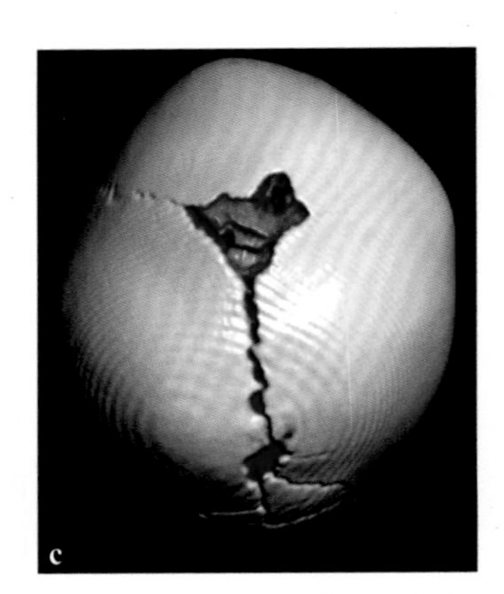

图5.3 （**a**）轴位和（**b**）斜位前方体绘制技术（VRT）。（**c**）上位VRT图像显示右侧冠状缝融合和左侧冠状缝通畅。可见头骨不对称（前方斜头畸形）。

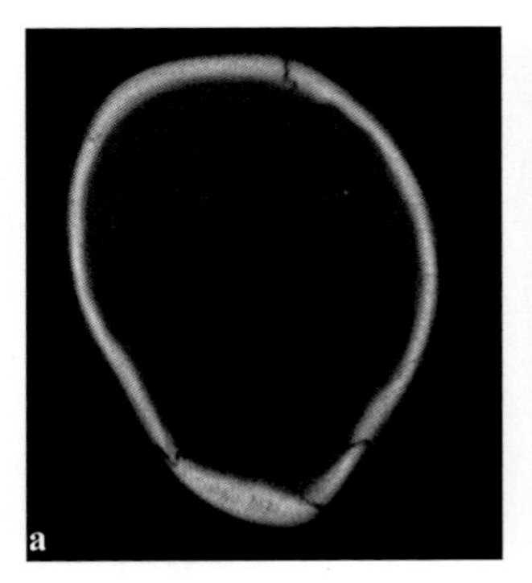
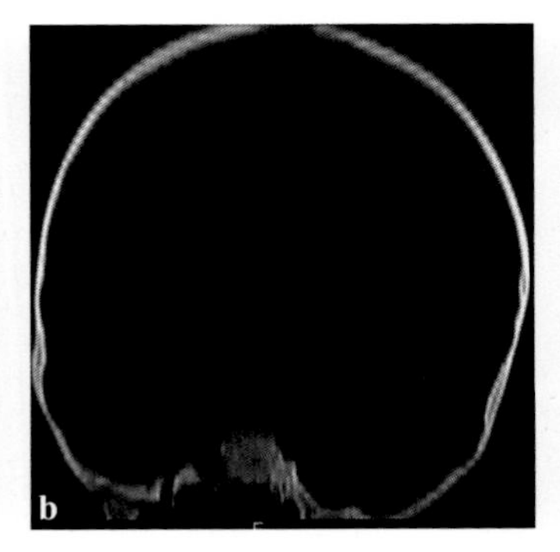
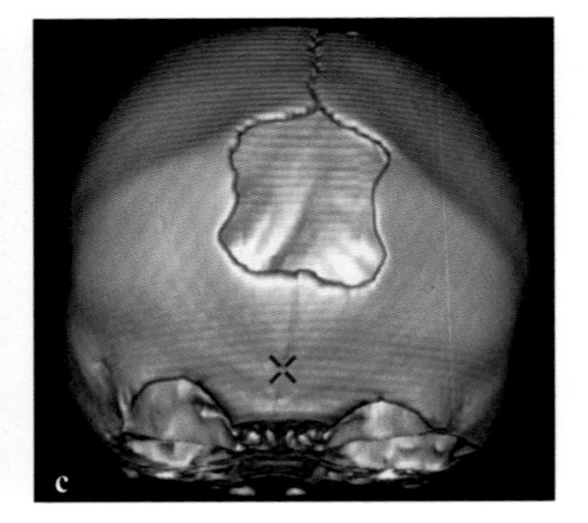

图5.4 1岁的男孩患有双冠状缝骨融合症。（**a**）轴位、（**b**）冠状位和（**c**）体绘制CT图像显示冠状缝融合。其特征是减少的前后颅径和增加的颅宽（宽头畸形）。我们可以看到前囟扩大。

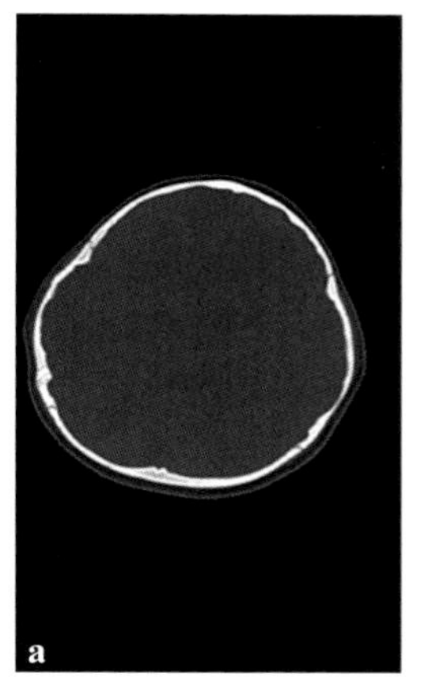

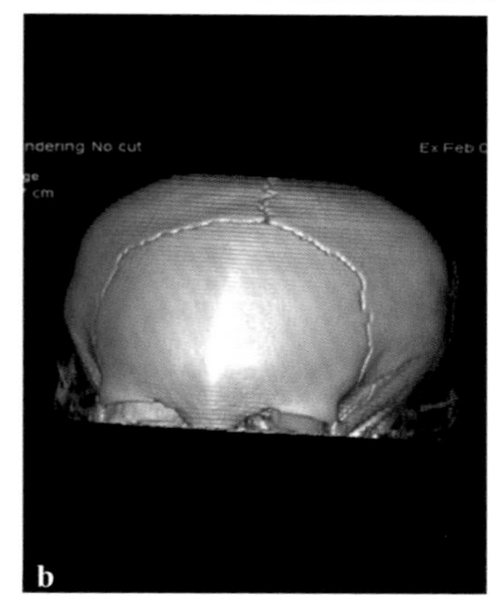

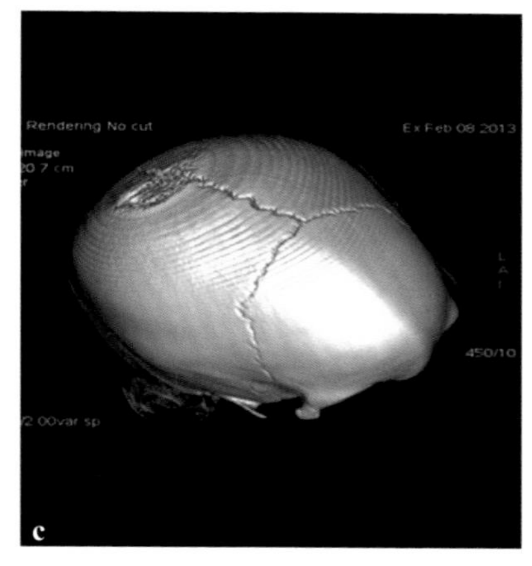

图 5.5　3 岁男孩患有额缝骨融合症。注意在轴位扫描(**a**)中额缝骨增厚，以及 VRT 图像(**b，c**)显示典型的圆锥状额骨。

后部斜头–枕部骨融合症

枕部骨融合症的发病率为每 10 万个活产中有 3 例，常常与变形性斜头畸形混淆，后者的发病率为每 300 个活产中有 1 例。

放射学特征显示枕缝闭合，伴随对侧顶骨和额骨突起的代偿性增生。受累侧出现枕骨扁平和耳后乳突增大，使得受累侧耳朵向闭合的缝合线方向后移(梯形)。相比之下，姿势性斜头畸形导致同侧枕部扁平和对侧额部扁平(平行四边形)。

综合征性颅缝早闭

多颅缝早闭症

双冠状缝早闭症是该组中最常见的类型。多颅缝早闭症可能累及多个主要和次要颅缝，大多数情况下与综合征有关，其中 Apert 综合征和 Crouzon 综合征最为常见。这些患儿表现出多种颅面畸形。生长向前进展，额顶区域的生长最少。眶窝通常具有较短的上壁，导致眼球突出和突眼。上颌骨无法向下和向前发育，导致气道受限和鼻咽狭窄。颅底次要颅缝的过早闭合可以导致儿童颅面轴的显著变化。一些次要颅缝包括颞骨翼缝、中后颅底的软骨连接缝、配对的蝶枕缝、前后内颅底缝、乳岩枕缝和枕骨乳突缝(**表 5.1**)。

颅缝早闭外科治疗规划

对于额眶前移手术，计算机辅助的虚拟规划和 3D 模板制作可基于标准化测量实现重建，避免主观重塑，从整体上来说安全可行，手术时间短，长期效果改善[12]。

随访影像

术后即刻 CT 扫描宜用于诊断因硬脑膜破裂造成的头皮或硬膜外血肿。延迟多层三维容积重建(3D VRT)成像有助于评估手术复位情况及制订进一步治疗计划(**图 5.8 和图 5.9**)。

表 5.1 综合征性颅缝早闭

综合征	临床和影像特点
Apert 综合征（图 5.6）	面部发育不良，眼间距增大，并指(趾)，智力障碍，突眼，多发心脏、泌尿生殖和呼吸系统异常
Crouzon 综合征（图 5.7）	三叶草头颅、浅眼眶伴突眼、中面部发育不良、双叉型垂肉、下颌前突及腭裂
Carpenter 综合征	三叶草头颅、高拱形腭、肥胖、先天性心脏病、脐疝、性腺发育不全、智力低下、并指(趾)、多指(趾)、膝外翻、髋外翻
Pfeiffer 综合征	突眼、小脑扁桃体疝、脑积水
Saethre-Chotzen 综合征	上睑下垂、两眼间距过宽、并指(趾)、智力低下、内眦赘皮、小眼裂、视神经萎缩、耳轮畸形、钩状鼻、牙颌畸形、齿列不整齐、脊柱融合、先天性心脏病、肛门闭锁、睾丸未降、肾脏异常
Muenke 综合征	巨头、中颜面部发育不良、宽大的脚趾、短指、听力损失和学习障碍

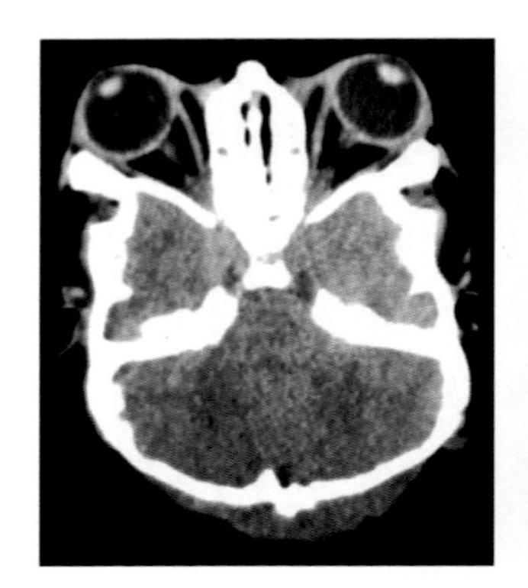
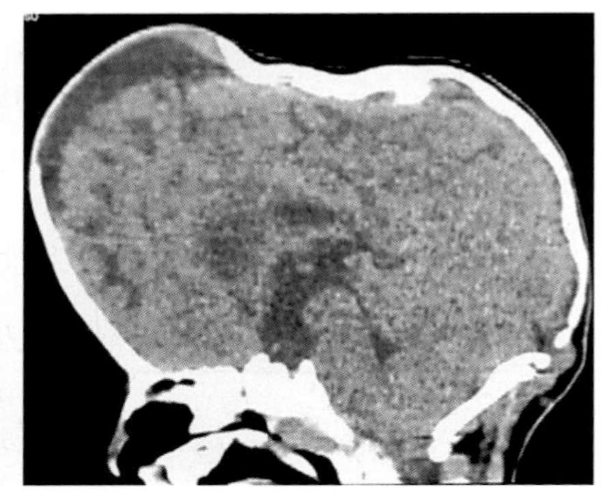

图 5.6 2 岁女童患有 Apert 综合征。其 CT 影像表现为宽距、异常头骨、脑形状及后颅窝拥挤。

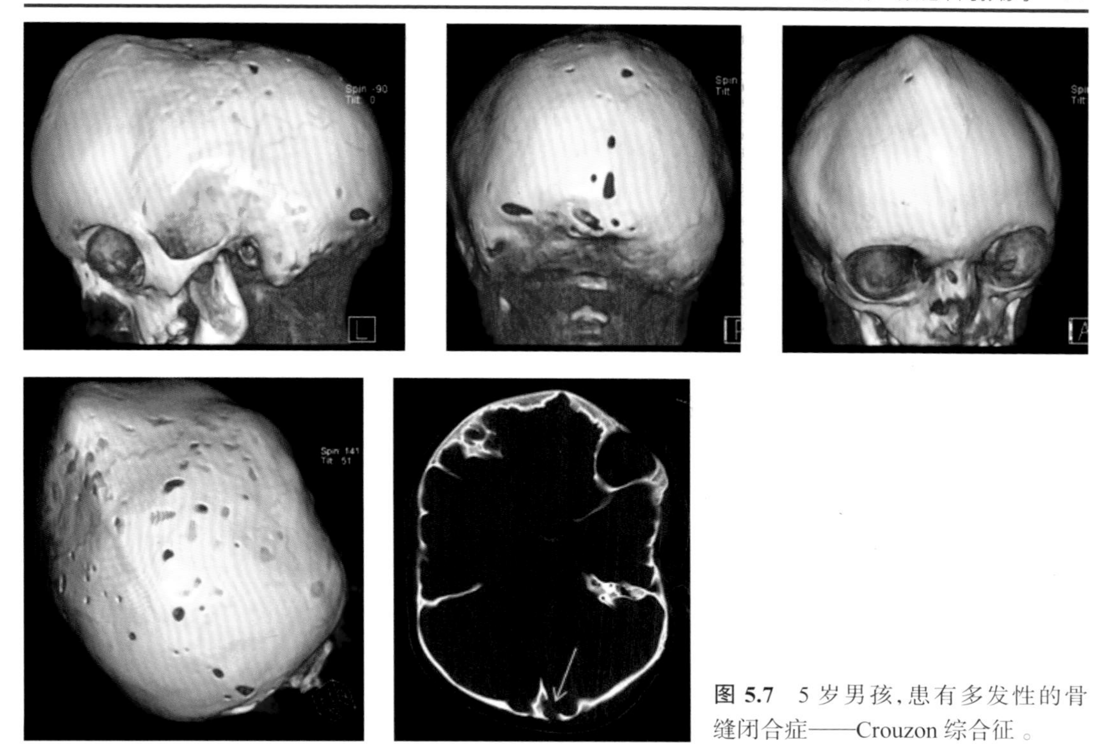

图 5.7　5 岁男孩，患有多发性的骨缝闭合症——Crouzon 综合征 。

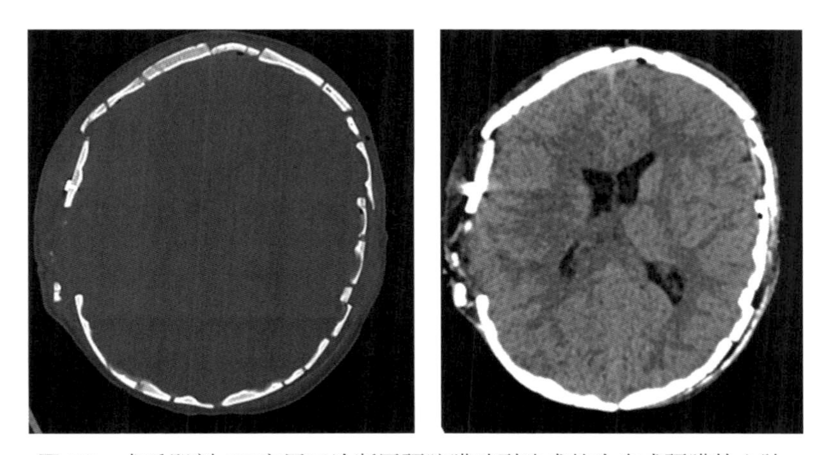

图 5.8　术后即刻 CT 宜用于诊断因硬脑膜破裂造成的头皮或硬膜外血肿。

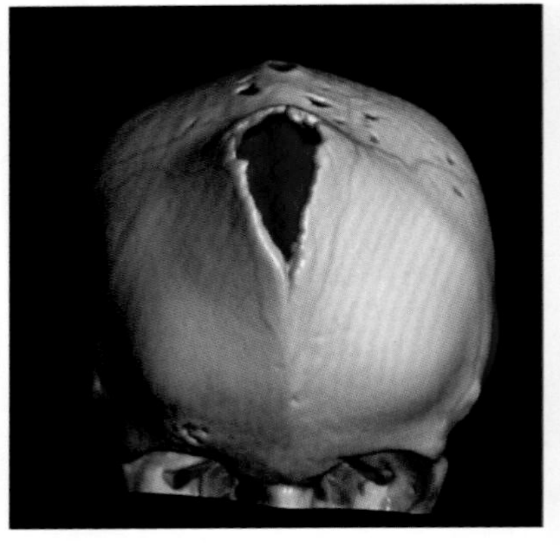
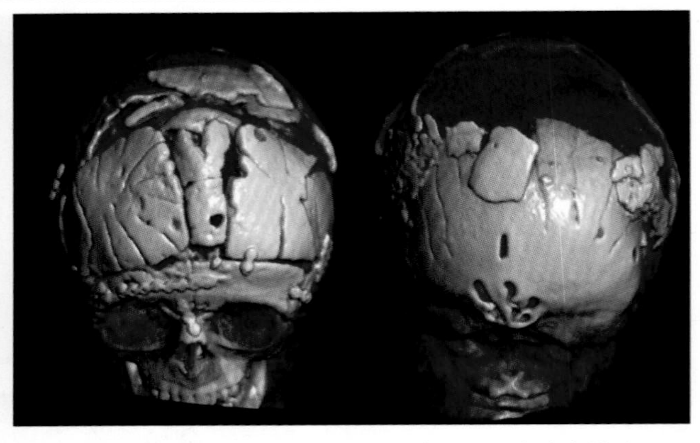

图 5.9 延迟多层三维容积重建（3D VRT）成像有助于评估手术复位情况及计划进一步治疗措施。

参考文献

1. Attaya H, Thomas J, Alleman A. Imaging of craniosynostosis from diagnosis through reconstruction Neurographics 2011;1(3): 121–128
2. Barkovich AJ, Raybaud C. Pediatric Neuroimaging. 5th ed. Lippincott Williams & Wilkins; 2011
3. Benson ML, Oliverio PJ, Yue NC, Zinreich SJ. Primary craniosynostosis: imaging features. AJR Am J Roentgenol 1996;166(3):697–703
4. Miller C, Losken HW, Towbin R, et al. Ultrasound diagnosis of craniosynostosis. Cleft Palate Craniofac J 2002;39(1):73–80
5. Soboleski D, McCloskey D, Mussari B, Sauerbrei E, Clarke M, Fletcher A. Sonography of normal cranial sutures. AJR Am J Roentgenol 1997;168(3):819–821
6. Soboleski D, Mussari B, McCloskey D, Sauerbrei E, Espinosa F, Fletcher A. High-resolution sonography of the abnormal cranial suture. Pediatr Radiol 1998;28(2):79–82
7. Kotrikova B, Krempien R, Freier K, Mühling J. Diagnostic imaging in the management of craniosynostoses. Eur Radiol 2007;17(8): 1968–1978
8. Rich PM, Cox TC, Hayward RD. The jugular foramen in complex and syndromic craniosynostosis and its relationship to raised intracranial pressure. AJNR Am J Neuroradiol 2003;24(1):45–51
9. Soleman J, Thieringer F, Beinemann J, Kunz C, Guzman R. Computer-assisted virtual planning and surgical template fabrication for frontoorbital advancement. Neurosurg Focus 2015;38(5):E5
10 Mayadhar Barik, Minu Bajpai, Rashmi Ranjan Das, et al., “Role of 99mTc-ECD SPECT in the Management of Children with Craniosynostosis,” BioMed Research International, vol. 2014, Article ID 172646, 7 pages, 2014. doi:10.1155/2014/172646
11. Vinocur DN, Medina LS. Imaging in the evaluation of children with suspected craniosynostosis. In: Medina LS, Applegate KE, Blackmore CC, eds. Evidence-Based Imaging in Pediatrics. New York, NY: Springer New York; 2010:43–52
12. Mendozaa CS, Safdara N, Myersa E, Kittisaraponga T, Rogersc GF, Lingurarua MG. An optimal set of landmarks for metopic craniosynostosis diagnosis from shape analysis of pediatric CT scans of the head. In: Proc of SPIE Vol. 2013:86702T–1

第6章 3D 打印技术在颅缝早闭手术培训中的应用

Deepak Kumar Gupta, Raghav Singla, Shweta Kedia

概述

神经外科医生需要学习一些人体中最复杂的解剖结构，在学习并且解剖这些复杂的人体结构时，微小的专业性错误可能导致灾难性的后果[1]。这使得年轻医生的解剖学习不能在真实的患者身上展开。这也是神经外科住院医生成长周期是所有外科医生中培养时间最长的原因之一。然而，随着技术的发展，有望在不影响患者生命安全的情况下缩短学习周期。不同疾病的解剖模型对描述其显微外科结构及其附近相关的组织结构十分有帮助。如果将这样一个模型放入一个模拟装置中，这个装置可以进行X线扫描，并且能对术前及术后的影像进行评估，这样会对年轻神经外科医生带来巨大的帮助。近期三维（3D）打印技术的发展使得这一目标成为可能。研究表明，在所有外科实验室中使用这种模拟装置进行训练，外科医生的手术能力都得到了很大提高[2,3]。

3D 打印技术在神经外科中的应用

顾名思义，3D打印是从基底开始通过逐层堆积打印材料来构造物体模型的一门技术[4]，它是一种增材制造（AM）方法，涉及从计算机中模拟创建的设计来构建物体的三维结构，因此又被称为计算机辅助设计（CAD）[5,6]。自从1980年首次推出以来，它已经有了巨大的发展。在不考虑所有中间环节的情况下，例如工具的采购、供应和生产链等，3D打印技术是将概念转变为现实的经济有效方式。人们已经发明了几种不同的工艺，但是所有的工艺都涉及打印材料的选用，这些材料必须可以在特定的层面对需要的区域进行修改。其中一种工艺就是熔炉层积制造技术（FDM）[7]，它利用了热塑性原理。三维模型是由一些具有热塑性的材料制成的，这些材料的硬度会因受热而变化。只要稍微改变温度，硬度的水平就会被改变，因此可以制造一个在硬度和纹理方面具有可塑性的模型。选择性激光烧结法（SLS）[8]也是一种AM技术，其原理是烧结粉末样物质，使最终形成的固态结构与预期的3D模型相同。另一种方法是立体光固化成形法（SLA）[9]，它是利用紫外光（UV）固化光聚树脂，通过在每一层连续绘制一个程序设计的形状来制作一个完整的3D对象。在过去的几年间，有一些创新降低了成本，同时提高了3D打印的精度和适用范围。有了这些创新，这项技术在医学上已经成为可能，从为患者制作量身定制的植入物到开发可用于培训医学生和外科住院医生的模拟模型。

在不久的将来，通过常规使用的3D模型，可以实现神经外科技能传授方式的转变,从而缩短学习时间。在这方面,作者想分享一些使用 SLA 模型进行颅缝早闭手术培训和学习的经验。

随着 3D 打印技术的出现和发展,作者最近开始使用 SLA 模型。正如他们的经验所表明的那样,从虚拟模型到物理模型的进步是向前迈出的巨大一步。物理模型使对某些情况下复杂的解剖关系的详细模拟成为可能。他们的经验表明,包含虚拟模型和物理模型在内的“混合模型”被证明比单独使用物理模型更好。作者使用这些虚拟和物理模型为培训外科住院医生和研究员创建了计划。**图 6.1** 显示了一个用于作者研究所培训的 3D STL 模型。

我们观察到,一个混合模型结合了物理和虚拟模拟增强的期望结果,对真实患者的风险最小。它帮助住院医生了解在非病理动物模型上无法实践的手术过程,如畸形矫正和恢复颅内体积的关键操作技术。

讨论

神经外科似乎是从 3D 打印技术中获益最大的医学分支。它对神经外科的益处是多方面的。神经外科常涉及深入理解正常和变异的神经结构的三维解剖,它们没有任何的容错空间。目前,不同的放射学成像方式被用于展示这些三维结构[10]。然而,它们只能展示三维现实中的二维(2D)图像[11]。随着 3D 打印技术的发展, 3D 模型已经可以使用来自这些二维成像模式的体积数据,因此 3D 模型的制作比以前更节约时间并降低物质成本。这些 3D 物理模型不仅可用于外科手术的术前计划,还可用于教育和培训的目的。手术模拟可以在

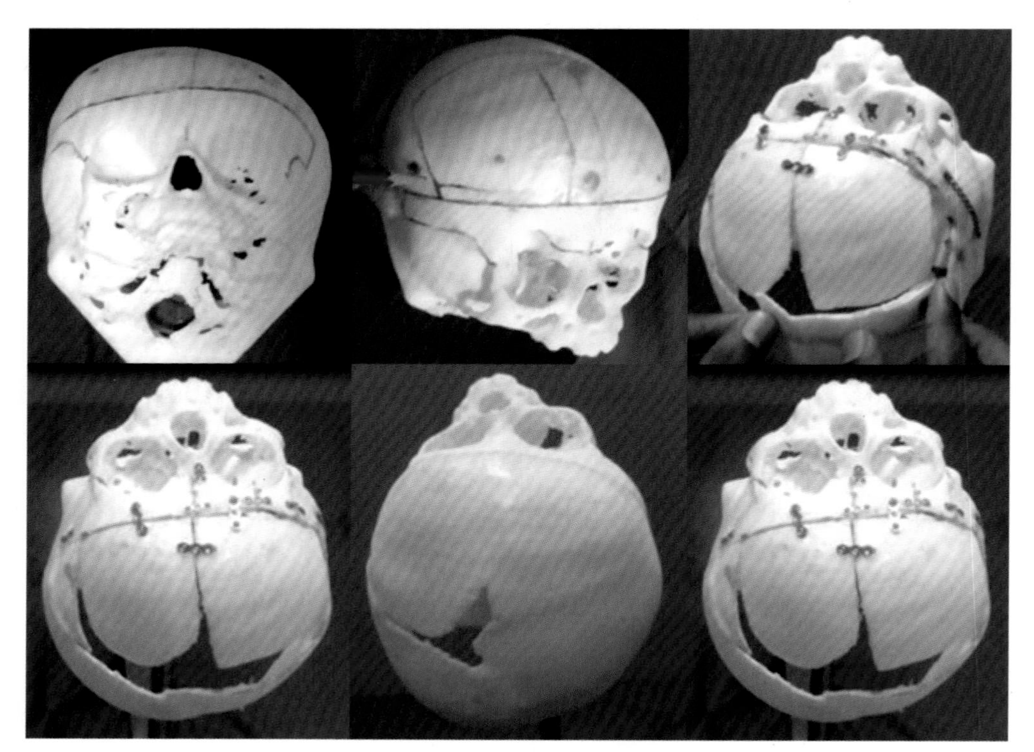

图 6.1 3D 打印(快速还原立体造影)用于培训的颅缝早闭模型。

这些模型上进行，这将为住院医生提供机会来锻炼他们的手术技能，并且规避了在实际患者身上操作所带来的风险。未来，3D打印技术不仅可以创建不同神经外科疾病的3D模型，而且可以复刻不同组织的纹理和硬度，除视觉外，还提供触觉反馈。这造就了一个非常接近现实的模拟体验，还可以用于评估接受培训的住院医生，考查他们是否具备独立完成该手术的能力[12]。这些模型已经被用于一些神经外科疾病的培训，例如带有血管和动脉瘤的颅骨模型已经被用于练习动脉瘤夹闭[13，14]。类似的肿瘤模拟器也已经被开发出来，甚至能模拟不同肿瘤组织和正常脑组织间不同的硬度和密度[15，16]。脊柱模型也以同样的目的被开发[17]。一些研究表明，使用这些模型可以提高受训人员对解剖的理解水平，并缩短达到特定熟练水平所花费的时间。除培训外，使用这种模型的另一个优点在于可以评估受训者的技能水平。一旦3D模型被普遍使用，就可以制订相关的实践指南，用来判断住院医生对实际手术的掌握情况。

3D打印技术在颅缝早闭中的应用

很难有机会让年轻的住院医生进行颅缝早闭手术的训练。手术的范围和失血量等一些手术并发症导致不可能在患者身上直接进行培训[18]。此外，术后颅内容积等差异对患者长期预后有显著影响，因为颅内容积的大小决定了大脑能否随时间的推移而正常生长。因此，在住院医生对真正的患者进行手术之前，让他们熟悉手术所有的细节是极其必要的。然而，与神经外科其他分支不同的是，由于在模拟中不能考虑到所有情况的复杂性，因此对于颅缝早闭的手术模拟非常少。

目前，颅缝早闭手术的训练使用的是动物模型和人体尸体标本。然而，使用这些方法也有其局限性。手术的很多方面在这些模型中仍然不典型。目前最常用的模型是绵羊尸体的头盖骨，它可以用来理解这些局限性[19]。但是很重要的一点是，绵羊头盖骨没有需要手术矫正的基本病变，学员们正在接受的培训，会因此忽略了最重要的部分，即在手术中实际要处理有问题的病变。此外，尸体组织有一个触觉差异，这与活的人体组织差别极大，剥夺了学员的一个非常重要的手术触感。在尸体的头骨中，不会遇到大出血这种最严重的并发症。因此，受训人员在这种培训过程中无法学会处理这种并发症。由于进行术后扫描也存在逻辑问题和伦理问题，因此使用动物来进行训练的限制也是非常多的。

三维模型的使用解决了上述不足。这些模型的数据来自放射学研究，例如计算机断层扫描（CT）或磁共振成像（MRI）所产生的图像，然后利用成像软件采集其体积数据，并借助CAD技术制作而成。因此，这个模型的体验跟真实患者非常相似。外科术中所需要的操作可以在这些模型上完美实现。由于这些模型还可以模拟人的真实组织纹理，因此使用者可以获得从皮肤到大脑的真实触感，它有可能彻底改变住院医生的培训方式。上矢状窦和心室等结构也可以被模拟，手术中静脉窦损伤导致出血等情况也可以呈现，他们的解决方案也可传给后续学习者。因此，从手术定位到皮肤切口的设计到颅骨矫正，以及最终缝合的所有手术步骤都可以在这种三维模型模拟器上进行，与在真实患者身上进行手术完全相似，而不会对真实患者造成任何可能的伤害。由于使用了特定材料，一些模型也允许术前和术后进行放射学评估，这有助于了解术后的颅内容量情况，从而评估手术的效果。Coelho 等[20]与巴西的 Pro Delfhhs 合作开发了这样一款模拟器，使用了热塑性材料，可以模拟从皮肤到颅骨不同结构的组织，如**图 6.2** 所示。

这种模型还可以创建具有类似鼻窦的结构，有助于培训如何处理术中并发症，如出血。随着 3D 打印技术的进一步发展，预计这种模型将包括更多功能，进而增加与真实手术的相似性。

结论

由于传统方法会对真实患者带来伤害，且学习曲线较长，模拟手术模型提出了一个极具吸引力的替代方案，这种模型不会带来任何手术风险，并且大大缩短学习时间，有助于年轻医生更快地掌握手术技能。毫无疑问，在未来，所有的研究所都会使用这种模拟模型来改进培训方式，同时缩短年轻神经外科医生的学习周期。

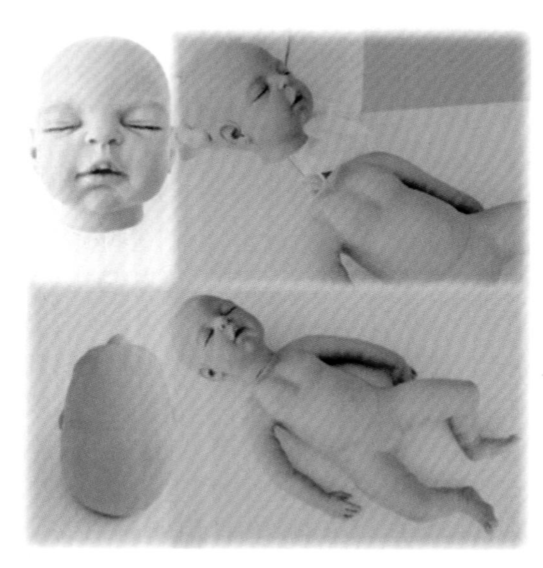

图 6.2 颅缝早闭的三维模型。(Reproduced with permission from Coelho et al[20] by FDM 3D Printing.)

参考文献

1. Chan S, Conti F, Salisbury K, Blevins NH. Virtual reality simulation in neurosurgery: technologies and evolution. Neurosurgery 2013;72(Suppl 1):154–164
2. Aboud E, Al-Mefty O, Yaşargil MG. New laboratory model for neurosurgical training that simulates live surgery. J Neurosurg 2002;97(6):1367–1372
3. Hicdonmez T, Parsak T, Cobanoglu S. Simulation of surgery for craniosynostosis: a training model in a fresh cadaveric sheep cranium. Technical note. J Neurosurg 2006;105(2, Suppl):150–152
4. Liew Y, Beveridge E, Demetriades AK, Hughes MA. 3D printing of patient-specific anatomy: a tool to improve patient consent and enhance imaging interpretation by trainees. Br J Neurosurg 2015;29(5):712–714
5. Bártolo PJ, Gibson I. History of stereolithographic processes. In: Bártolo PJ, ed. Stereolithography. Boston, MA: Springer US; 2011:37–56
6. Lipson H, Kurman M. Fabricated: the new world of 3D printing. Indianapolis, IN: Indiana; 2013
7. Taufik M, Jain PK. A study of build edge profile for prediction of surface roughness in fused deposition modeling. J Manuf Sci Eng 2016;138:061002
8. Selective Laser Sintering. Birth of an Industry—Department of Mechanical Engineering. http://www.me.utexas.edu/news/news/selective-laser-sintering-birth-of-an-industry#ch4. Accessed August 2, 2017
9. Hull CW. Apparatus for production of three-dimensional objects by stereolithography; 1986
10. Klein GT, Lu Y, Wang MY. 3D printing and neurosurgery—ready for prime time? World Neurosurg 2013;80(3-4):233–235
11. Xu W-H, Liu J, Li M-L, Sun ZY, Chen J, Wu JH.

3D printing of intracranial artery stenosis based on the source images of magnetic resonance angiograph. Ann Transl Med 2014;2(8):74
12. Tai BL, Rooney D, Stephenson F, et al. Development of a 3D-printed external ventricular drain placement simulator: technical note. J Neurosurg 2015;123(4):1070–1076
13. Mashiko T, Otani K, Kawano R, et al. Development of three-dimensional hollow elastic model for cerebral aneurysm clipping simulation enabling rapid and low cost prototyping. World Neurosurg 2015;83(3): 351–361
14. Mashiko T, Konno T, Kaneko N, Watanabe E. Training in brain retraction using a self-made three-dimensional model. World Neurosurg 2015;84(2):585–590
15. Waran V, Narayanan V, Karuppiah R, Owen SL, Aziz T. Utility of multimaterial 3D printers in creating models with pathological entities to enhance the training experience of neurosurgeons. J Neurosurg 2014;120(2):489–492
16. Waran V, Narayanan V, Karuppiah R, et al. Injecting realism in surgical training-initial simulation experience with custom 3D models. J Surg Educ 2014;71(2):193–197
17. Bova FJ, Rajon DA, Friedman WA, et al. Mixed-reality simulation for neurosurgical procedures. Neurosurgery 2013;73(Suppl 1): 138–145
18. Steinbok P, Heran N, Hicdonmez T, Cochrane DD, Price A. Minimizing blood transfusions in the surgical correction of coronal and metopic craniosynostosis. Childs Nerv Syst 2004;20(7):445–452
19. Grist EPM. Transmissible spongiform encephalopathy risk assessment: the UK experience. Risk Anal 2005;25(3):519–532
20. Coelho G, Warf B, Lyra M, Zanon N. Anatomical pediatric model for craniosynostosis surgical training. Childs Nerv Syst 2014;30(12):2009–2014

第7章 颅缝早闭：全印度医学研究所15年诊疗经验

Satish Kumar Verma, Ashok Kumar Mahapatra, Deepak Kumar Gupta

概述

颅缝早闭可根据骨缝融合机制进行广义分类。在原发性颅缝早闭中，骨缝的融合是导致脑部生长受限的首要原因。原发性颅缝早闭可进一步分为两类：特发性和家族性。家族性病例通常表现为颅面综合征的一部分。而继发性颅缝早闭通常是由于系统性或代谢性的潜在疾病引起的，如甲状腺功能亢进、高钙血症、低磷酸酶症、维生素D缺乏、肾性骨营养不良、赫勒综合征、镰状细胞病和地中海贫血。颅缝早闭还会继发于减少骨缝生长的疾病，例如小头畸形、脑膨出和分流性脑积水[1]。原发性颅缝早闭还可依据受累骨缝的数量进一步分类（**图7.1**）。单骨缝颅缝早闭较为简单，通常是非综合征性的，并且可以累及任何颅缝，而多骨缝颅缝早闭则较为复杂，可能累及两个或更多骨缝。本章专门介绍了作者在这种罕见疾病上的丰富经验。基于作者以往经验的文献，这些内容可能在其他地方找到[2-5]。

全印度医学研究所经验

作者搜索了儿科神经外科病例数据库，获取了从2000年1月至2015年9月接受手术治疗的原发性颅缝早闭症患者。总共有150例颅缝早闭症，其中146例为原发性，4例为继发性。作者对这些病例进行了回顾性分析，参数包括：

- 患者人口统计。
- 临床特征。
- 相关畸形。

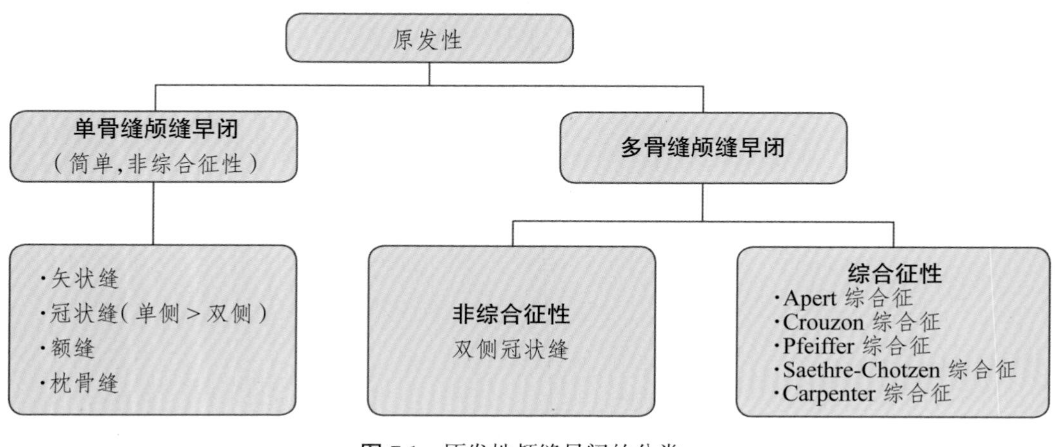

图7.1 原发性颅缝早闭的分类。

- 形态计量指标。
- 术前和术后的临床照片。
- 术前和术后的放射学成像。
- 手术方法。
- 手术细节。
- 并发症。
- 术后结果(形态、功能和美容)。

在原发性颅缝早闭患者中,89 例(61%)为男孩,57 例(39%)为女孩。头颅畸形是最常见的临床表现,所有患者均存在(**图 7.2**)。12 例(8.2%)患者视力下降,5 例(3.4%)患者癫痫发作。经过进一步临床评估,42 例(28.8%)患者有颅内压增高(ICP)的特征。对所有患者进行了神经心理评估,81 例(55.5%)患者发育延迟。

在 146 例原发性病例中,85 例(58.2%)是单骨缝颅缝早闭,其中矢状缝尖头畸形是最常见的,有 44 例(51.8%),其次是三角头综合征,有 21 例(24.7%),冠状缝斜头畸形有 18 例(21.1%),后斜头畸形有 2 例(2.3%)。其余 61 例(41.8%)是多种混合畸形,18 例(12.3%)为综合征性畸形。最常见的综合征为 Apert(8/146,5.5%),其次是 Crouzon(6/146,4.1%)、Pfeiffer(2/146,1.4%)、GAPO(生长迟缓、脱发、伪无牙症和视神经萎缩)(1/146,0.7%)和 Smith-Lemli-Opitz 综合征(1/146,0.7%)(**图 7.3**)。

根据作者经验,颅骨普通 X 线仅可见 32(22%)例,其中 24 例有颅内压增高表现;所有病例均行头颅 3D-CT 扫描,详细分析颅骨形态、骨缝;此外,CT 扫描提供了脑积水的信息,例如 ICP 升高、颅内压征及蝶鞍背侧结节侵蚀。12 例(8.2%)有脑积水,其中 9 例为多发缝受累。磁共振成像(MRI)检查发现 Arnold-Chiari 畸形 7 例(4.8%)、颅后窝正中脊椎裂 1 例(0.7%)、C7~D1 水平的 1 型脊髓纵裂畸形。使用 ^{99m}Tc-ECD 行脑 SPECT 检查,评估脑实质灌注,51 例(34%)行 SPECT 检查,28 例有

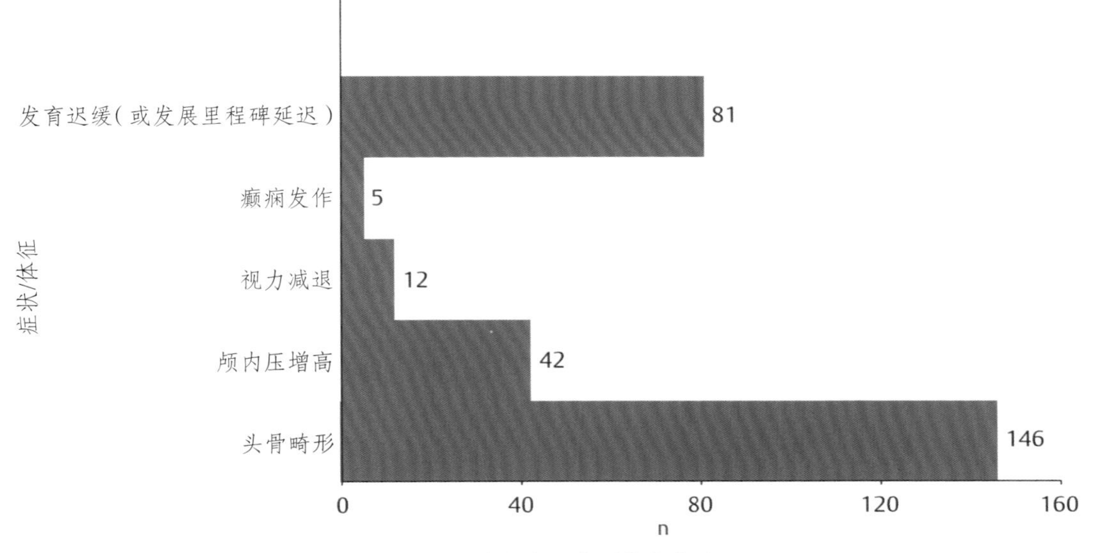

图 7.2 患者颅内压状况临床表现。

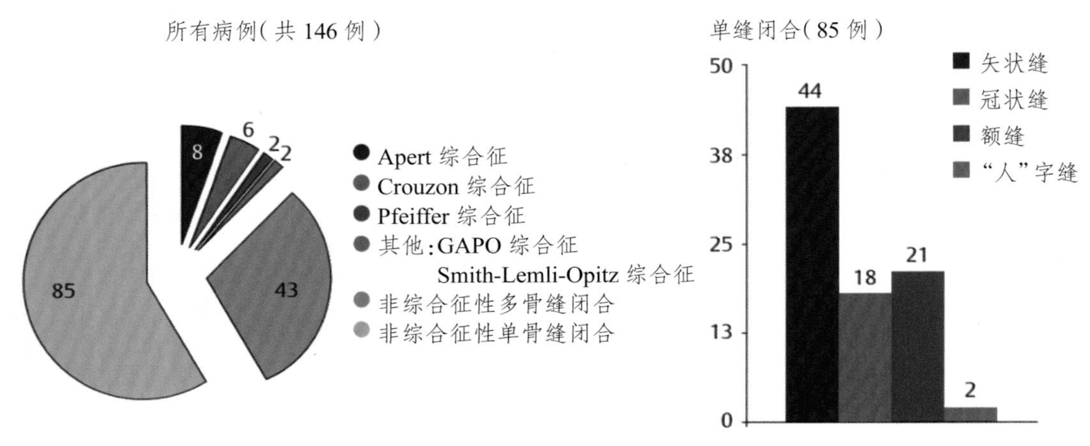

图 7.3 基于颅缝的病例类型分布。

脑皮质不同分布的灌注减低,最多见的是双侧颞叶,其次为额叶。

在完善术前准备、明确手术指征的情况下,向所有患儿家长详细说明手术的指征,以及预期的神经功能和重建效果。对所有患儿均进行详细的麻醉前评估。总体150例患儿施行了160次重大手术。平均手术年龄为(28.5±19.6)个月,中位手术年龄为34个月,年龄范围为1.5~132个月。40例患儿小于6月龄时施行手术,其余106例患儿于6月龄后施行手术。

最常见的手术过程是单独进行完全的颅顶重建,占61/160(38.1%),其次是颅顶重建联合前眶提升,占48/160(30%),带条形皮瓣的颅骨切开术和前眶提升,占9/160(5.6%),带条形皮瓣的颅骨切开术占9/160(5.6%);3例需要在后期进行前眶提升,8例单独进行前眶提升,其中1例后期需要进行完全的颅顶重建。除此之外,还有3例患者因手术中观察到颅压增高而接受双额叶减压开颅手术。骨瓣被保存在骨库中。所有这些患者都是晚期就诊,并在2岁后进行手术,其骨骼较为僵硬。因此,决定去除不可塑的骨骼。1例患者在随访15个月后出现骨瓣吸收,并接受了钛网开颅修复术。正如之前提到的,7例患者术前患有脑积水,其中5例患者在第一阶段接受脑室腹腔分流术(VP),随后进行颅骨重建术。其中1例患者在单个阶段接受了VP分流术和带状颅骨切除术。

5例患者合并神经管缺陷(NTD)。1例额鼻发育不良、枕部脑膜膨出,2例腰骶部脑膜膨出,1例脊髓纵裂。所有患者在一次性或两次针对各自的神经管缺陷行手术治疗。枕部脑膜膨出的患儿合并脑积水,行脑室-腹腔分流术。脊髓纵裂行颅骨修补术联合C7~D1椎板切除术、骨棘切除术、硬膜修补术。术后1例患者发生脑膜膨出,再次手术,发现硬膜缺损行修补术,假性脑膜膨出在随访时治愈。

作者观察到23例(15%)患者出现了并发症。在许多患者中,观察到一种以上的并发症。最常见的是大量出血(**图 7.4**),有16例(11%),在手术中和术后采用输血治疗。6例发生与输血相关并发症,包括暂时性高胆红素血症、过敏反应和发热。9例(6.2%)

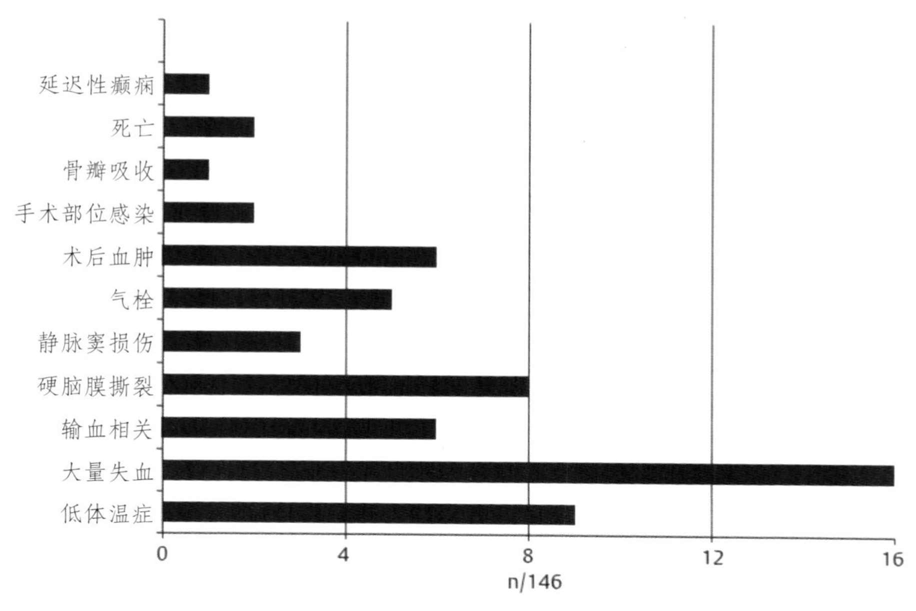

图 7.4　并发症。

低温是另一个显著并发症,也在重症监护室内充分管理。8 例患者在开颅期间出现硬膜破裂,其中 3 例出现复发性皮下积液,2 例通过无菌抽吸处理,1 例通过再次手术探查和修复硬膜缺陷。3 例患者有前纵裂硬膜动脉损伤,1 例患者有致命性空气栓塞。总体有 5 例患者通过呼气末二氧化碳监测检测到空气栓塞,其中 1 例是致命的(如前文所述,由于前纵裂静脉损伤)。

2 例患者出现了手术部位感染(占 1.3%),并接受了特异性培养或广谱静脉抗生素进行治疗。6 例患者出现术后血肿,5 例患者出现脑挫伤,1 例患者出现硬膜外血肿,所有这些情况均采用保守治疗。通过呼气末二氧化碳体积($EtCO_2$)检测到 5 例有症状的气体栓塞,其中 1 例病情严重。总体上,有 2 例患者死亡,1 例是由于颅静脉窦破裂导致的气体栓塞,1 例是由于输血相关的急性肺损伤和随后的呼吸机相关性肺炎。

总体上,有 42 例患者在最短 24 个月的随访期内进行了随访。平均随访时间为(32.6 ± 9.2)个月,范围为 18~85 个月。评估了 2 个参数:颅骨形态测量(客观的)和美容效果(主观的)。颅围(HC)是形态测量中最常测量的参数,在所有病例中都进行了测量;78.6%(33/42)的患者在 4.5 年的最后随访中颅围位于第 97 个百分位数内。21.4%(9/42)的患者观察到颅顶生长不良。在 42 例中,有 7 例(16.7%)出现再狭窄,其中 6 例进行了再次手术,1 例拒绝修复手术。在接受带状颅骨切除术治疗受累缝的 18 例患者中,有 5 例出现再狭窄,再次接受手术。相比之下,仅有 1 例在接受完整颅骨重建的 109 例患者中出现再狭窄,需要进行修复手术。

美容效果基于术前和术后的临床照片进行评估,并考虑到家长和手术医生的主观决定。42 例患者中，有 39 例（92.9%）患者获得了良好的美容效果。3 例（7.1%）患者的外貌较差，这些患者同时出现颅顶生长不良。根据颅顶生长不良情况，所有 3 例患者均接受了修复手术，并在随访中取得了良好的效果。

讨论

原发性颅缝早闭或颅缝过早闭合是颅面畸形状态的一部分，由前颅窝部位基底颅缝发生骨化所致[6]。颅缝早闭可能与颅面综合征相关，但大多数情况下是非综合征性的。最近的临床和遗传学研究确定了与各种细胞因子信号通路内突变相关的不同形式的颅缝早闭[7]。与颅缝早闭相关的最常见综合征包括 Apert 综合征、Crouzon 综合征、Pfeiffer 综合征、Muenke 综合征和 Saethre-Chotzen 综合征。除了这些综合征，其还可能与许多其他综合征相关，Muenke 回顾了 13 种相关罕见综合征[8]。综合征性颅缝早闭通常伴有智力低下和颅内畸形的发病率升高。

诊断依靠临床症状并借助放射学检查。在手术前，应进行详细的神经科检查及神经心理检查（如果年龄允许的话）。术前放射学检查通常包括头颅普通 X 线、头颅 CT 扫描和脑 MRI 扫描。头颅普通 X 线可以提供关于缝和颅骨形状的信息。升高的颅内压常导致银锤外观。头颅 CT 与 3D 重建是评估缝和整体骨性颅面形态的最佳放射学检查。它还可以提供其他颅内异常的信息。脑 MRI 是脑实质异常的最佳检查方法。颅缝早闭可能伴发 NTD，正如本系列中所观察到的那样。NTD 会导致颅内压降低，这是由于 CSF 在畸形的囊中不能正常排出，缺乏颅骨生长的脑冲动，可能会刺激缝过早融合。因此，所有 NTD 患者都应仔细评估这种联系和可能的外科治疗[2]。可进行脑灌注研究以评估临床可能未表现出的细微缺陷。可进行 SPECT 检查以评估脑灌注。David 等[9]进行的灌注研究显示，在手术纠正后，可解决不对称的脑灌注问题。

手术适应证是需要在手术前确立，并且需要详细告诉家长的一个重要方面。手术的通常适应证包括功能性和美容性。根据发病年龄，手术适应证和预期结果各不相同。通常，儿童出生第一年脑容量增加 2 倍，第二年增加 3 倍[10]。症状出现在晚期婴儿（9~12 月龄）是手术的最佳适应证，因为此时有很好的神经功能和美容结果。但是，症状出现较晚（1~2 岁后）和手术相对较少的功能结果改善，美容纠正可能是对患者唯一的好处。

关于颅缝早闭的手术矫正的最佳年龄存在争议[11]。作为主要的治疗方式，颅缝早闭的手术解决了颅骨生长的受限问题，并可能促进脑部生长[12]。帕特尔等在他们的多中心回顾性研究中得出结论[13]，有矢状缝颅缝早闭的患者如果在 6 月龄之前进行手术，其长期神经系统结果更好，无论是智力还是学业成就，相比于后期进行手术或持续未矫正的矢状缝颅缝早闭，后者的风险大于与麻醉暴露相关的长期神经系统结果的风险。李等[14]指出，早期手术矫正比晚期手术更有效地增加颅内容积，从而减少与限制相关的脑损伤，这可能导致短期和长期的神经认知困难。本特利等[15]指出，导致颅缝早闭和眼眶容积限制的机制在婴儿的前几个月内“燃尽”，它们的主要影响在生命的最初几个月内消失。基于这一事实，他们更倾向于将前额眶突手术推迟到婴儿后半段末期，以最大限度地发挥正常眼眶生长的加速效应，并减少复发的风险。早期缝松解术可以使脑部自然生长塑造颅骨的发育。幼龄婴儿的骨骼更加柔软，更容易塑形，而不断增长的脑部也相对较快地消除硬膜外无效腔，并为新建立的骨骼框架提供支持。将手术推迟到婴儿晚期（9~11月龄）可以使更大比例的颅顶生长在手术矫正之前完成。这样可以获得更稳定的骨骼结果，并减少与随后生长相关的手术后畸形。

在婴儿期，硬脑膜和颅骨膜具有高度的成骨能力，因此具有良好的骨愈合能力。此外，骨骼更为骨化和坚硬，使得缝处的分离较少，并且便于放置坚硬的内部固定装置。基于这些事实，相对较大的骨缺损（1.5cm）在没有额外骨移植的情况下也可以完全愈合。这种愈合能力一直持续到第二年，但之后变得更加不可预测。在4岁之后，即使是小的全厚度颅顶缺损也需要在初始手术时进行骨移植[9]。本系列手术的延迟是因为患者晚期到达医疗中心。建议早期转诊至专科中心进行早期评估和手术矫正，以便最大限度减少相关的脑发育抑制，并充分利用硬脑膜和颅骨膜的成骨能力及骨骼的可塑性，获得更好的长期神经和神经心理结果。

外科手术通常要达到两个最主要目的：

1. 松开受累的颅缝，允许颅骨扩张和内部器官无限制生长（如脑、眼睛等）。

2. 重建颅骨穹顶，以建立更正常的解剖位置和轮廓[9]。

人们往往采用更复杂和精细的手术方法来实现这些目标。在20世纪80年代，较简单的方法，如条带颅骨切除术逐渐流行起来。这种方法的基础是，释放融合的缝将使大脑的生长不受限制，并且扩张的大脑最终会重新塑形骨骼。尽管这种方法实现了脑部减压，但残留的骨骼畸形仍然存在或复发，因为即使在大脑扩张的情况下，畸形的颅骨不会自行重塑。不良的长期结果和更高的复发率导致在1994年引入了Pi程序或扩展的条带颅骨切除术。后期人们见证了手术方式的进一步演变，1999年引入了全颅骨重建（TCVR）。在最初的阶段，TCVR存在更多的并发症，其中大部分是由于大量失血、手术时间延长、低体温和静脉空气栓塞引起的[16]。随着手术技术的改进、麻醉措施的改善和先进技术的应用，并发症发生率有所降低。TCVR包括释放受累的缝，并进行正式的颅骨切除术。重建需要将所有畸形的骨骼组分移除、拆解和重新组装到更合适的解剖位置。必要时还要行前颅突进术。确切的手术方案基于骨骼畸形的程度、累及的缝及诊断时患者的年龄。

文献报道的并发症发生率在6.4%~16.5%[17-20]。重新手术的发生率在6.7%~13%[21-23]。根据作者的经验，并发症发生率为15%，复发合并重新手术的比例为4%（6/150）。较低的再手术率可能归因于手术延迟，因为早期手术（<9月龄）与晚期手术相比，合并骨性融合的复发和再次手术的风险更高[14]。据报道，再次手术的4例患者属于综合征性，其中2例在不满6月龄时进行手术，累及多个缝。综合征性和多缝颅缝早闭与手术并发症和再次手术的风险增加相关[17,20,22,24-27]。本系列病例的总体死亡率为1.2%。

文献中报道的手术部位感染率为2.5%~8.0%[17,26,28-30]。其中一些研究还报道了除手术部位感染外的其他感染情况。本系列报道的感染率(1.3%)低于其他系列的报道。两个感染病例均出现在再次手术中。在颅缝早闭手术中,建议进行常规的抗生素预防治疗,并且在术后,对于发生意外硬膜撕裂和脑脊液漏的病例,作者继续使用抗生素(第二代头孢菌素)进行不同持续时间(24~72小时)的治疗。与初次手术相比,再次手术的感染率更高。感染率升高可能有多种因素来解释。既往的手术会导致头皮血液供应减少,可能会影响再次手术后的愈合。它还增加了硬膜瘢痕形成,可能阻止完全扩张,导致残留的硬膜外无效腔和积液。重新手术通常在技术上更具挑战性,手术持续时间更长,从而为污染提供更长的时间。关于重新手术感染率更高的另一个解释是重新手术时患儿的年龄增加,伴随相对更发达的鼻窦,在手术过程中更易受到污染。

结论

颅缝早闭是在颅骨缝和颅底发生的复杂现象,具有多种不同的表现。在许多情况下,它是颅面综合征的一部分。早期诊断和转诊至专科中心,以及适当的手术规划对于获得良好的功能和美容效果至关重要。必须评估任何其他相关的颅内或面部异常,以便可以同时或分期进行管理。应该与父母详细地讨论手术的指征、预期的美容和功能结果,以及再次手术的可能性。婴儿晚期是手术矫正的最佳时期,这一点已达成共识,因为它为脑部扩张和美容结果提供了最好的机会。2岁后进行的手术功能和美容效果均不理想。在过去的30年中,手术已经发展,并且趋势是向单个阶段中更复杂的手术程序,以实现最佳的手术矫正和最低的并发症发生率。

参考文献

1. Cohen MM Jr. Sutural pathology. In: Cohen MM Jr, MacLean RE, eds. Craniosynostosis: Diagnosis, Evaluation and Management. New York, NY: Oxford University Press; 2000:158–171
2. Borkar SA, Sarkari A, Mahapatra AK. Craniosynostosis associated with neural tube defects: is there a causal association? Pediatr Neurosurg 2011;47(5):337–341
3. Thomas C, Mahapatra AK, Joy MJ, Krishnan A, Sharma RR. Craniofacial surgery in Oman: a preliminary study of 10 cases. J Craniofac Surg 2001;12(3):247–252
4. Gupta DK, Mahapatra AK. Craniosynostosis. Review article on clinical features and management. Progress in Clinical neurosciences for Annual CME Proceedings of Neurological Society of India. 2004;19: 35–52
5. Nash HD, Mahapatra AK, Singh PK. Outcome of surgery of craniosynostosis: a study of 62 cases. Asian J Neurosurg 2015;10(I)
6. Hoffman HJ, Hendrick EB. Early neurosurgical repair in craniofacial dysmorphism. J Neurosurg 1979;51(6):796–803
7. Rice DP, ed. Craniofacial Sutures. Development, Disease and Treatment. Front Oral Biol. Basel, Karger, 2008;12:209–230
8. Muenke M, Kress W, Collmann H, Solomon BD, eds. Craniosynostoses: Molecular Genetics, Principles of Diagnosis, and Treatment. Monogr Hum Genet. Basel, Karger, 2011;19:119–142
9. David LR, Wilson JA, Watson NE, Argenta LC. Cerebral perfusion defects secondary to simple craniosynostosis. J Craniofac Surg 1996;7(3):177–185
10. Pattisapu JV, Gegg CA, Olavarria G, Johnson KK, Ruiz RL, Costello BJ. Craniosynostosis: diagnosis and surgical management. Atlas Oral Maxillofac Surg Clin North Am 2010; 18(2):77–91
11. Cohen MM. Perspectives on craniosynostosis. West J Med 1980;132(6):507–513

12. McLaurin RL, Matson DD. Importance of early surgical treatment of craniosynostosis; review of 36 cases treated during the first six months of life. Pediatrics 1952;10(6):637–652
13. Patel A, Yang JF, Hashim PW, et al; The Impact of Age at Surgery on Long-Term Neuropsychological Outcomes in. The impact of age at surgery on long-term neuropsychological outcomes in sagittal craniosynostosis. Plast Reconstr Surg 2014;134(4):608e–617e
14. Lee SS, Duncan CC, Knoll BI, Persing JA. Intracranial compartment volume changes in sagittal craniosynostosis patients: influence of comprehensive cranioplasty. Plast Reconstr Surg 2010;126(1):187–196
15. Bentley RP, Sgouros S, Natarajan K, Dover MS, Hockley AD. Changes in orbital volume during childhood in cases of craniosynostosis. J Neurosurg 2002;96(4):747–754
16. Lee HQ, Hutson JM, Wray AC, et al. Analysis of morbidity and mortality in surgical management of craniosynostosis. J Craniofac Surg 2012;23(5):1256–1261
17. Whitaker LA, Bartlett SP, Schut L, Bruce D. Craniosynostosis: an analysis of the timing, treatment, and complications in 164 consecutive patients. Plast Reconstr Surg 1987;80(2):195–212
18. Ferreira MP, Collares MVM, Ferreira NP, Kraemer JL, Pereira Filho AdeA, Pereira Filho GdeA. Early surgical treatment of nonsyndromic craniosynostosis. Surg Neurol 2006;65(Suppl 1):S1, 22–1, 26, discussion S1, 26
19. Shillito J Jr, Matson DD. Craniosynostosis: a review of 519 surgical patients. Pediatrics 1968;41(4):829–853
20. Sloan GM, Wells KC, Raffel C, McComb JG. Surgical treatment of craniosynostosis: outcome analysis of 250 consecutive patients. Pediatrics 1997;100(1):E2
21. McCarthy JG, Glasberg SB, Cutting CB, et al. Twenty-year experience with early surgery for craniosynostosis: I. Isolated craniofacial synostosis—results and unsolved problems. Plast Reconstr Surg 1995;96(2):272–283
22. Foster KA, Frim DM, McKinnon M. Recurrence of synostosis following surgical repair of craniosynostosis. Plast Reconstr Surg 2008;121(3):70e–76e
23. Wall SA, Goldin JH, Hockley AD, Wake MJ, Poole MD, Briggs M. Fronto-orbital re-operation in craniosynostosis. Br J Plast Surg 1994;47(3):180–184
24. Kirkpatrick WNA, Koshy CE, Waterhouse N, Fauvel NJ, Carr RJ, Peterson DC. Paediatric transcranial surgery: a review of 114 consecutive procedures. Br J Plast Surg 2002;55(7):561–564
25. Poole MD. Complications in craniofacial surgery. Br J Plast Surg 1988;41(6):608–613
26. Yeung LC, Cunningham ML, Allpress AL, Gruss JS, Ellenbogen RG, Zerr DM. Surgical site infections after pediatric intracranial surgery for craniofacial malformations: frequency and risk factors. Neurosurgery 2005;56(4):733–739, discussion 733–739
27. David DJ, Cooter RD. Craniofacial infection in 10 years of transcranial surgery. Plast Reconstr Surg 1987;80(2):213–225
28. Jones BM, Jani P, Bingham RM, Mackersie AM, Hayward R. Complications in paediatric craniofacial surgery: an initial four year experience. Br J Plast Surg 1992;45(3):225–231
29. Goodrich JT. Craniofacial surgery: complications and their prevention. Semin Pediatr Neurol 2004;11(4):288–300
30. Fearon JA, Yu J, Bartlett SP, Munro IR, Chir B, Whitaker L. Infections in craniofacial surgery: a combined report of 567 procedures from two centers. Plast Reconstr Surg 1997;100(4, suppl 1):862–868

第 8 章 轻度三角头畸形:是否需要治疗

Takeyoshi Shimoji

概述

在每本教科书中,编者都写到轻度三角头畸形不适合手术,因为它的大脑形态学变化很小。作者自 1994 年以来收治了多例有临床症状的轻度三角头畸形患者,并通过手术治疗,其临床症状有所好转。作者在本章介绍了轻度三角头畸形的手术治疗结果。

个人经验

前几个病例的治疗纯粹是改善外观。然而,有某种症状的患者在术后表现出这些症状的改善。第 6 例(一名 3 岁女孩)通过包括发育商(DQ)在内的各种检查评估患有精神和运动发育迟缓,经手术改善其症状(**图 8.1**)。

此病例充分说明,轻度三角头畸形的手术治疗使患者症状有所改善。

这在儿科医生中传开了,这种方法治好了许多患者。2002 年,作者的第一篇英文报道发表在 *Childs Nervous System* 上[1]。

自那时起,作者已治疗 500 多例患者。

症状

1. 语言
- 退化。
- 全局语言延迟。
- 难以倾听他人。
- 难以理解。
- 反复交谈。

2. 社会互动

3. 冷漠
- 难以保持眼神交流。
- 缺乏情感互惠。
- 不关心别人,甚至父母

4. 过度活跃
- 即使在家也时刻运动。

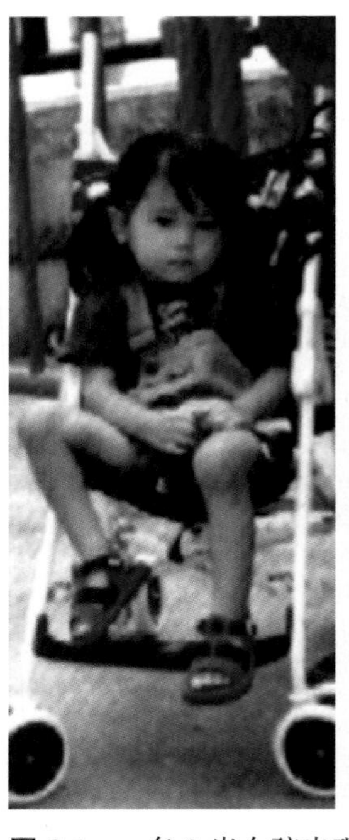
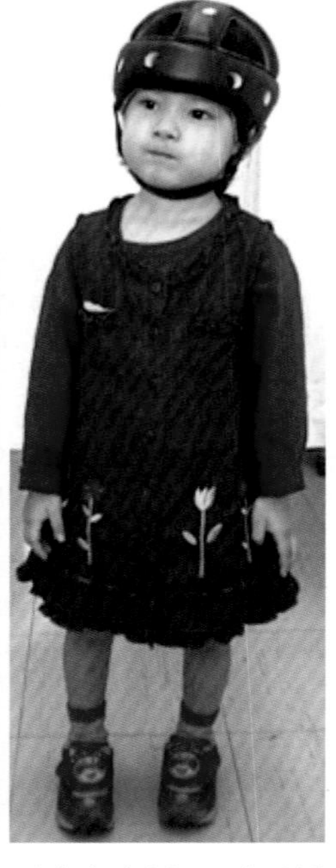

图 8.1 一名 3 岁女孩出现无意义言语、运动迟缓和难以形成眼神交流等症状。术后这些症状明显好转。(Reprinted with permission from Shimoji et al.[1])

- 放开手就跑。

5. 上课时难以坐住
6. 运动延迟
7. 行走困难
8. 握笔无力
9. 肌张力低下
10. 情感
11. 易怒

- 恐慌。
- 自残（**图 8.2**）。

12. 日常习惯
13. 睡眠障碍（夜惊）

- 饮食不平衡。
- 未完成如厕训练。

手术适应证

- 患者应具有临床症状。
- 在三维计算机断层扫描（3D CT）上：
  —异位嵴。
  —额叶面积小且前颅窝较小。
  —异常宽的蝶骨嵴。
  —显著的指压痕。
- 磁共振成像（MRI）无脑部异常。

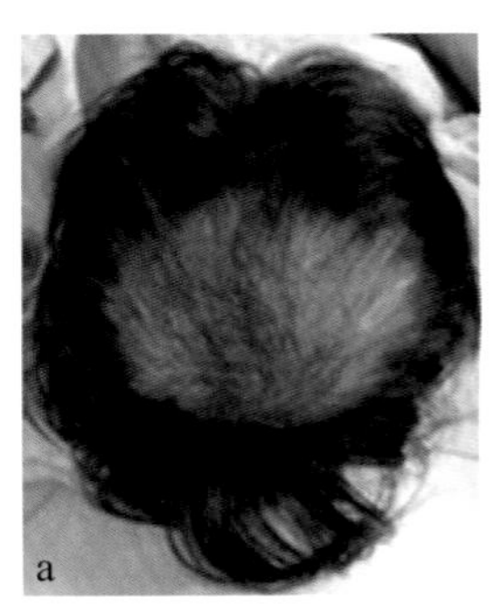
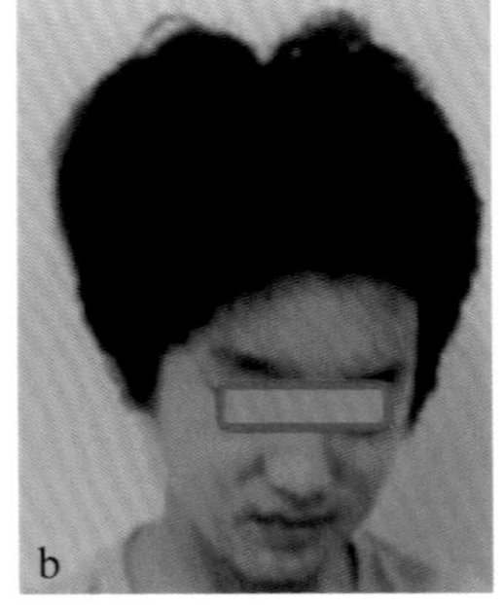

图 8.2　一名 7 岁男童自残。（**a**）术前图像。（**b**）术后图像。

手术操作

手术包括将蝶骨翼和脊去除到脑膜-眶带（**图 8.3**）。

临床结果

症状改善率（截至 2014 年为 518 例）如**表 8.1** 所示。

机制

术后神经放射学改变

见**图 8.4** 至**图 8.6**。

测量颅内压

使用 Camino 传感器测量颅内压（ICP）；估计 93.6% ICP 升高（**表 8.2**）。

手术发现

在手术过程中发现额叶和颞叶之间夹着宽而薄的蝶骨嵴。

在神经放射学及手术中发现轻度三角头畸形会使大脑功能恶化（图 8.7）。通过手术，患者的症状可以得到改善。

量化

在 3 个时间点（手术前、手术后 3 个月和 6 个月）对患者进行了 4 项不同的心理测试。

对大多数测试结果进行了统计分析，结果表明差异显著[2]。DQ 结果显示在**图 8.8** 中。

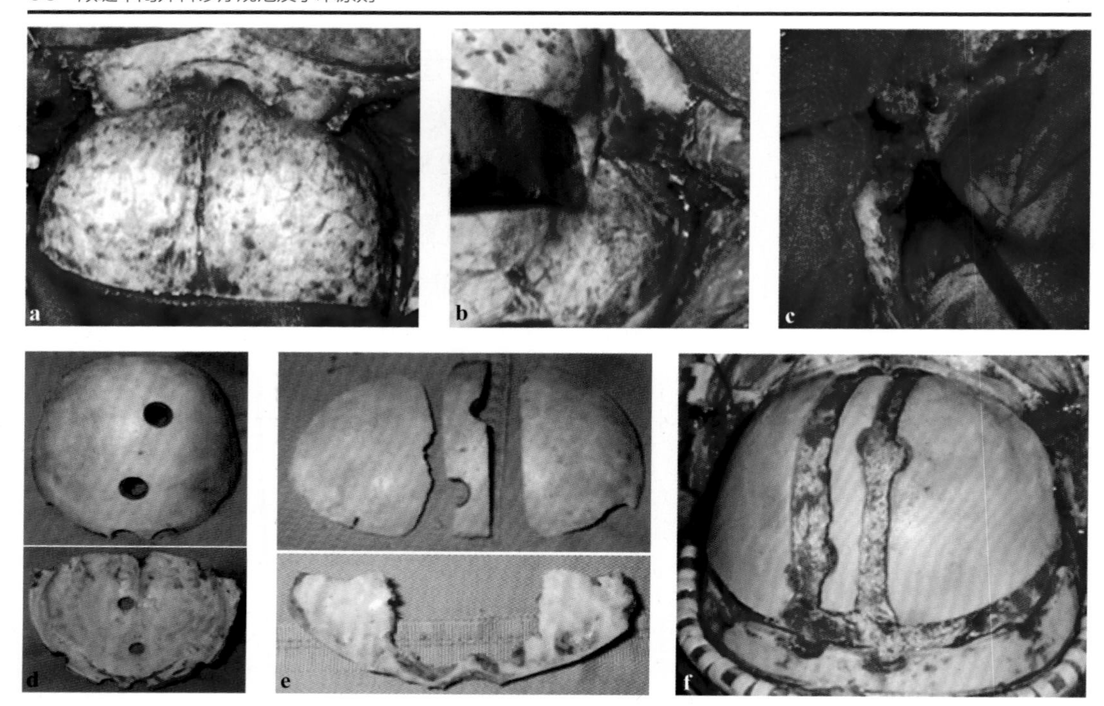

图 8.3 （**a-c**）手术显示去除蝶骨翼和嵴到脑膜眶带。（**d-f**）骨碎片以漂浮的方式放回原处。（Reprinted with permission from Shimoji et al.[1]）

表 8.1 手术后症状改善统计

症状	术前病例	术后病例（改善率，%）
语言延迟	498	367（74%）
运动延迟	134	114（85%）
过度活跃	395	347（88%）
孤独症倾向	324	233（72%）
自残	137	127（93%）
恐慌/易怒	228	214（94%）
饮食不均衡	68	58（85%）
睡眠障碍	122	117（96%）
头痛	8	8（100%）
呕吐	17	17（100%）

注：截至 2014 年的 518 例中，临床结果改善 270 例（52%），其中普通学校 70 例；223 例（42%）有轻微改善，而 25 例（5%）没有变化。95% 的患者表现出某种程度的改善。

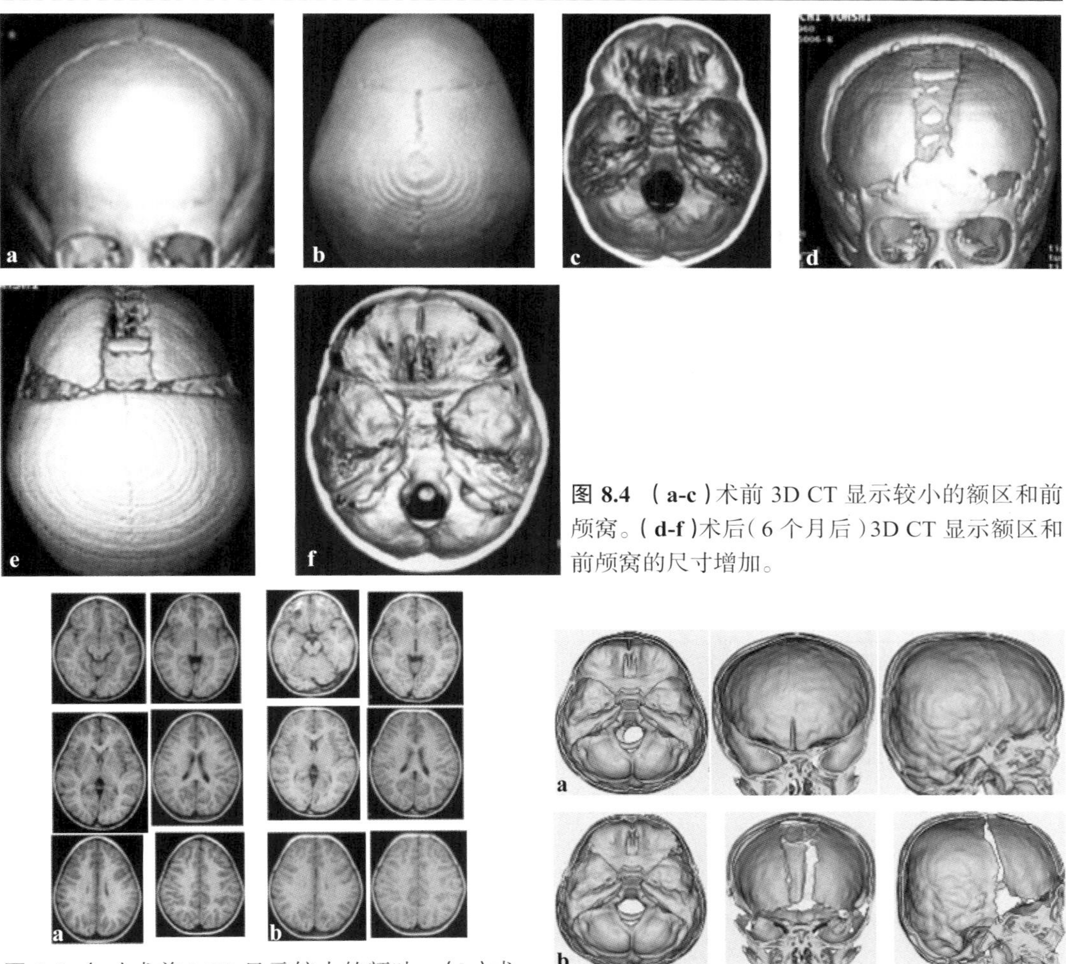

图 8.4 （**a-c**）术前 3D CT 显示较小的额区和前颅窝。（**d-f**）术后（6 个月后）3D CT 显示额区和前颅窝的尺寸增加。

图 8.5 （**a**）术前 MRI 显示较小的额叶。（**b**）术后体积增大。（Reprinted with permission from Shimoji et al.[1]）

图 8.6 （**a**）术前 3D CT 显示明显的指压痕，可在术后显著减少。（**b**）6 个月后的图像。

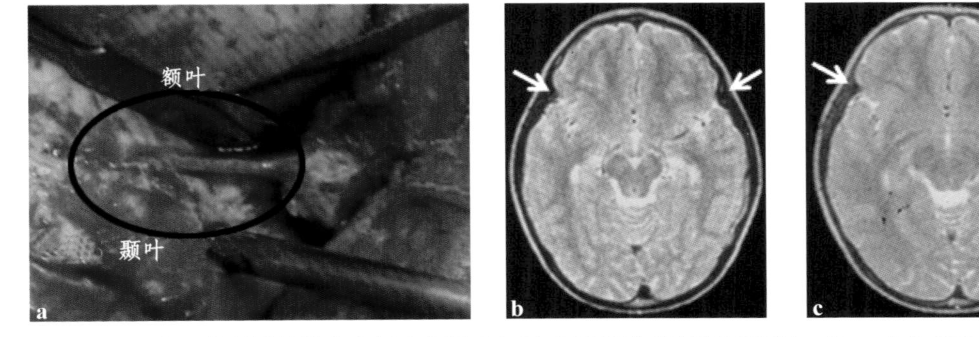

图 8.7 （**a**）宽而薄的蝶骨嵴夹在额叶和颞叶之间，压迫鳃盖部（黑色圆圈）。（**b，c**）在术后 MRI 上，与术前相比，鳃盖部（白色箭头）被减压。

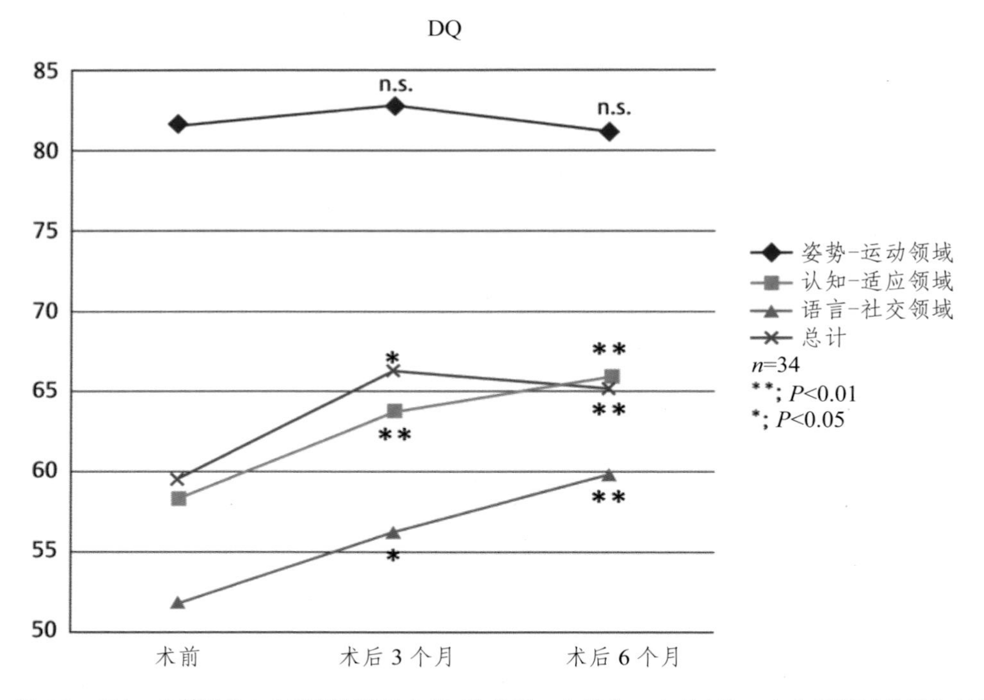

图 8.8 Shimoji 等[2]在 3 个时刻（即手术前、手术后 3 个月和 6 个月）的 4 次心理测试的详细结果。DQ，发育商；n.s.，无统计学显著差异。

表 8.2 ICP 测量结果（共 329 例）

ICP 范围（mm Hg）	改善病例数	测量的平均 ICP（mm Hg）
<10	21 （6.4%）	8.8
11-15	75 （22.8%）	13.4
>16	233 （70.8%）	20.7

ICP，颅内压。
注：据估计，93.6% 有高 ICP。

总结

- 可以推测，轻度的头颅畸形通常与发育迟缓有关，并且通过减压颅骨成形术可在一定程度上改善这些症状。
- 这种病理的颅骨成形术使额区和前颅窝变大，并降低了 ICP。去除蝶骨嵴缓解了可能被称为与孤独症谱系疾病相关的镜像神经元的鳃盖部[3]。
- 这些都是改善患者症状的重要机制。
- 量化测试完成，心理测试结果良好。

结论

- 有症状的轻度三角头畸形可能是可以治疗的。
- 基于循证医学(EBM),未来应该进行合作研究。

参考文献

1. Shimoji T, Shimabukuro S, Sugama S, Ochiai Y. Mild trigonocephaly with clinical symptoms: analysis of surgical results in 65 patients. Childs Nerv Syst 2002;18(5):215–224
2. Shimoji T, Tominaga D, Shimoji K, Miyajima M, Tasato K. Analysis of pre- and post-operative symptoms of patients with mild trigonocephaly using several developmental and psychological tests. Childs Nerv Syst 2015;31(3):433–440
3. Dapretto M, Davies MS, Pfeifer JH, et al. Understanding emotions in others: mirror neuron dysfunction in children with autism spectrum disorders. Nat Neurosci 2006;9(1):28–30

第 9 章 前斜头畸形：回顾

Rajeev Sharma, Subodh Raju, Deepak Kumar Gupta, Ashok Kumar Mahapatra

概述

矢状缝和冠状缝的过早融合分别是排在第一和第二位的颅缝早闭形式[1]。“斜头畸形”一词由 Virchow 于 1851 年引入，源自两个希腊词：“plagio” 意为斜的，“cephale”意为头，字面意思是斜头。斜头畸形（平头综合征）是一种以颅骨一侧不对称变形（扁平化）为特征的病症。它可以细分为两组：骨性融合（一个或多个过早融合的颅缝）和非骨性融合（变形）。累及“人”字缝的颅骨扭曲称为后斜头畸形；累及冠状缝的称为前斜头畸形。

短头畸形

冠状缝早闭通常是非综合征性的，可以是单侧或双侧（短头畸形）（**图 9.1**）。它占所有非综合征性颅缝早闭病例的 20%~30%，估计发病率为 10 000 例活产中有 0.8~1 例，其中 60%~75%的患者为女性。8%~10% 的冠状关节粘连患者有阳性家族史。在冠状缝融合病例中发现 FGFR3 中的 P250R 突变可多达 52%（散发性和家族性），并被标记为 Muenke 综合征[1,2]。

单侧冠状缝的发生率是双侧冠状缝的 4~7 倍。右侧受累是左侧受累的 2 倍。男女比例约为 1∶2。虽然大约 61% 的病例是散发性的，但其余 39% 的病例是综合征

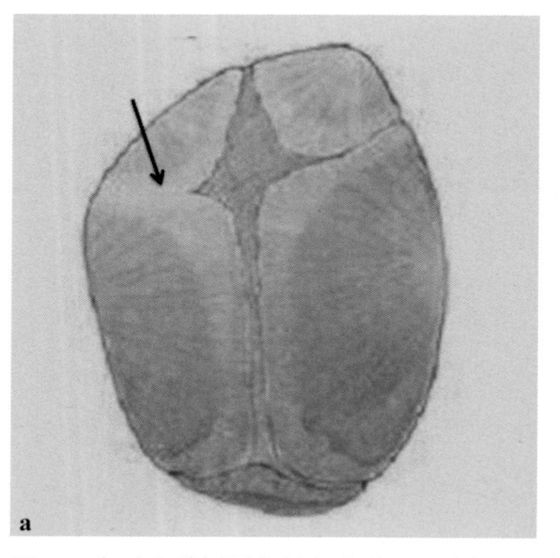

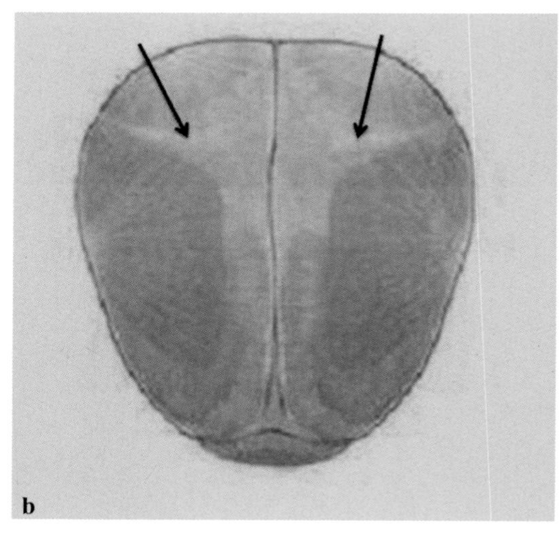

图 9.1 （**a**）左单侧冠状斜头畸形显示融合的左半冠状缝。（**b**）双冠状斜头畸形显示冠状缝的左右半部融合。

性的,并与其他发育异常有关[2,3]。

单侧冠状缝过早融合导致同侧前颅窝及其相邻颅骨和面骨发育不良,而对侧额骨和颞骨呈代偿性生长,从而导致轻度至重度颅面不对称。临床表型特征包括同侧半前额的扁平,对侧半前额的代偿性突起,同侧眶上沿和眉弓的向后和向上位移,一个较浅且较大的同侧眶导致视轴发散,眶间距增宽,同侧耳的前上位移,以及鼻尖和下颌的对侧偏移(由于鼻中隔、鼻基底和下颌的对侧偏移)。轻度眼球突出是常见的。睑裂是圆形的,横向较短。严重病例可能存在其他与颅底、颅椎结合和第一颈椎相关的骨异常。相关的功能异常包括不对称的牙合、斜颈及同侧眼球异常运动,由于异常构造的眶腔表现为同侧斜视和散光[2,4,5]。在体格检查中,除上述的检查发现外(图 **9.2a**),在大多数病例中,在头皮下可以很容易触及高起的冠状缝轮廓(嵴线)和三角形前囟形态(正常应为菱形)[2]。应对整个身体进行临床检查以排除其他先天性畸形。Borkar 等[6]提出了颅缝早闭与神经管缺陷(NTD)的关联,并建议对所有 NTD 患者进行彻底评估以排除颅缝早闭的可能性。

根据骨异常的程度, Di Rocco 等(1988年)[2]将前部斜头畸形分为 3 种类型。I 型,其特征是额骨单侧变平和眶上嵴升高,但没有鼻锥偏移;Ⅱ型,额部和眼眶异常伴有鼻锥体向对侧偏移和岩骨同侧前移;Ⅲ型,定义为除上述异常外,蝶基底骨发生严重偏斜,继发颅椎交界处不对称[2]。

借助更复杂的诊断放射学工具,我们可以改进仅根据临床发现做出的前斜头畸形的诊断(如分类为不同的亚型、计划手术

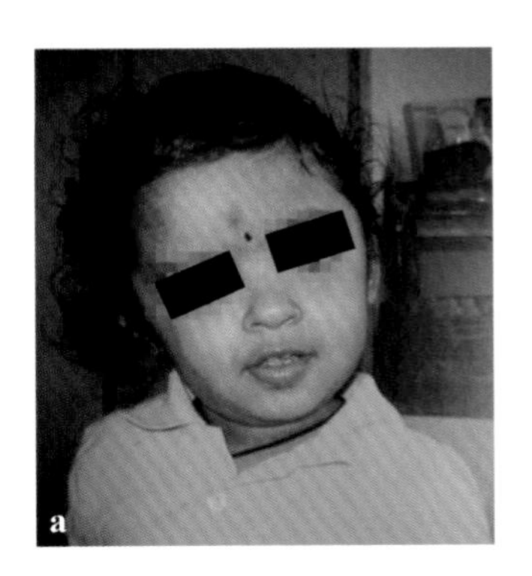

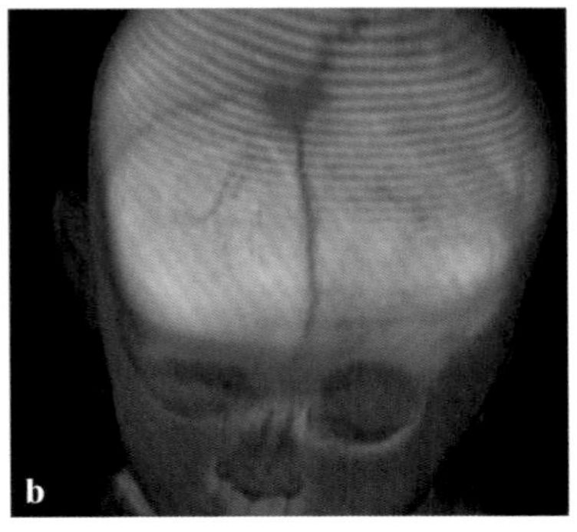

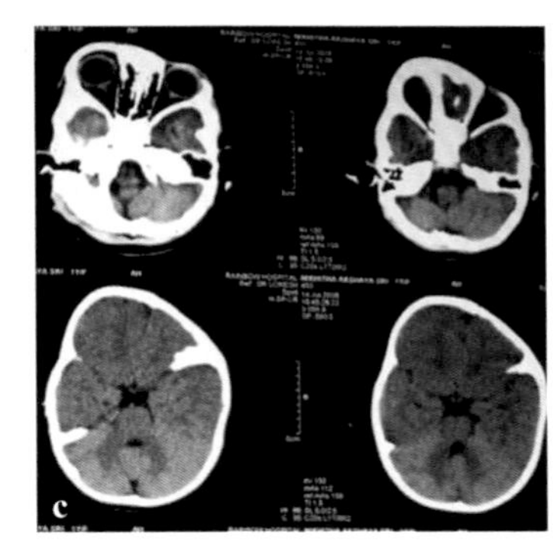

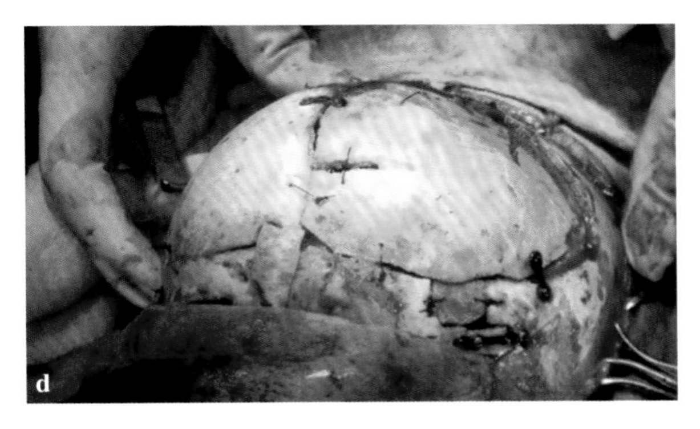

图 9.2 16 月龄女童,左单冠状斜头畸形。

矫正的时间、提供预后信息等）。三维（3D）重建计算机断层扫描（CT）非常清楚地描绘了前斜头畸形的所有特征（**图 9.2b，c**）。没有正常的冠状缝射线可透性和丑角眼眶是其在平片上的特征[2,5]。

仅根据临床表现就可能与其他形式的颅骨不对称进行鉴别诊断。最接近的鉴别诊断为变形性单冠状斜头畸形，占活产儿的 4.7%，其比单冠状斜头畸形更常见。它发生在有弹性的颅盖骨长时间靠在坚硬的表面上，并且通常在婴儿期、儿童期或物理治疗后会自行矫正，而单冠状斜头畸形在所有情况下都需要手术矫正[1,2,7,8]。

手术的最佳时机仍有争议，但早期（6~12 月龄）手术矫正需要更好的美容和功能结果[3, 7, 9]。手术的目的是从颅骨狭窄处减压生长的大脑并矫正颅面变形[3]。“双侧额眶前移和整形”（Tessier 技术）是手术矫正单侧或双侧前斜头畸形的金标准（**图 9.2d**）[4, 9, 10]。单独的带状颅骨切除术/缝合术是不够的，因此没有指征。尽管在这种情况下需要对额眶复合体进行广泛的矫正，仅使用内镜缝合松解/开颅手术技术是不可行的；可以尝试结合术后长期使用矫形保护帽[3,11,12]。

双侧额眶前移和重塑（Tessier 技术）

患者在全身麻醉下仰卧位，头放在马蹄铁/头环上，从一侧耳屏到另一侧进行双冠状锯齿形切口（隐形切口）。用利多卡因-肾上腺素溶液浸润标记的切口，并在切开的皮肤边缘应用雷尼头皮夹，可以减少切口过程中的失血量。由皮肤、皮下组织和帽状腱膜组成的皮瓣在帽状腱膜下平面向上抬升至眶上弓。从蝶骨和颞骨两侧分离颞肌及其腱膜，注意不要损伤面神经的额支。然后将单独的双额骨膜瓣升高以覆盖重建的颅顶。继续向前进行骨膜下剥离，以暴露双侧眶上弓、额鼻和额颧缝，并保留眶上神经。双额开颅术在两个眶上弓上方分开 1 cm，平行走行，向前延伸至双侧翼点，向后延伸至冠状缝。双额开颅后，从前颅底切开硬脑膜，通过双侧眶顶和上外侧眶缘切骨术，并通过前鼻缝线切骨术去除额眶骨带（绷带）。然后在眶上弓中间切开额眶绷带、重塑，在患侧向前和向下推进（从而形成眶上弓对称），并使用可生物降解的接骨板和螺钉固定在面部骨骼上（在 9~12 个月）。双额骨瓣被重塑（桡骨截骨术），在受累侧推进，然后固定到新的额眶带，从而完成颅顶重建[9]。开颅过程中产生的骨粉可用于填充残留的骨间隙。先抬起骨膜瓣，然后覆盖重建的颅骨。颞肌重新附着在骨头上，在分层伤口闭合之前，在皮瓣下放置闭合的抽吸引流装置。整个手术过程中需要细致止血并适当更换血液和血液制品，以避免出现血流动力学问题。除了需要输血和延长住院时间外，常见的围术期并发症包括体温过低、硬脑膜撕裂、脑脊液漏（CSF）、硬脑膜窦撕裂、癫痫发作、脑膜炎和帽状腱膜下积液。

Jeyaraj[9]改良的“双侧额-单侧眶前移”技术避免了对侧眶受到手术的影响。Pellerin 等[14]建议不对称采集额眼眶带。在外侧眶缘切开的颅骨延伸到融合侧的额眶缝，在未受累的一侧较短。此外，他们还提出了过度矫正的作用，与相反的未受累的一侧相比，通过这种方式额眶带可以比患病的斜头侧所需的前部固定更短，从而减少其远期复发[14,15]。

单侧斜头畸形由于同侧额叶脑生长受限和视觉感知能力受损，尽管早期手术，但还是影响儿童术后神经认知发展和学习能力（无论哪侧），不过手术侧可能是这方面的主要影响因素。左侧畸形的儿童更有可能发展为基于语言的学习和阅读障碍，而右侧畸形的儿童可能发展为非语言学习障碍的风险增加，包括社会认知和功能问题[2,3]。

结论

前斜头畸形，除了是一种相对常见的颅缝早闭形式，也是最具挑战性的简单缝合颅缝早闭之一。及时诊断加上早期的多学科手术矫正（双侧额眶前移和重塑）（最好在 12 月龄以内进行），旨在矫正变形并预防颅内高压等颅内并发症，从而改善长期的容貌和功能。

参考文献

1. Boyadjiev SA; International Craniosynostosis Consortium. Genetic analysis of non-syndromic craniosynostosis. Orthod Craniofac Res 2007;10(3):129–137
2. Di Rocco C, Paternoster G, Caldarelli M, Massimi L, Tamburrini G. Anterior plagiocephaly: epidemiology, clinical findings, diagnosis, and classification. A review. Childs Nerv Syst 2012;28(9):1413–1422
3. Spazzapan P, Bosnjak R, Velnar T. Craniofacial reconstruction of the skull in anterior plagiocephaly: a case report. Br J Med Med Res 2016;18:1–7
4. Matushita H, Alonso N, Cardeal DD, de Andrade F. Frontal-orbital advancement for the management of anterior plagiocephaly. Childs Nerv Syst 2012;28(9):1423–1427
5. Levi B, Wan DC, Wong VW, Nelson E, Hyun J, Longaker MT. Cranial suture biology: from pathways to patient care. J Craniofac Surg 2012;23(1):13–19
6. Borkar SA, Sarkari A, Mahapatra AK. Craniosynostosis associated with neural tube defects: is there a causal association? Pediatr Neurosurg 2011;47(5):337–341
7. Liu Y, Kadlub N, da Silva Freitas R, Persing JA, Duncan C, Shin JH. The misdiagnosis of craniosynostosis as deformational plagiocephaly. J Craniofac Surg 2008;19(1):132–136
8. Pickrell BB, Lam SK, Monson LA. Isolated unilateral frontosphenoidal craniosynostosis: a rare cause of anterior plagiocephaly. J Craniofac Surg 2015;26(6):1944–1946
9. Jeyaraj P. A modified approach to surgical correction of anterior plagiocephaly. J Maxillofac Oral Surg 2012;11(3):358–363
10. Sgouros S, Goldin JH, Hockley AD, Wake MJ. Surgery for unilateral coronal synostosis (plagiocephaly): unilateral or bilateral correction? J Craniofac Surg 1996;7(4):284–289
11. Jimenez DF, Barone CM, Cartwright CC, Baker L. Early management of craniosynostosis using endoscopic-assisted strip craniectomies and cranial orthotic molding therapy. Pediatrics 2002;110(1 Pt 1):97–104
12. Proctor MR. Endoscopic craniosynostosis repair. Transl Pediatr 2014;3(3):247–258
13. Esparza J, Hinojosa J, García-Recuero I, Romance A, Pascual B, Martínez de Aragón A. Surgical treatment of isolated and syndromic craniosynostosis. Results and complications in 283 consecutive cases. Neurocirugia (Astur) 2008;19(6):509–529
14. Pellerin P, Calibre C, Vinchon M, Dhellemmes P, Wolber A, Guerreschi P. Unicoronal synostotic plagiocephaly: surgical correction: Lille's technique. Childs Nerv Syst 2012;28(9):1433–1438
15. Mesa JM, Fang F, Muraszko KM, Buchman SR. Reconstruction of unicoronal plagiocephaly with a hypercorrection surgical technique. Neurosurg Focus 2011;31(2):E4

第 10 章 矢状缝早闭：非手术治疗的选择和争议

Sandeep Sood

概述

矢状缝早闭累及 1 / 5000 的婴儿。通常，这种病都是通过手术治疗的。第一个已知的治疗这种疾病的方法要追溯到 1890 年，当时 Odilon Lannelongue 对一名矢状颅缝早闭和小头症患者进行了手术，以改善头部形状，并通过闭合缝解除对头部和大脑生长的限制[1]。然而，这些手术在纠正发育迟缓方面没有成功，部分原因是其中一些儿童可能患有继发性颅缝早闭。从那时起，外科手术成为改善头部形状的基石。不足为奇，这一切都始于巴黎，当时巴黎是时尚的中心，很多后续的工作都源于法国的时尚中心。此后，各种技术从简单的颅带切除术发展到更复杂的颅面重建。每一场辩论的支持者都积极地讨论他们所支持的手术方法的优势。

在古代，人们使用外矫形器来获得理想的头部形状。在北美洲的玛雅时代，贵族们被认为拥有扁平的额头和特别的尖头[2]。为此，从婴儿到青少年都被放置在由特定形状的木板包裹头部的装置中。这种做法也出现在其他文化中。最近，在法国的图卢兹地区，农民们使用古老的头巾来保护婴儿的头部免受创伤，但它经常导致不必要的头部畸形[3]。

为了在术后保持颅穹隆重建患者的头部形状，现代外部矫正法的应用始于 20 世纪 70 年代末，据 Clarren 等[4]报道，使用的是成型的头盔。当时，美国食品药品监督管理局（FDA）批准对已接受手术的颅缝早闭患者使用成型头盔，但在没有证据的情况下禁止使用，主要是由于担心头盔会限制未接受颅缝早闭手术的患者的头部生长，但这一点并未得到证实。20 世纪 90 年代，美国儿科学会（AAP）的指南强调，婴儿需要仰卧睡觉，以最大限度地降低猝死综合征（SIDS）的风险，随后出现了体位斜头畸形。通常，这最初会导致一侧的顶枕区轻微变平，因为孩子会倾向于将头放在那一边。平侧机械上成为最方便的头部自发定位，导致在一段时间恶化。虽然最初采用手术矫正，但头盔已成为无须手术就能有效处理这种情况的主要工具[5]。

20 世纪 90 年代末，Jimenez 等[6]对矢状颅缝早闭恢复了条带式颅骨切除术的治疗，但由于效果不佳，条带式颅骨切除术不再受欢迎[7]，甚至使用了插入材料，以减少术后早期颅骨切除术的重新闭合[8]。内镜的使用减少了切口的大小和出血量，术后头盔的使用在改善头部形状方面效果显著。虽然内镜经常被强调为手术的中心部分，但这个手术可以在没有内镜的情况下通过相同的小切口完成。如图 **10.1** 所示，最初描述的手术需要在前囟后面和“人”字缝前面使用切口。这需要每个切口都有一个隧道，长度为 6~7 cm，沿着隧道取出骨头，需要使用内镜。作者目前在前囟门和"人"字缝之间距离的 1/4 处，以及在"人"字缝前面距离的 1/4 处做切口。这只需要在每个切口切除 2~3 cm 的骨就可以完成颅骨切除术，并且可以很容易地使用咬钳和牵引器来完成。处理中更重要的部分是使用前文中提到的术后头盔。

矢状缝早闭的治疗进展提供了以下结论。第一，单纯缝线切除术效果较差。这被认为是由于硬脑膜成骨缝再次闭合。其次，基于这种观点，它开启了硬脑膜介入材料的使用时代[8]，硬脑膜凝固或化学电灼硬脑膜[9, 10]。这并没有改善结果，因为颅骨切除术仍然在改进。第三，使用成型头盔作为外部矫形器或弹簧颅骨成形术作为内部矫形方法[11, 12]，并进行缝线切除术，结果表明，尽管在第三个进化实验中，由于自发成骨，颅骨切除术仍然会发生再次闭合，但头部形状的结果明显改善。此外，数据表明，颅骨切除术的范围，大的桶状孔与狭窄的无桶状孔对结果没有影响[13-16]。这支持了作者和其他人的观点，即成型头盔可能是帮助这些患者重塑和保持头部形状的主要方式[17, 18]。事实上，简单地让这些患儿用脑后部仰卧可以改善头部的形状[19]。

在本章中，作者描述了他在机构审查委员会（IRB）批准的方案下，未经手术而置入成型头盔的矢状缝早闭患者的经验，讨论了结果和争议。

非手术成型头盔对头部形状的影响

文献检索显示，成型头盔曾经被意外地放置在一个被认为患有非早闭性长头畸形的患者身上[20]。该患者 3 月龄，随后的随访显示头部形状几乎或没有改善。更重要的是，那篇论文并没有报道头盔对孩子的不利影响。在不知道这篇文章的情况下，作者给一个 8 周大的确诊为矢状缝早闭的婴儿放置了成型头盔。这个患者的头形在几周内有了显著改善（**图 10.2**）。在这个病例之后，另外 3 例患者接受了头盔植入，所有人的头部形状都明显恢复正常。因为之前没有只用成型头盔治疗的先例，最初的 4 名患者中有 3 名在 6 个月时接受了颅骨重建手术。第 4 名患者的家属拒绝接受手术。患者现在 6 岁，临床表现良好，头部形状尚可（**图 10.1**）。尽管没有进行正式的神经心理测试，但他的表现很好，与学校里的同学无差别。

针对这 4 名患者发表的文章提出了一个问题，即对于矢状面颅骨早闭未经治疗的患者使用成型头盔是否可能导致颅内压

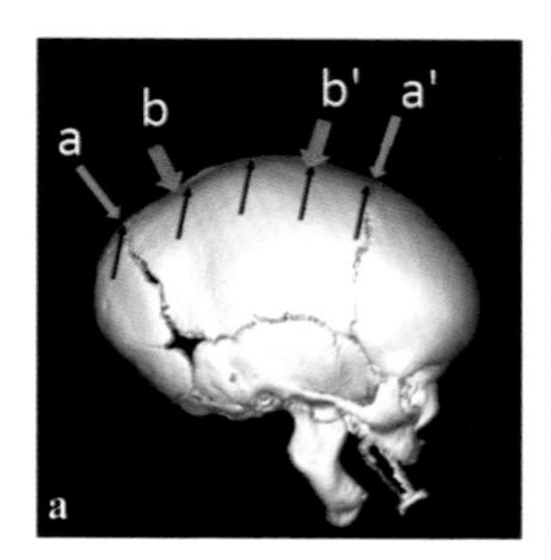

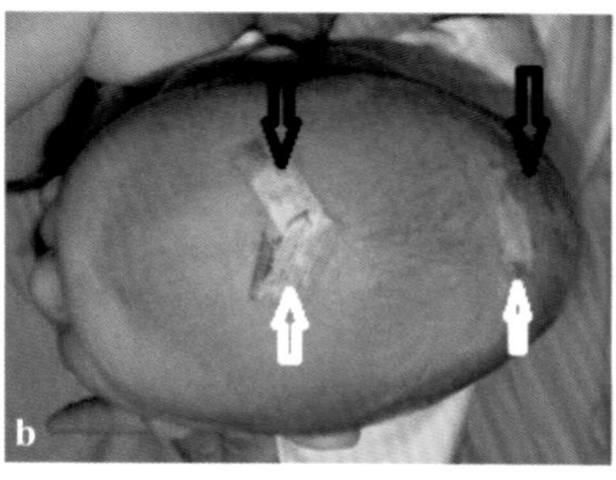

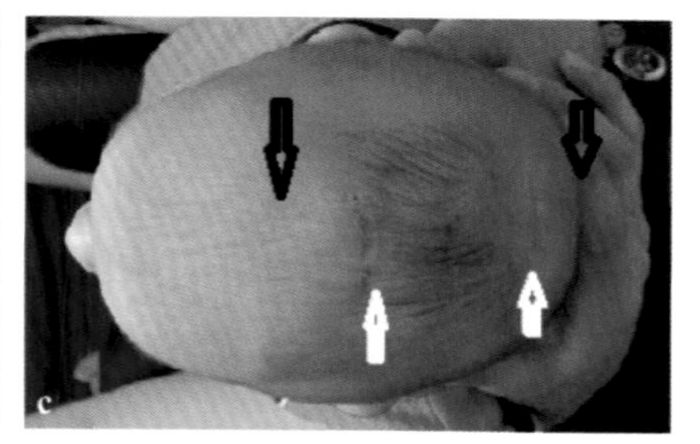

图 10.1 （**a**）a-a' 为 Jimenez 等所描述的内镜下缝线切除术切口。（**b, c**）b-b' 为作者修改使程序更容易（黑色箭头是前囟和后囟，白色箭头是切口）。

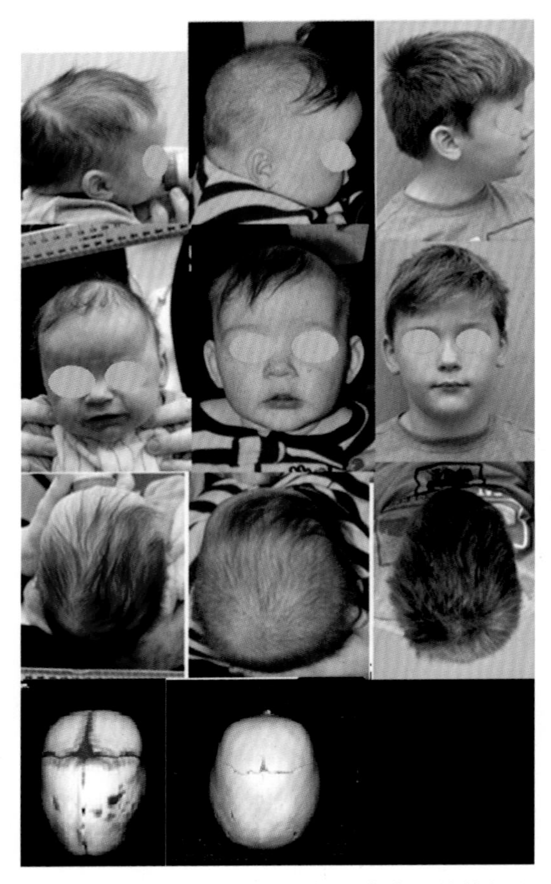

图 10.2 未手术的矢状缝早闭患者在2月龄(CI：68%)带头盔，在6岁随访时(CI：75%)头指数和头部形状的改善。

(ICP)升高。有人批评作者，忽略了合并时颅内压增高的问题[21]。尽管最初使用成型头盔治疗的4例患者显示头围保持增长，但如果使用更长时间，头盔是否会限制头部的生长，并导致头部生长的整体收缩仍是一个问题[22]。

为了解决这个问题，作者在一项IRB批准的研究中招募了21例患者，并在6个月颅骨重建时跟踪了头部形状和周长，测量了颅内压(其中13例患者的数据已发表[23])。放置成型头盔时，5例小于2月龄，11例2~3月龄，其余3月龄以上。其中，16例显示头部形状有显著改善，平均颅指数从70提高到75(**图 10.3**)。在这些患者中，成型头盔手术前持续时间为3.7个月，头盔治疗开始时平均为2.6个月。在他们使用头盔治疗的整个过程中，头围保持不变。按照方案，其中12例患者在平均年龄6.4月龄时接受了颅穹隆重建。手术时，监测颅内压，发现颅内压为2~18 mmHg，平均值为7.2 mmHg，在正常范围内。手术时记录的颅内压过高可能是出于麻醉的一种猜测，但正常的颅内压可以证实这不是问题。16例患者中有4人拒绝接受手术，因为家长们认为孩子的头部形状很正常，愿意冒不手术的未知风险。在这些患者中，1年的平均颅间期(CI)改善范围从67%~76%。头盔的平均使用时间为9个月，开始使用时间为2月龄。这些孩子现在分别是2岁、3岁、4岁和7岁，情况都很好。其中1名患者在1.5岁时被发现语言迟缓，CI从76%下降到72%(见后文讨论，2岁CI下降是一种常态，即使对有手术矫正的患者也是如此)，并被建议在两家不同的机构进行手术。患儿父母选择了另一种方式，继续保守治疗。1年后，患儿在演讲和认知技能方面与同龄人相当，并继续保持着可接受的头部形状。

5例患者的预后较差，CI从70%改善到72%。在这些患者中，佩戴头盔的时间较晚，平均为2.7个月，头盔使用时间仅为3.7个月。可以理解的是，头盔开始使用的年龄对改进的程度有影响。

为了了解戴头盔的患者在不松开缝线的情况下，头部形状是如何改善的，作者观

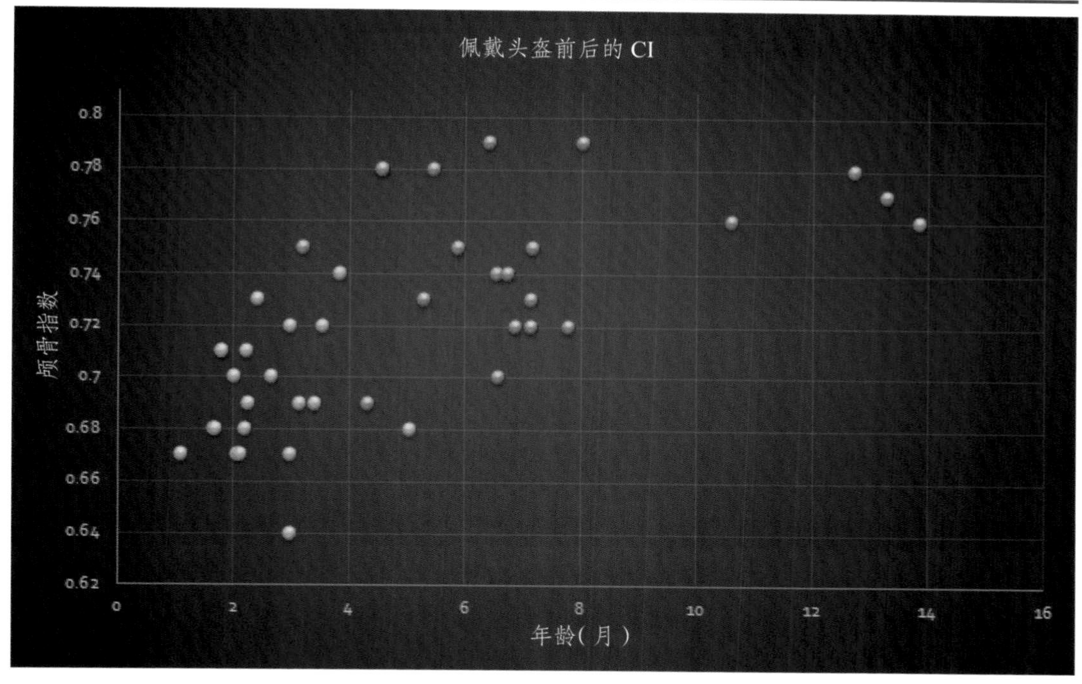

图 10.3　无手术使用成型头盔前(黄色)和随访时(蓝色)的颅骨指数散点图。

察了校正前和校正后的叠加 CT 扫描(**图 10.4**)。首先,与缝的前部相比,鳞缝的后部生长增加。这导致后顶点的发育,而在有封闭矢状缝的患者中无法发育,从而未治疗的患者的头部出现后斜。其次,在未治疗的矢状缝早闭中,由于头盔限制了前后向(AP)生长,在"人"字缝的生长使其更偏向于冠状面而不是矢状面。在矢状面,它促进 AP 维数的增加;然而,一旦它变为更冠状面时,它的生长使头的后部增大,并帮助形成顶骨隆起。这两个过程都不会发生,除非 AP 扩展受到头盔有效的限制。事实上,据文献报道,孩子头部两侧单纯放置支撑物,以保持头部垂直位置,限制后侧生长,本身就可以显著改善头部形状[19]。

目前的头盔设计还不够理想。头盔的前后部分由尼龙搭扣带连接在一起。除非使用头盔时很用心并适当地收紧皮带,否则 AP 限制可能是不充分的。除了头盔使用较晚外,这可能也是部分患者对头盔反应不佳的原因之一。从本质上说,目前的头盔本身就有矢状关节早闭。更好的设计应该是左右两边都用尼龙搭扣固定(**图 10.5**)。

矢状缝早闭患者需要手术的原因有很多。首先是容貌和头部畸形对患者的负面心理影响。其次是闭合缝限制头部生长,导致颅内体积(ICV)减小,其潜在作用是颅内压增高的风险增加,并导致认知延迟。

头部外形

总的来说,所有手术都能改善矢状缝早闭患者的头部形状[24]。Jimenez 等研究表明,在接受内镜下缝松解的患者中,87% 的患者的 CI 大于 75%[25, 26]。Proctor 等对

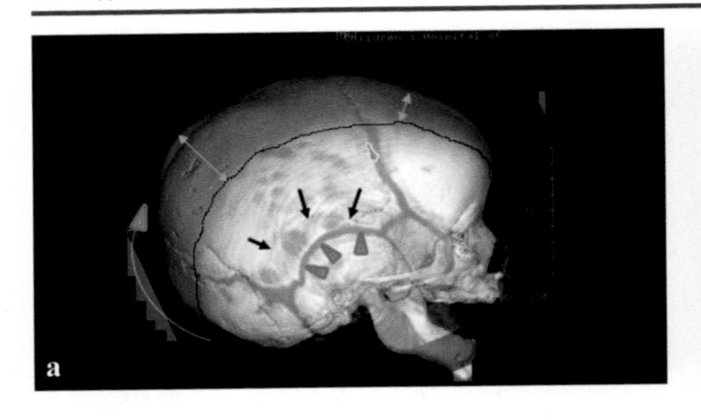
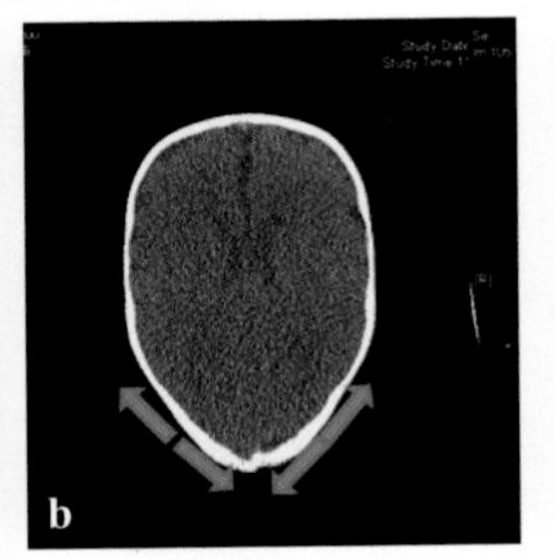
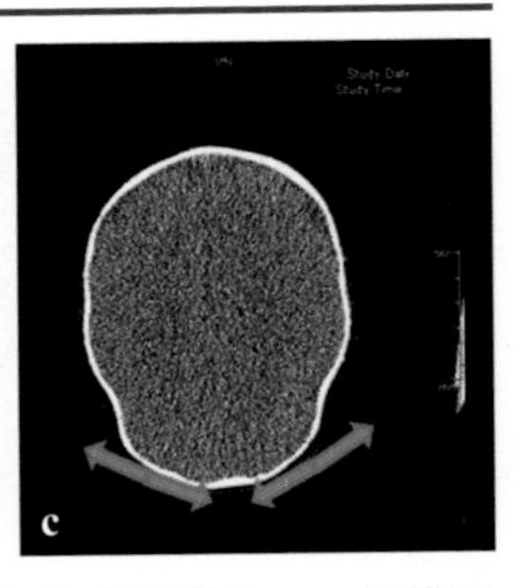
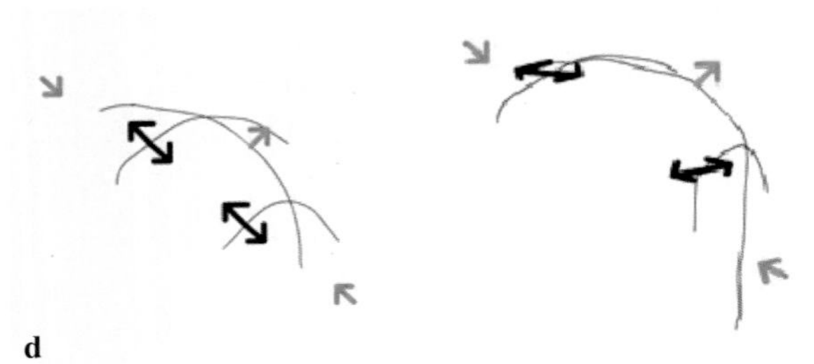

图 10.4 佩戴头盔前后的叠加 CT 扫描显示一名患者的生长模式，该患者未接受手术，但被放置在成型头盔中。请参阅正文。重新定位"人"字缝，从（a）矢状面到（b）冠状面。（c）由于头盔限制了头部的前后向生长，导致头部变宽。（d）头盔前和（e）头盔后的线图，显示从"人"字缝生长方向的重新定向。

只有 1~2 cm 的狭窄顶点缝切除术也有类似的结果[13, 15]。最后，Dlouhy 等[14]比较了宽缝和窄缝切除术（5 cm 与 2 cm），结果表明，两者没有显著差异。

Agrawal 等[27]证实，在使用桶条状切除的开放式手术后，不使用头盔，术后 6 个月 CI 从术前的 66%增加到 73%，然后下降到随访时的 70%。然而，没有患者需要再次手术，美容效果也可接受。另一方面，使用成型头盔，开放颅穹隆重建具有与内镜相同的良好效果[16]。全穹隆重建（TVR）可能有更好的结果，但它是一个创口更大的手术，经常需要输血和双冠切口。对于 TVR，术后 CI 为 74%~79%，79%的患者认为美容效果很好，而延长颅带切除术的患者有 41%认为美容效果较好[24]。

这种使用成型头盔的非手术治疗方法在 24 例患者中有 16 例（76%）产生了良好的结果，平均 CI 为 75%（范围：72%~79%；戴头盔前：64%~74%）。

颅腔容积

支持矢状面颅缝早闭手术矫正的论据之一是颅容量增加，因为限制生长可能导

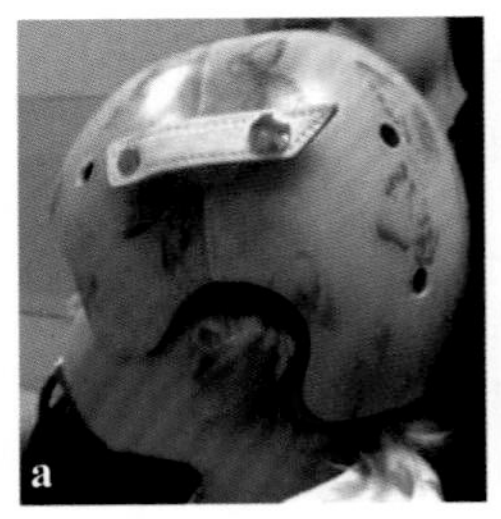
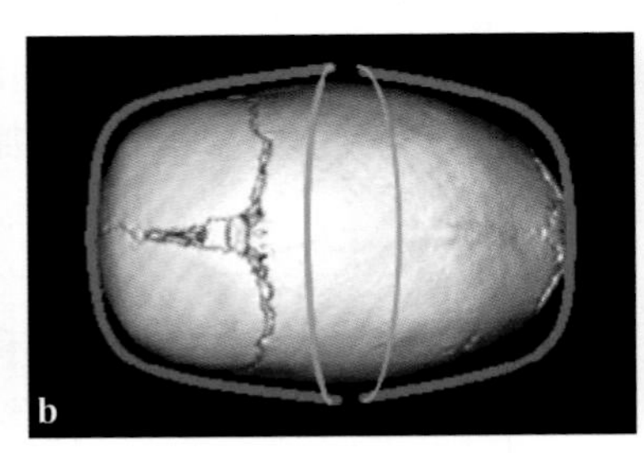
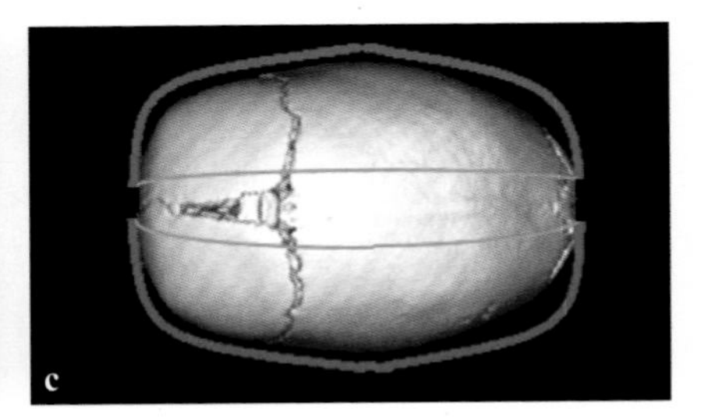

图 10.5 （a）现有头盔设计，带有（b）前面和后面的部件。（c）头盔设计有侧片，可以更好地限制前后生长并可使侧面增宽。

致颅内压增加，并造成认知和语言迟缓。

与此相反，通常可以看到，即使手术后颅骨重建患者的颅容量立即增加，但随着时间的推移，实际上颅容量百分位数甚至低于术前。

这一论点也没有得到文献证据的支持。首先，没有证据表明非综合征性颅缝早闭患者，除了有异位早闭的男孩外，ICV 较低[28]。Netherway 等[29]的数据进一步强调，对于非综合征性矢状缝早闭，男性的 ICV 处于正常范围，而女性的 ICV 有较大的趋势。这些数据显示，矢状缝早闭患者的平均头围在第 94 百分位，证实了这一观点。

其次，Fearon 等[30]研究显示，接受骨缝融合手术的患者在术后头围增长明显减少，Z 评分从 2.7 降至 1。与早期手术的患者相比，头围和最大颅宽的增长是前者的 2 倍。van Veelen 等[31]对 79 例接受骨带切除术或其改良手术的患者进行了描述，发现 57%的患者术后头围逐渐减小。平均标准差（SD）在 2 年从 2 下降到小于 1。如前文所述，所有患者的 CI 从术后 3 个月的 74% 下降到术后 2 年时的 72%。Thomas 等[32]总结拱顶术后 ICV 复位是一种广泛且公认的现象。Arab 等[33]在他们的论文中也得出了同样的结论。一项对 56 例接受颅骨次全重建的患者的回顾性分析证实了这一点[34]。该数据显示，6 个月前手术患者的 Z 评分从 0.8 降至 0.4，6 个月后到 2 年手术患者的 Z 评分从 1.2 降至 0.9。尽管作者测量了 ICV，并证实随着时间的推移其逐渐增加（这在任何正在成长的儿童中都是可以预期的），但他们没有测量 Z 评分，以表明与正常儿童的预期生长相比，它是否处于同等水平。

在这些关于穹隆重建导致长期头围恶化的数据中，波士顿小组发表了一篇有争议的论文，似乎表明窄条内镜颅骨切除术导致头围百分比在 2 年后显著增加[13，15]。作者对那篇论文十分不赞同。论文声称，2 年后，头围百分比从 61%（范围：0.1~0.998）增加到 89%。同时，术前平均头围为 41 cm（平均手术年龄为 3.24 个月，可能相当于第 50 百分位数），而 2 岁时的平均头围为 49 cm，同样相当于第 50 百分位数。除本报告外，没有其他报告显示带状颅骨切除术后头围改善。

基于上述信息，我们可以得出结论，创面越大的重建手术和越早的重建手术，在长期内对头部生长的限制就越大。最后一项声明反对建议通过手术来改善这些患者的 ICV。

颅内压

矢状面颅缝早闭未经治疗的患者发生颅内压（ICP）升高的风险有不同的报道，范围为 13%~44%。在最初的描述中，Renier 等[35]认为快速眼动（REM）睡眠期间持续的 ICP 增加波（A 波）是异常的，而快速眼动（REM）睡眠期间 ICP 的相位变化（B 波）被视为正常。基线 ICP 超过 15 mmHg 也被视为异常。根据这些标准，他们发现未经治疗的矢状缝早闭患者中颅内压增高的发生率为 13%。尽管术后颅内压在 6 个月后恢复正常，但有趣的是，反映大脑顺应性的 REM 和非 REM 睡眠期间颅内压峰值的比例保持不变。

以基线 ICP 大于 15 mmHg 或 24 小时内超过 3B 波为异常标准，来自 Oxford 的 Wall 等[36]报道，异常 ICP 的发生率高达 44%。

作者认为，颅内压异常的实际发生率可能要低得多。这一观点是基于对正常婴儿的研究，使用经囟门换能器来记录ICP[37-39]。数据表明，在静息状态下4月龄以上的婴儿平均压力为（9.7±1.9）mmHg。在瞬态和REM睡眠，平均压力为（11.3±2.3）mmHg。婴儿在睡眠时接受压力记录，如果没有睡眠阶段的知识，解释ICP是困难的。然而，如果睡眠阶段未知，ICP在任何时候大于11.3 mmHg ＋ 3 SD（即18 mmHg）都可能被认为是异常的。因此，将4月龄以上婴儿的基线压力大于18 mmHg视为异常可能是合理的。此外，ICP标准中涉及婴儿B波或A波的有效性可能存在疑问，因为研究表明，这些波在婴儿快速眼动睡眠期间正常出现。根据这些标准，Wall等[36]的39例患者中只有6例和Renier[35]的23例患者中只有3例的ICP会增加。在本研究的18例患者中，只有2例（11%）患者的ICP在这些标准下升高。

因为颅骨重建手术不会导致ICV的长期持续增加，而实际上会导致ICV的降低，Christian等[40]做了一项荟萃分析来回答手术是否降低了ICP增加的风险。Cetas等[41]对47例接受TVR的患者进行了回顾，发现随访3年以上的患者ICP术后增加10.6%（5例患者）。van Veelen等[31]在79例延长带状开颅术患者中发现9%的患者随后出现乳头水肿，而根据Wall等[36]的系列研究，89例延长带状开颅术患者中有13例（14%）根据他们的标准出现颅内压增加。根据Florisson等[42]的研究，103例矢状缝早闭患者中有10例出现乳头水肿。3例患者之前没有视神经乳头水肿，术后出现1例，但没有给出随访时间。

基于这些数据，我们可以合理地得出结论，手术并不能帮助患者预防以后发生颅内压升高，因此，矢状面颅缝早闭患者进行开颅以预防颅内压升高的理由似乎是不科学的。

对认知的影响

Renier等[35]研究了慢波和快速眼动期颅缝早闭患者颅内压增加与智商（IQ）的关系，并注意到高颅压患者的智商略低，慢波和快速眼动期颅内压增加与智商呈显著负相关。他们得出的结论是，尽管似乎有关系，但没有明确的证据，可能与其他因素有关。此外，如果孩子没有症状，在这个范围内的压力是否需要治疗也是有争议的。尽管之前的文献表明，基于这个范围内的压力可能会在以后影响认知发展的假设，应该考虑对这些患者进行手术，但目前文献中没有令人信服的证据支持这一观点[43]。

只有两项研究检测了未手术颅缝早闭年龄较大患者的智商情况。Boltshauser等[44]观察了30名未手术的患者，并在他们9岁时将他们的智商与17名同胞兄妹进行了比较，使用一系列测试来评估智力、注意力和处理速度、记忆力和学习、视觉感知和视觉空间结构，以及语言和执行功能。矢状面颅缝早闭患者中存在较不积极的情绪是唯一发现的显著异常。有趣的是，未接受治疗的矢状颅缝早闭患儿在认知功能领域有更高生活质量的趋势（$p = 0.07$）。与此相反，Shipster等[47]对76名儿童进行的另一项研究发现，语言障碍患病率为37%，但全局认知迟缓患病率没有增加。他们还注意到，在接受手术的患者中，语言和语言延迟的患病率更高（39%比29%）。4岁时接

受手术的儿童出现问题的可能性是 6 个月时接受手术的儿童的 4 倍

Arnaud 等[46]在 142 例患者中检测了发育商（DQ）与 ICP 的关系（13%有异常 ICP>15 mmHg），且无相关性。接受手术的患者平均 DQ 为 101，未接受手术的患者为 105（各自的全量表智商[FIQ]分别为 103 和 106）。他们的结论是，如果初始 DQ 低，手术不会影响功能结果。

Chieffo 等[47]对 35 名患儿在 13.5 岁时进行了一项评估，在 7.2 个月时接受矢状颅缝早闭手术治疗，发现尽管言语智商（VIQ）和表现智商（PIQ）存在显著差异，但智力发展指数（MDI）得分与正常儿童没有差异。7%的人表现出视觉空间和结构缺陷，14%的人有书写困难，不过大多数患儿都是轻微的。

Bellew 等[48]观察了 32 名 8 月龄时接受手术的儿童，并进行了一系列术前和术后评估，与对照组 23 例未手术的儿童矢状面颅骨缝早闭进行比较。他们的结果表明，手术患者在 7~55 月龄时的运动能力评分有显著改善，从 110~120，而未手术组在 15 月龄（106）到 42 月龄（110）时进行了比较，报告没有显著性改善。作者认为，这种比较是不平衡的，结论没有意义；也就是说，手术干预比不手术有积极的效果。

Da Costa 等[49]的研究包括单缝早闭手术患者的混合样本，他们术前评估 8.5 个月，术后评估 21 个月（44 例患者中有 16 例同时进行这两项评估的患者均为矢状缝早闭）。有趣的是，术后 MDI 评分明显低于术前。术后运动技能障碍持续存在，延迟风险从治疗前增加到治疗后的 2.5~3 倍。他们的结论是，尽管整容的好处是显而易见的，但手术干预是否减轻甚至增加了神经发育障碍的风险仍不清楚。

正常情况下，VIQ 和 PIQ 是相似的，差异的增加表明对神经发育有不良影响。在 Bellew 和 Chumas 的一项研究中[50]，评估了 33 例手术和 14 例未手术的矢状缝早闭患者[50]。与未手术患者相比，接受矢状缝早闭手术患者的 VIQ/PIQ 差异显著恶化。Speltz 等[51]分析了 76 例 7 年的矢状缝早闭手术患者。与 183 例对照组患者相比，对照组的 FIQ 显著升高[$P<0.05$；手术与对照；平均智商分别为 105.8（SD = 14.7，$n = 76$）和 110.2（SD = 15.3，$n = 182$）]。在计算、阅读、拼写、语音意识和快速命名等方面的差异似乎并不显著。

综上所述，未经治疗的矢状缝早闭患者可能有正常的神经发育，可能有一些与头部形状有关的负面影响，但在学校和社会生活中有良好的适应能力。矢状缝早闭手术患者具有较高的 VIQ/PIQ 差异，可能出现语言、视觉空间和结构缺陷。这引起了人们的关注，即手术后神经发育风险的增加是否与手术本身或延长麻醉暴露时间有关[52]。

上述讨论让作者相信，如果整容是主要的问题，则可以在不做手术的情况下合理矫正，如作者所述，76%的患者使用塑形头盔，在明知手术可能对神经发育有潜在的负面影响，而且对 ICP 增加的风险没有任何保护性影响的情况下，是否应该让孩子经历手术带来的风险？还是应考虑只对头盔疗法失败的患者进行手术？

参考文献

1. Bir SC, Ambekar S, Notarianni C, Nanda A. Odilon Marc Lannelongue (1840–1911)

and strip craniectomy for craniosynostosis. Neurosurg Focus 2014;36(4):E16
2. Tiesler V. Studing cranial vault modifications in ancient Mesoamerica. J Anthropol Sci 2012;90:33–58
3. Janot F, Strazielle C, Pereira Da Silva MA, Cussenot O. Adaptation of facial architecture in the Toulouse deformity (23.10.92). Surg Radiol Anat 1993;15(1):75–76
4. Clarren SK, Smith DW, Hanson JW. Helmet treatment for plagiocephaly and congenital muscular torticollis. J Pediatr 1979;94(1): 43–46
5. Tamber MS, Nikas D, Beier A, et al. Guidelines: congress of neurological surgeons systematic review and evidence-based guideline on the role of cranial molding orthosis (helmet) therapy for patients with positional plagiocephaly. Neurosurgery 2016;79(5):E632–E633
6. Jimenez DF, Barone CM. Endoscopic craniectomy for early surgical correction of sagittal craniosynostosis. J Neurosurg 1998; 88(1):77–81
7. Marsh JL, Jenny A, Galic M, Picker S, Vannier MW. Surgical management of sagittal synostosis. A quantitative evaluation of two techniques. Neurosurg Clin N Am 1991;2(3): 629–640
8. Duff TA, Mixter RC. Midline craniectomy for sagittal suture synostosis: comparative efficacy of two barriers to calvarial reclosure. Surg Neurol 1991;35(5):350–354
9. Brandt L, Alberius P, Ljunggren B. The use of Zenker's solution in linear craniectomy for craniosynostosis: technical modification and reappraisal. Acta Neurochir (Wien) 1986;83(1-2):67–70
10. Foltz EL, Loeser JD. Craniosynostosis. J Neurosurg 1975;43(1):48–57
11. Davis C, Windh P, Lauritzen CG. Spring-assisted cranioplasty alters the growth vectors of adjacent cranial sutures. Plast Reconstr Surg 2009;123(2):470–474
12. Swanson JW, Haas JA, Mitchell BT, et al. The effects of molding helmet therapy on spring-mediated cranial vault remodeling for sagittal craniosynostosis. J Craniofac Surg 2016;27(6):1398–1403
13. Berry-Candelario J, Ridgway EB, Grondin RT, Rogers GF, Proctor MR. Endoscope-assisted strip craniectomy and postoperative helmet therapy for treatment of craniosynostosis. Neurosurg Focus 2011;31(2):E5
14. Dlouhy BJ, Nguyen DC, Patel KB, et al. Endoscope-assisted management of sagittal synostosis: wide vertex suturectomy and barrel stave osteotomies versus narrow vertex suturectomy. J Neurosurg Pediatr 2016;25(6):674–678
15. Ridgway EBB-CJ, Berry-Candelario J, Grondin RT, Rogers GF, Proctor MR. The management of sagittal synostosis using endoscopic suturectomy and postoperative helmet therapy. J Neurosurg Pediatr 2011;7(6): 620–626
16. Shah MN, Kane AA, Petersen JD, Woo AS, Naidoo SD, Smyth MD. Endoscopically assisted versus open repair of sagittal craniosynostosis: the St. Louis Children's Hospital experience. J Neurosurg Pediatr 2011;8(2): 165–170
17. Kaufman BA, Muszynski CA, Matthews A, Etter N. The circle of sagittal synostosis surgery. Semin Pediatr Neurol 2004;11(4): 243–248
18. Sood S, Rozzelle A, Shaqiri B, Sood N, Ham SD. Effect of molding helmet on head shape in nonsurgically treated sagittal craniosynostosis. J Neurosurg Pediatr 2011; 7(6): 627–632
19. van Veelen ML, Bredero HH, Dirven CM, Mathijssen IM. Effect of presurgical positioning on skull shape in sagittal suture synostosis. J Craniofac Surg 2015;26(6): 2012–2014
20. Baumgartner JE, Seymour-Dempsey K, Teichgraeber JF, Xia JJ, Waller AL, Gateno J. Nonsynostotic scaphocephaly: the so-called sticky sagittal suture. J Neurosurg 2004; 101(1, Suppl):16–20
21. Proctor MR, Rogers GF. Helmets and synostosis. J Neurosurg Pediatr 2012;9(6): 680–681, author reply 681–682
22. Jimenez DF, Barone CM. Letter to the editor: helmets and synostosis. J Neurosurg Pediatr 2012;9:458–459, author reply 459–460
23. Marupudi NI, Sood S, Rozzelle A, Ham SD. Effect of molding helmets on intracranial pressure and head shape in nonsurgically treated sagittal craniosynostosis patients. J Neurosurg Pediatr 2016;18(2):207–212

24. Simpson A, Wong AL, Bezuhly M. Surgical correction of nonsyndromic sagittal craniosynostosis: concepts and controversies. Ann Plast Surg 2017;78(1):103–110
25. Jimenez DF, Barone CM. Endoscopy-assisted wide-vertex craniectomy, "barrel-stave" osteotomies, and postoperative helmet molding therapy in the early management of sagittal suture craniosynostosis. Neurosurg Focus 2000;9(3):e2
26. Jimenez DF, Barone CM, McGee ME, Cartwright CC, Baker CL. Endoscopy-assisted wide-vertex craniectomy, barrel stave osteotomies, and postoperative helmet molding therapy in the management of sagittal suture craniosynostosis. J Neurosurg 2004;100(5, Suppl Pediatrics):407–417
27. Agrawal D, Steinbok P, Cochrane DD. Long-term anthropometric outcomes following surgery for isolated sagittal craniosynostosis. J Neurosurg 2006;105(5, Suppl):357–360
28. Sgouros S, Hockley AD, Goldin JH, Wake MJ, Natarajan K. Intracranial volume change in craniosynostosis. J Neurosurg 1999;91(4):617–625
29. Netherway DJ, Abbott AH, Anderson PJ, David DJ. Intracranial volume in patients with nonsyndromal craniosynostosis. J Neurosurg 2005;103(2, Suppl):137–141
30. Fearon JA, Ruotolo RA, Kolar JC. Single sutural craniosynostoses: surgical outcomes and long-term growth. Plast Reconstr Surg 2009;123(2):635–642
31. van Veelen ML, Eelkman Rooda OH, de Jong T, Dammers R, van Adrichem LN, Mathijssen IM. Results of early surgery for sagittal suture synostosis: long-term follow-up and the occurrence of raised intracranial pressure. Childs Nerv Syst 2013;29(6):997–1005
32. Thomas GP, Johnson D, Byren JC, et al. The incidence of raised intracranial pressure in nonsyndromic sagittal craniosynostosis following primary surgery. J Neurosurg Pediatr 2015;15(4):350–360
33. Arab K, Fischer S, Bahtti-Softeland M, Maltese G, Kolby L, Tarnow P. Comparison between two different isolated craniosynostosis techniques: does it affect cranial bone growth? J Craniofac Surg 2016;27(5):e454–e457
34. Bergquist CS, Nauta AC, Selden NR, Kuang AA. Age at the time of surgery and maintenance of head size in nonsyndromic sagittal craniosynostosis. Plast Reconstr Surg 2016;137(5):1557–1565
35. Renier D, Sainte-Rose C, Marchac D, Hirsch JF. Intracranial pressure in craniostenosis. J Neurosurg 1982;57(3):370–377
36. Wall SA, Thomas GP, Johnson D, et al. The preoperative incidence of raised intracranial pressure in nonsyndromic sagittal craniosynostosis is underestimated in the literature. J Neurosurg Pediatr 2014;14(6):674–681
37. Anegawa S, Hayashi, T., Torigoe, R.: Clinical significance of ICP measurement in infants. part I: normal intracranial pressure. in hydrocephalus: Pathogenesis and Treatment. (Eds) Matsumato S, Tamaki N. Tokyo Springer Verlag 1991:248-256
38. Anegawa S, Hayashi, T., Torigoe, R.: Clinical significance of ICP Measurement in infants. part II: normal intracranial pressure. In Hydrocephalus: Pathogenesis and Treatment. (Eds) Matsumato S, Tamaki N. Tokyo Springer Verlag 1991, pp 257-270.
39. Wayenberg JL, Hasaerts D, Franco P, Valente F, Massager N. Anterior fontanelle pressure variations during sleep in healthy infants. Sleep 1995;18(4):223–228
40. Christian EA, Imahiyerobo TA, Nallapa S, Urata M, McComb JG, Krieger MD. Intracranial hypertension after surgical correction for craniosynostosis: a systematic review. Neurosurg Focus 2015;38(5):E6
41. Cetas JS, Nasseri M, Saedi T, Kuang AA, Selden NR. Delayed intracranial hypertension after cranial vault remodeling for nonsyndromic single-suture synostosis. J Neurosurg Pediatr 2013;11(6):661–666
42. Florisson JM, van Veelen ML, Bannink N, et al. Papilledema in isolated single-suture craniosynostosis: prevalence and predictive factors. J Craniofac Surg 2010;21(1):20–24
43. Hayward R, Britto J, Dunaway D, Jeelani O. Connecting raised intracranial pressure and cognitive delay in craniosynostosis: many assumptions, little evidence. J Neurosurg Pediatr 2016;18(2):242–250
44. Boltshauser E, Ludwig S, Dietrich F, Landolt MA. Sagittal craniosynostosis: cognitive development, behaviour, and quality of life in unoperated children. Neuropediatrics

2003;34(6):293–300

45. Shipster C, Hearst D, Somerville A, Stackhouse J, Hayward R, Wade A. Speech, language, and cognitive development in children with isolated sagittal synostosis. Dev Med Child Neurol 2003;45(1):34–43
46. Arnaud E, Renier D, Marchac D. Prognosis for mental function in scaphocephaly. J Neurosurg 1995;83(3):476–479
47. Chieffo D, Tamburrini G, Massimi L, et al. Long-term neuropsychological development in single-suture craniosynostosis treated early. J Neurosurg Pediatr 2010;5(3):232–237
48. Bellew M, Liddington M, Chumas P, Russell J. Preoperative and postoperative developmental attainment in patients with sagittal synostosis: 5-year follow-up. J Neurosurg Pediatr 2011;7(2):121–126
49. Da Costa AC, Anderson VA, Holmes AD, et al. Longitudinal study of the neurodevelopmental characteristics of treated and untreated nonsyndromic craniosynostosis in infancy. Childs Nerv Syst 2013;29(6):985–995
50. Bellew M, Chumas P. Long-term developmental follow-up in children with nonsyndromic craniosynostosis. J Neurosurg Pediatr 2015;16(4):445–451
51. Speltz ML, Collett BR, Wallace ER, et al. Intellectual and academic functioning of school-age children with single-suture craniosynostosis. Pediatrics 2015;135(3):e615–e623
52. Naumann HL, Haberkern CM, Pietila KE, et al. Duration of exposure to cranial vault surgery: associations with neurodevelopment among children with single-suture craniosynostosis. Paediatr Anaesth 2012;22(11):1053–1061

第 11 章 尖头畸形

Chidambaram Balasubramaniam

概述

尖头畸形是一种罕见的颅缝早闭类型。在较年轻的年龄组中，如斜头畸形或某些 1 型综合征患者中，这种疾病并不常见。这在出生时并不明显。它通常在儿童后期表现为颅内压升高。

在古印加人中，这种畸形是由在前额绑一块木板引起的。由此造成的畸形是皇室的标志[5-7]。

尖头畸形是指头部呈圆锥形和"尖头"（希腊语单词 oxus 意为尖的），前囟门上方区域骨化并呈圆锥形。这与塔形头形成对比，塔形头呈塔形且"高大"，没有圆锥形外观。这些术语通常可以互换使用，但因为它们代表不同的病理学，所以这样做是错误的。

临床特征

出现症状的年龄通常在 4 岁左右。这种延迟诊断是因为病情进展缓慢，畸形不太明显，从而导致诊断延迟。与塔形头不同，这是由于双侧前斜头畸形，即使在出生时表现也很明显。这里必须提到的是，早期发现的儿童在临床和放射学上可能是"正常"的。由于进展是隐匿的，这些儿童可能被视为正常而到疾病晚期才就诊。

这两个特征，实际上是这种疾病的诊断特征，包括没有额鼻角和前额的后斜。对于住院医生来说，这些特征可能不是很明显。鼻梁的斜度，如果一直延伸到前额，就会呈直线接近顶点。这导致眶上缘萎缩，造成假突出（**图 11.1** 和**图 11.2**）。

另一个主要特征是颅内压升高。这可能表现为头痛、呕吐、智力迟钝或视力障碍。

鼻子和面中部是正常的，不像塔形头。ICP 升高的特征也可能是明显的，尽管是在疾病晚期。

鉴别诊断为由双冠融合引起的塔形头。这里的头是"塔"状的，而不是锥形的。此外，前额倾向"悬垂"于面中部（**图 11.3**）。

有时最初表现为双冠骨性融合，后来演变为典型的尖头畸形。

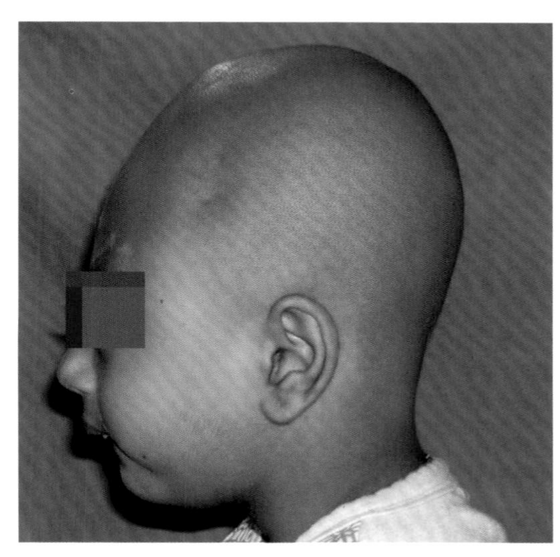

图 11.1 尖头畸形，头骨呈圆锥形。

影像学

X线片最显著的特征是由于ICP升高而产生的假瘤征。颅骨可能有侵蚀的区域，静脉窦有很深的沟槽（**图11.4**和**图11.5**）。

额骨从鼻骨直向后倾斜。前颅窝缩短而不倾斜。

计算机断层扫描（CT）显示X线片所见。前额的倾斜及其与鼻骨的连续性是明显的。头盖骨的锥形很明显。矢状窦位于深沟内，很少见于骨纹内。眶上缘凹陷且平坦，中面部正常（**图11.6至图11.8**）。

磁共振成像（MRI）没有发现任何额外的异常。

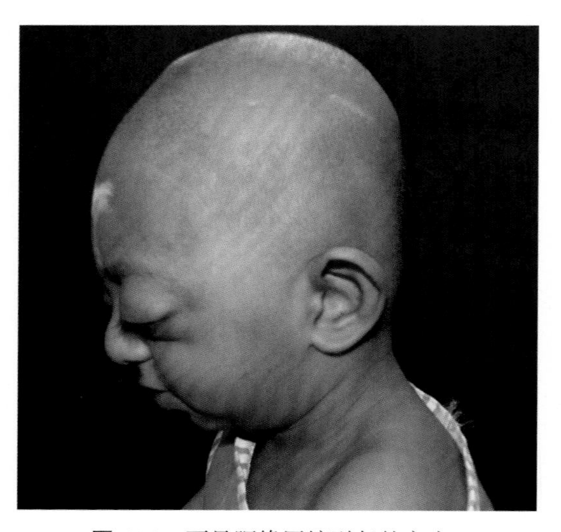

图11.2 可见眶缘回缩引起的突出。

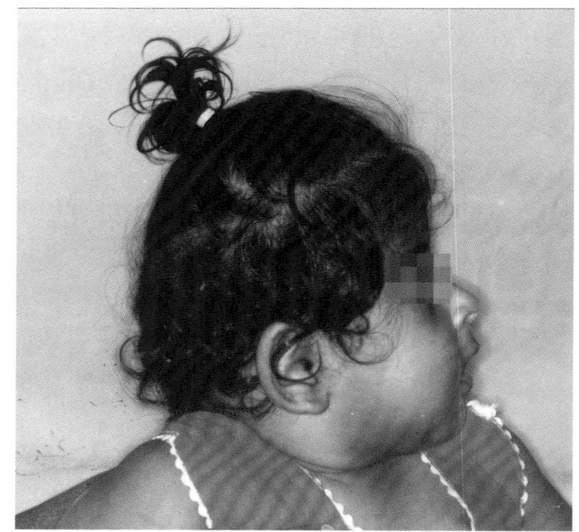

图11.3 双冠瓣狭窄的尖头畸形，可见突出的前额。

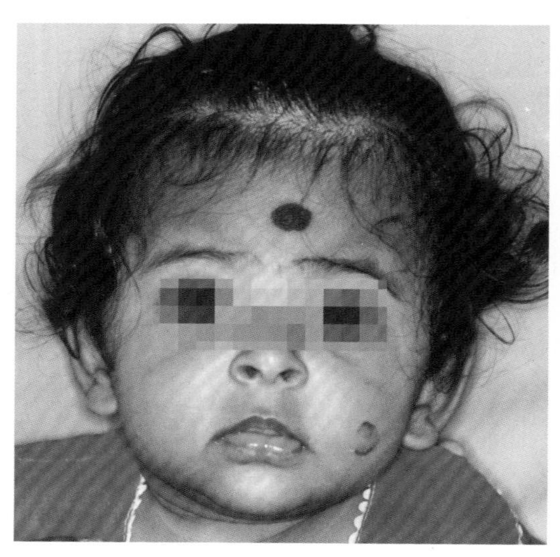

图11.4 尖头，可见宽阔的前额和头顶。

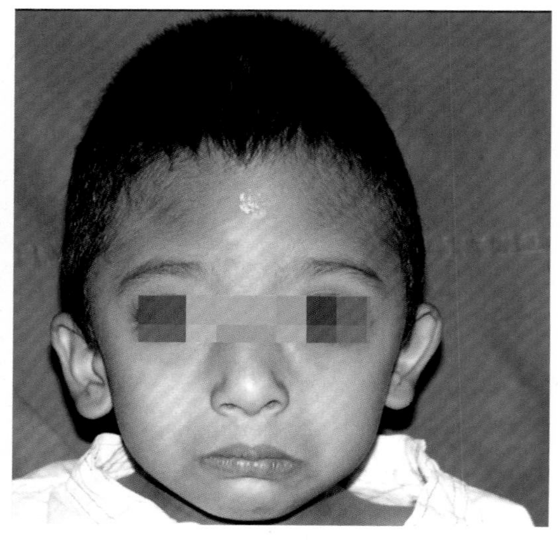

图11.5 塔形头，可见窄圆锥形顶点。

病理学

这种疾病是双冠状缝和矢状缝过早融合的结果。额缝部分也受累。前囟门骨化过度，手术时可能需要切除。

鉴别诊断

如前文所述，这种混淆通常出现在塔形头。然而，这可以通过观察孩子的侧面来鉴别。对于尖头畸形来说，头部呈高圆锥形，顶点是尖的；而塔形头，头部宽而高，

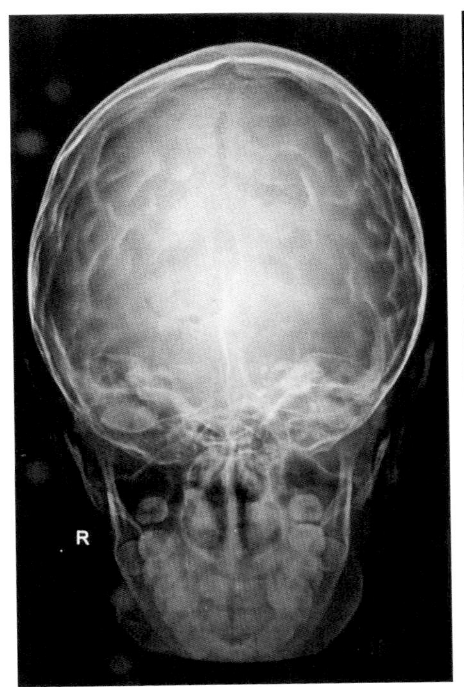

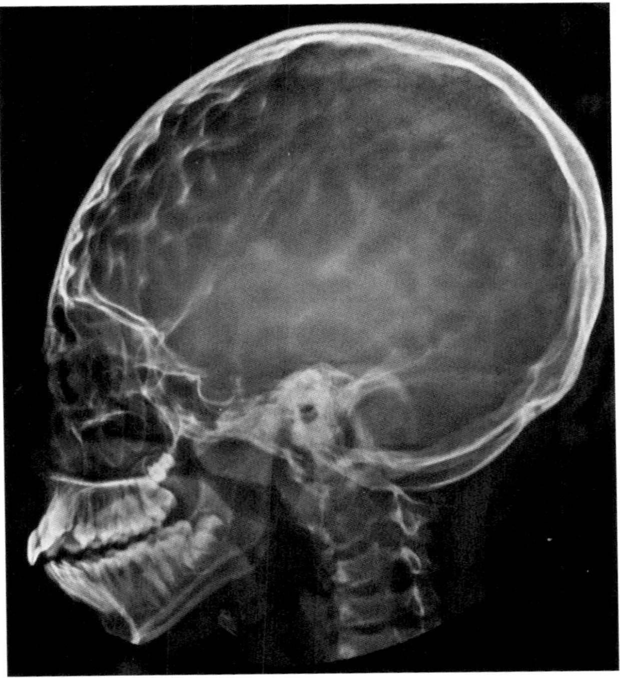

图 11.6　X 线片显示假瘤征。

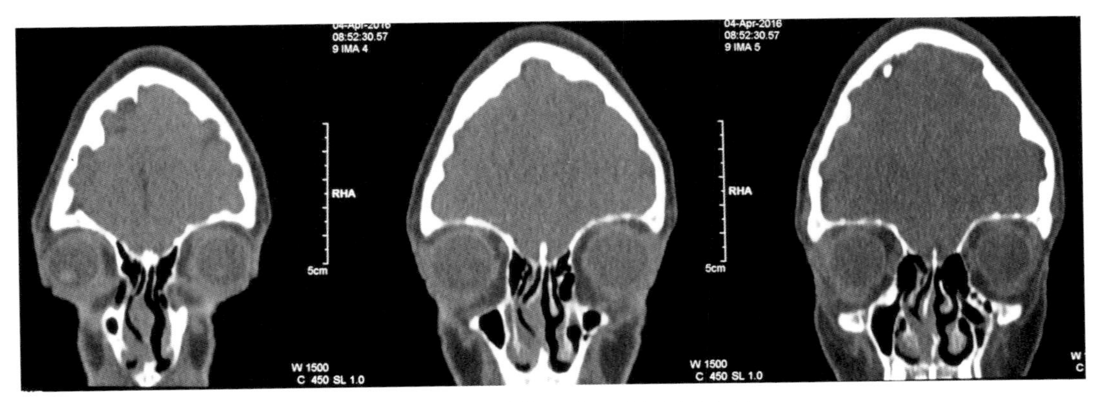

图 11.7　CT 显示带有假瘤征的锥形头颅。

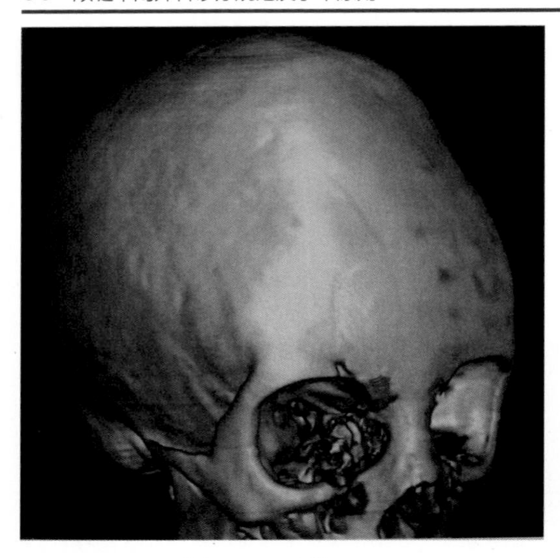

图 11.8 三维 CT。

且上部突出于上面部(**图 11.3**)。

当前额已经向后侧凹陷或倾斜时,在术后(狭颅症或额部开颅)也会出现类似的症状。

处理

一旦做出诊断,应立即进行手术。

检查包括基础血液检查、X 线片和头部 CT(**图 11.7** 和**图 11.8**)。除非这是某综合征的一部分或考虑其他一些疾病,否则 MRI 是不需要的。为了预防空气栓塞,也要求常规进行超声心动图检查。

如果诊断较早,一些人主张进行开颅减压术。然而,不应该这样做,因为这将导致不良结果和延误最终治疗。可以尝试分流手术;然而,使用这种技术的经验仍然有限。

作者将阐述他的技术,这可能是目前很标准的处理。

需要强调的是,这种手术方法也可以有一些变化。每个外科医生都必须开发自己的处理方法,但原则是相同的。例如,一个"正常"形状的新额头可以从一个合适的区域获取并使用。前额可能必须在两个以上的部分采集,并旋转和调换。这种疾病不适合行线状颅骨切除术。

麻醉

异丙酚诱导后用金属软管插管。

氨甲环酸是常规用药,因为它可以减少失血。放置两条宽静脉外周静脉(IV)通道和动脉通道。备好充足的血液、血浆和血小板。

定位和准备

患儿仰卧位,预备并覆盖从冠状缝后开始到上面部的区域(**图 11.9**)。

头皮切口

在切口线用局部麻醉药浸润后做双冠状切口。波浪形切口被认为能让瘢痕变小(**图 11.9**)。

头皮在颅下后侧切开,远远超过冠状缝。在前方,切口延伸到两侧的眶上缘。如果可能,保留眶上和滑车上神经血管束。如果它们在压迹中走形,可用小骨瓣来保护它们。

头皮剥离继续向前进入眶周和眶顶之间。

此时,眼眶被浸于 2%利多卡因的纱布轻轻包裹,以减少眼心心动过缓反应(**图 11.10** 和**图 11.11**)。

标记前额皮瓣和束带

与其他形式的颅骨狭窄手术不同,这里的前额是用两个皮瓣切取的。这使得眶上区域可以有较大的活动空间,从而更容

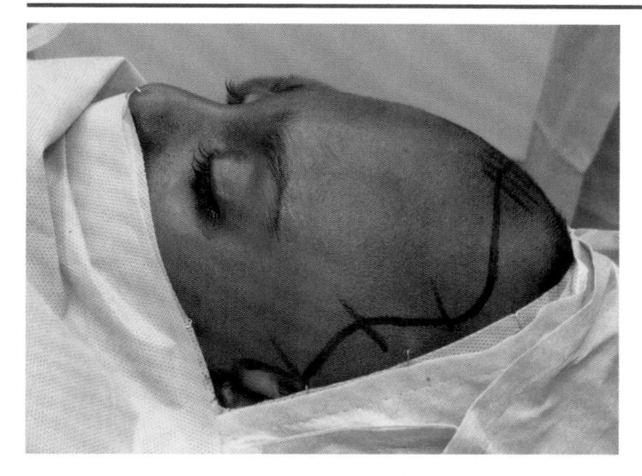

图 11.9　画线定位。

易形成额鼻角。

在后面标记包括冠状缝在内的一条约 5 cm 宽的前额线状皮瓣。注意确保在弯曲度和形状方面形成自然的前额。另一个皮瓣标记在前面,类似于仅在其他形式的颅骨狭窄中标记的皮瓣。这个皮瓣比较小。

然后,标记束带。颞区的舌沟不用很宽,此外,后端成一定角度,这样可以倾斜并将舌带固定在颅骨上。角度在 30°~45°。可以通过分析头骨片来估计角度(**图 11.10**)。

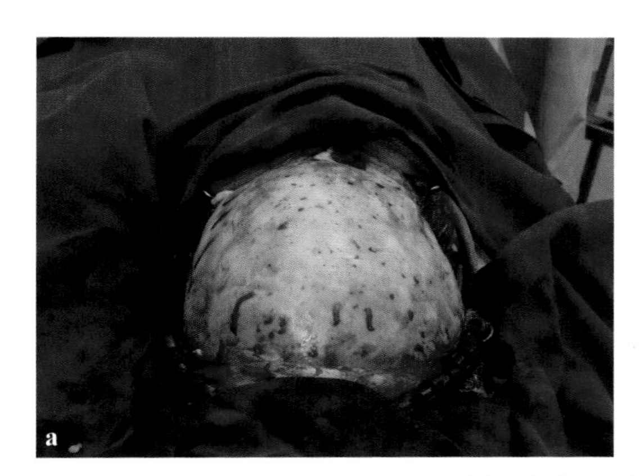

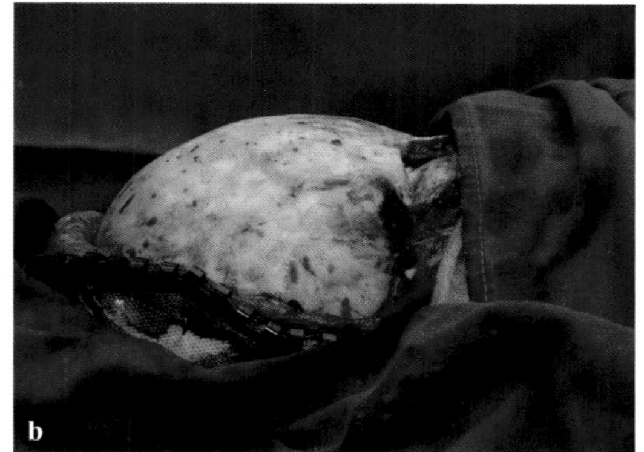

图 11.10　掀开头皮,显示颅骨形状和融合的骨缝。

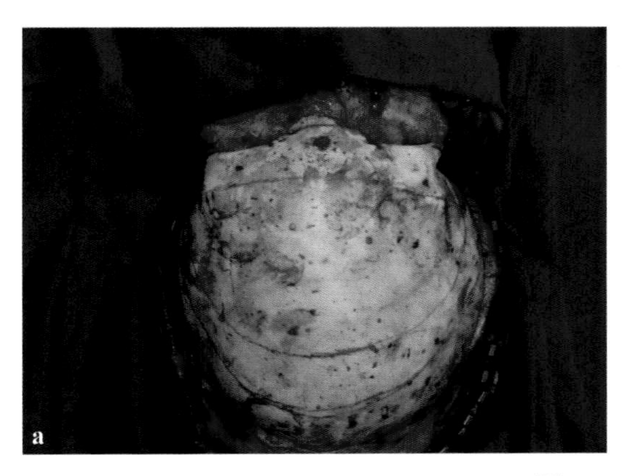

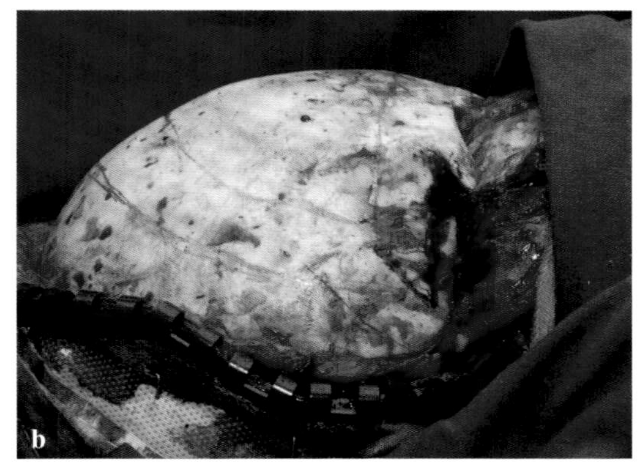

图 11.11　骨瓣。

修建皮瓣

首先切取后皮瓣。在前额不明显的地方钻孔。

然后切取前额皮瓣。切取皮瓣时要小心,以防损伤矢状窦。

下一步对眶顶、中线和蝶骨翼行截骨术(**图 11.11 至图 11.13**)。眶顶截骨术用高速磨钻进行。中线截骨术是从内到外在额鼻角水平进行的,而蝶骨翼是从内到外行截骨术。这些都是用骨刀完成的(**图 11.12 至图 11.15**)。

结构塑形

现在,束带固定在颅骨上,向前倾斜,这样可以形成一个“正常”的额鼻角。

固定采用不锈钢丝、钢板、螺钉或缝线。作者现在已经不再使用金属丝,只使用金属板或可吸收缝线。

前额后部皮瓣旋转 180°,固定在束带上。前额皮瓣固定在后额皮瓣上。

钻出或切除囟门上方突出的融合和矢状缝(**图 11.16 和图 11. 17**)。

缝合

使用可吸收缝线在解剖层进行缝合。双侧睑缘缝合是为了防止结膜发生化学反应(**图 11.18**)。

术后护理

术后儿童在重症监护病房(ICU)监护,术后第 5 天出院。当面部水肿消退时,即可拆除睑缘缝合线(**图 11.19**)。

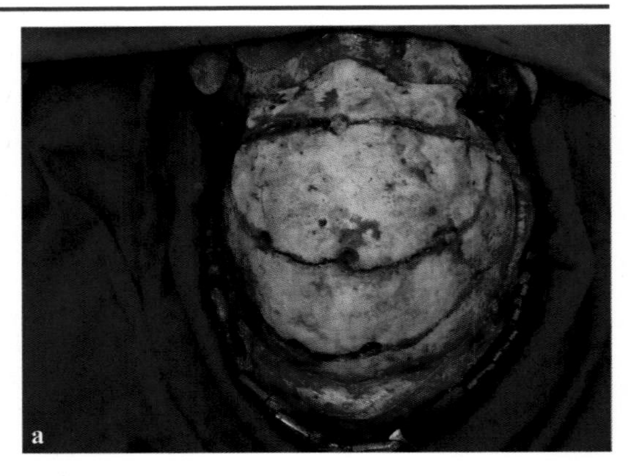

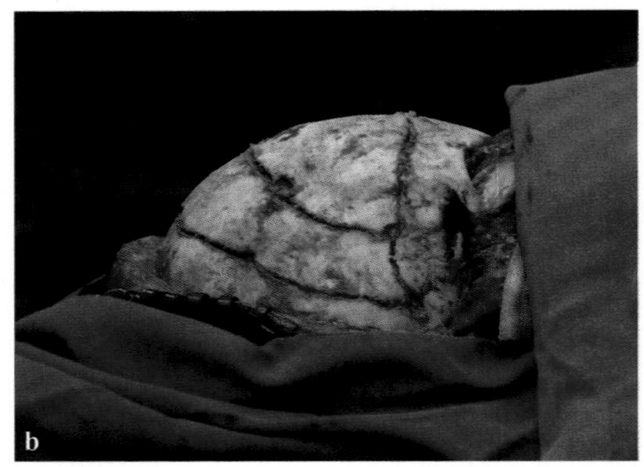

图 11.12 骨切口。

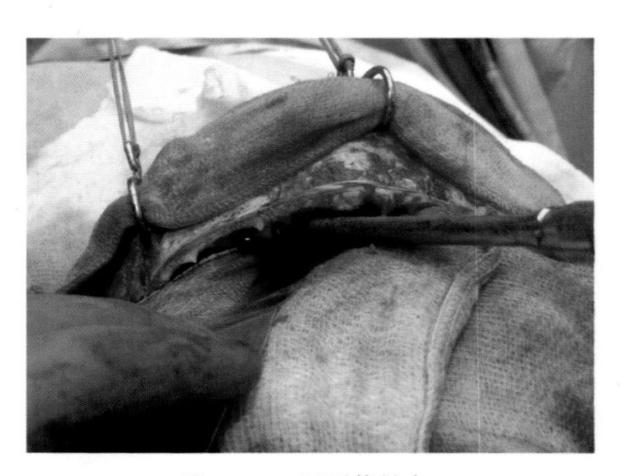

图 11.13 眶顶截骨术。

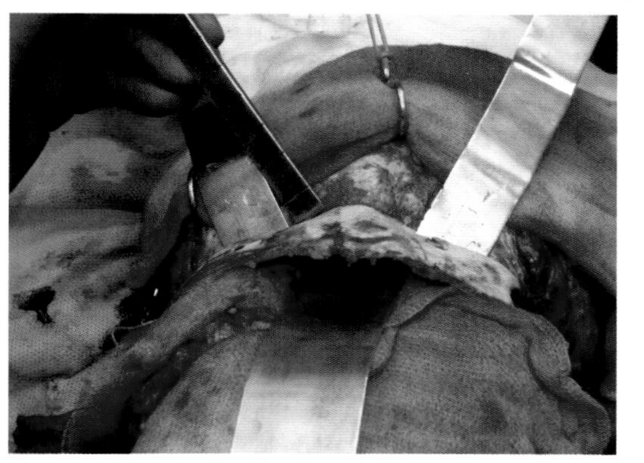

图 11.14　额鼻交界处中线截骨术。

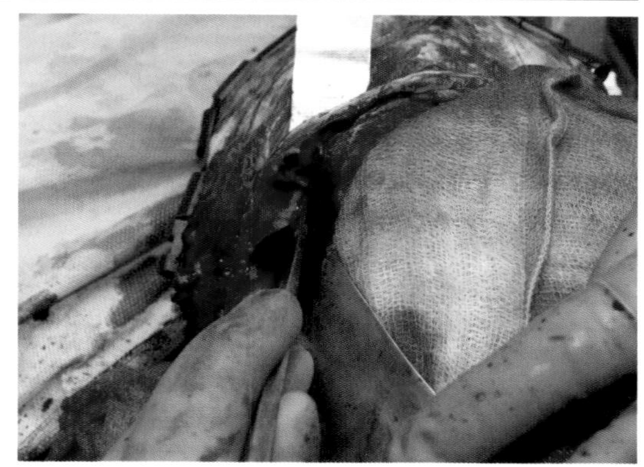

图 11.15　蝶骨翼截骨术。

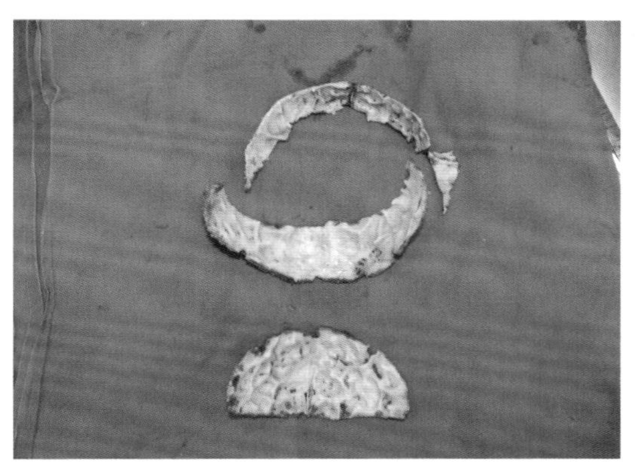

图 11.16　切取的骨瓣。

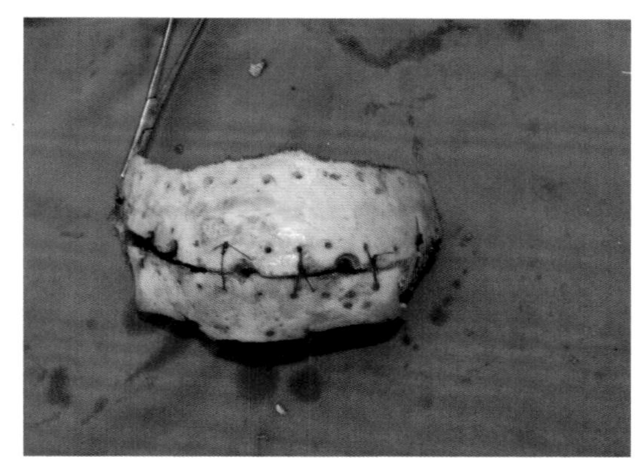

图 11.17　结构重塑。

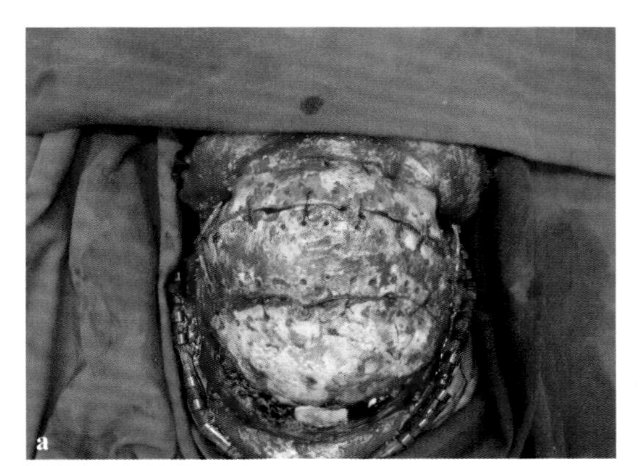

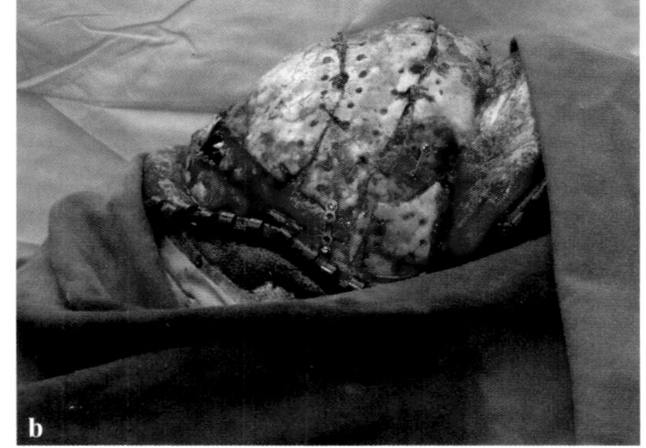

图 11.18　固定结构后。

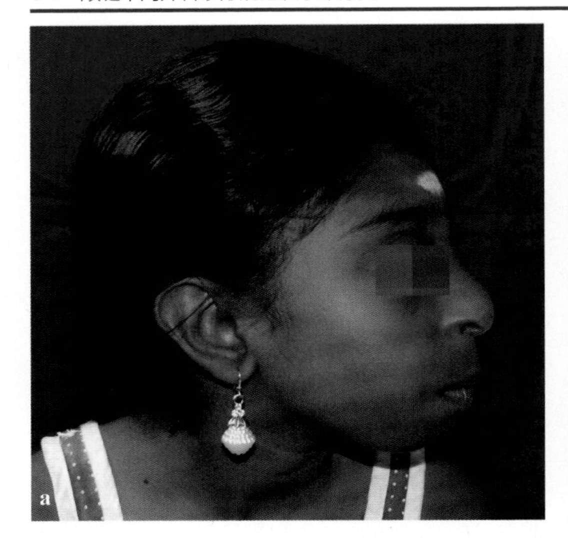

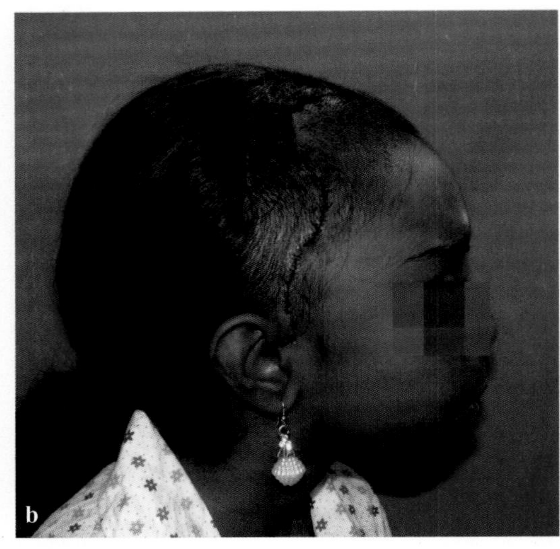

图 11.19 （**a**）术前图像。（**b**）术后图像。

参考文献

1. Ferriman D. OXYCEPHALY. Lancet 1939; 233(6020):118–119
2. Evans P. Oxycephaly. Proc R Soc Med 1947; 40(4):166
3. Bordian M. Oxycephaly. JAMA 1950;143(1): 15–18
4. Barnes Woodhall MD. Oxycephaly: Results of treatment by the king “morcellation” method. J Pediatr 1942;20(5):585–595
5. Ebenezer R. Craniostenosis or oxycephaly. IJO 1960;8(3):77–80
6. Bernard NE. Cohn. True oxycephaly with syndactylism: Case report. Am J Surg 1945; 68(1):93–99
7. Handley RS. OXYCEPHALY. Lancet 1939; 233(6022):238

第 12 章 非综合征性颅缝早闭的几何矫正：原则和技术

Pramod Subash, Suhas Udayakumaran, Arjun Krishnadas

概述

颅缝早闭是指一条或多条颅穹隆骨缝的过早融合，通常发生在胎儿发育期。颅缝是指一层薄纤维组织在膜状骨板之间的连接。Rudolf Virchow 的理论指出，颅穹隆骨缝的过早融合会导致患侧发育受限，对侧出现代偿性过度生长[1]。功能和形态问题可因年龄和颅缝早闭的类型而异[2]。文献中描述了各种矫正颅缝早闭引起的颅面畸形的手术技术，但仍然缺乏一种简单、可重复的用于广泛类型颅缝早闭畸形的手术方法，以获得可预测和可重复的外观效果。在本章中，作者旨在描述一种新的技术及其在手术计划中的原则。

几何矫正计划

几何矫正的目的是通过前移已经回退的眶上区和重塑变形的颅骨来获得双侧的对称性。骨性融合会导致同侧和对侧颅面骨的代偿性变形，这将对识别正常解剖标志、建立对称重建基础带来困难。手术计划过程中面临的问题还包括明确颅面的解剖中线和量化眶上区的前移距离。

面部骨骼的多探测器计算机断层扫描（MDCT）是评估颅骨形态异常的金标准。术前需进行细致的计划，以评估额眶区的前移距离和前额骨的切除范围。使用 Macintosh 的 DICOM 成像软件，将 1mm 厚的原始医学数字成像和通信（DICOM）数据重建为三维模式（3D）。当计划实施矫正手术时，确定 CT 中线也是一个难题。一条穿过“人”字缝中线、枕骨大孔和下颌骨的直线用于中线的定位扫描。使用一个标准的球形体作为参照，借助球体的投影评估额眶区的虚拟定位，并使用标尺进行量化。该值被视为额-眶带的前移值，用于指导矫正眶上区的颅骨后缩。虽然前额部的前移严格遵循额-眶带的定义，但其轮廓的矫正是以相对正常的对侧作为稳定标志的，然后重塑患侧以实现双侧的对称性。

手术技术

额-眶前移术（FOA）和颅骨重建术需要在全身麻醉下进行，建立两条静脉通道或一条中心静脉通道（带动脉管线和 Foley 导管）。心电图（ECG）监测、二氧化碳描记和核心体温计也是必需的。标准的头部和面部暴露范围为嘴唇以上，以便在术中进行可视化的外观矫正。

向耳后延伸的双冠状切口（“之”字形切口改良）用于暴露外侧眶壁并向下暴露至颧骨体部。同时暴露眼眶上壁、内侧壁和外侧壁。标记计划的面部中线和实际的面部中线。在颅骨上标记额-眶带（包括“沟槽”）。在两侧标记眶上缘和颅面（实际）中线到额突的距离。根据这些值确定患侧额部内侧和下部的复位程度（**图 12.1**），然后将双额骨瓣向后延伸至颞顶区，以防止术后前额外侧区出现凹陷畸形。在发际线内或计划切除的中线骨段内标记钻孔，收集骨屑，进行双额开颅术。额-眶带被截骨后作为一个整体取出。用可吸收的板和钉固定在颅骨上。额骨骨瓣经过重塑以达到几何对称，并固定在额-眶带和颅骨上。颅骨间隙用骨屑和纤维蛋白胶填充。轻微的轮廓不规则情况要么被削减，要么用骨屑/纤维蛋白胶填充。如若需要，可以在骨膜上做减张切口以实现无张力缝合。留置引流管，3-0 Vicryl 缝线和头皮钉逐层缝合头皮。

讨论

手术干预的目标是打开闭合的颅缝，让脑内容物（如脑实质和眼球）的发育不受限制，同时基于骨骼组分三维重建正常的解剖形态和颅骨轮廓。颅缝早闭的外科治疗在过去几年内有了很大的发展。单纯颅缝早闭的修复技术经历了从条状颅骨截骨术到经典开放性 FOA 术式的巨大发展。条状颅骨截骨术因其颅骨扩大的程度有限而术后结果不一致，不能解决颅底颅缝狭窄的问题[3, 4]。McCarthy 等进行了扩大的条状颅骨截骨术（沿眶外侧壁截取冠状带颅骨并延伸至眶下裂，合并颅底颅缝），手术存在高复发率[5]。Whitaker 等[6]提出了另一种技术，将一块游离骨移植至眶外侧缘后部，以提供长期的支撑。1978 年，Marchac[7]提出了“浮动前额”法，可屈光导纤维支气管镜（FOB）和前额骨瓣仅固定在鼻中线位置。

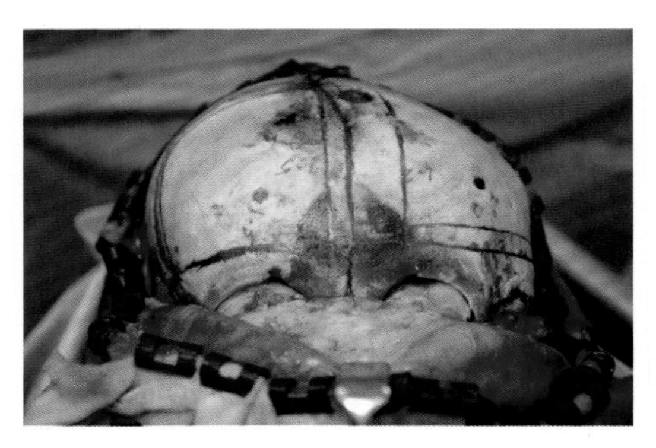

图.12.1 斜头畸形的几何校正标记图。

由于 85%的孤立性颅缝早闭对颅内压没有影响，矫正的目的主要是外观问题。虽然由颅内压升高导致功能性障碍的颅缝早闭需要早期矫正，但其外观效果与外科手术效果相同。此外，需要知道的是，患儿发育过程中已行矫正的颅骨形态会随着发育一起变化，任何术后的残余畸形都不会在发育中得到自然纠正。因此，手术必须达到正常或接近正常的矫正效果。

结论

几何矫正法具有可重复性，适用于各种颅缝早闭畸形的单一原则，具有能够矫正至正常的双额宽度、使额骨的坡度和额凸的位置几何对称、避免术后颞部空缺等优点。几何校正法对颅缝早闭畸形手术具有良好的外观效果。

参考文献

1. Pattisapu JV, Gegg CA, Olavarria G, Johnson KK, Ruiz RL, Costello BJ. Craniosynostosis: diagnosis and surgical management. Atlas Oral Maxillofac Surg Clin North Am 2010; 18(2):77–91
2. Reiner D, Lajeunie E, Arnaud E, Marchac D. Management of craniosynostosis. Childs Nerv Syst 2000;16:645–658

3. Selber JC, Brooks C, Kurichi JE, Temmen T, Sonnad SS, Whitaker LA. Long-term results following fronto-orbital reconstruction in nonsyndromic unicoronal synostosis. Plast Reconstr Surg 2008;121(5):251e–260e
4. Matushita H, Alonso N, Cardeal DD, de Andrade F. Frontal-orbital advancement for the management of anterior plagiocephaly. Childs Nerv Syst 2012;28(9):1423–1427
5. McCarthy JG, Coccaro PJ, Eptstein F, Converse JM. Early skeletal release in the infant with craniofacial dysostosis: the role of the sphenozygomatic suture. Plast Reconstr Surg 1978;62(3):335–346
6. Whitaker LA, Schut L, Kerr LP. Early surgery for isolated craniofacial dysostosis. Improvement and possible prevention of increasing deformity. Plast Reconstr Surg 1977;60(4):575–581
7. Marchac D. Radical forehead remodeling for craniostenosis. Plast Reconstr Surg 1978; 61(6):823–835

第13章 额-眶前移术:原则和技术

Shweta Kedia, Deepak Kumar Gupta

概述

颅缝早闭是指单个或多个颅缝过早、异常的融合,导致患儿异常发育。人们已发现它与颅内压(ICP)升高和(或)颅面畸形有关。

手术干预(最好在1岁之前)[1, 2]旨在矫正不对称的前额部和眶上区,使患侧颅骨前移。手术持续时间、失血量和过低体温[3, 4]对接受手术的幼儿非常关键。各种不同的重建手术,包括不同的截骨形状和骨瓣固定方式已被描述。此外,还可以使用一些替代方法,如前颅穹隆骨的牵引和其他有效技术[5, 6]。额-眶前移术伴或不伴额骨前移仍然是任何颅缝成形术的重要部分。

临床概况及表现与影像学特征已在书中其他章节讨论。作者旨在描述和比较既往文献中描述的各种额-眶前移术。

随着人们对三维解剖和病理生理学的理解不断深入,颅骨切除、整形和修复的颅腔重建术现已被广泛使用。额部前移术是在特定患者中进行的一种颅穹隆重建[7]。**框13.1**列出额部前移的常规适应证。

矫正的时机

母婴建立相互关系的时间通常发生在婴儿5~9月龄时,此时手术有助于保护患儿免受ICP升高的影响。

原则与技术

这种额-眶前移术计划应该在三维平面上进行,而不仅仅在两个平面(前后位和侧位)上,包括前移和重塑眶上的骨带,重建一个新的前额骨(**图13.1**)。整个技术总结为两个步骤:

- 眶上骨带的前移。
- 游离骨瓣转位以重建具有适当曲率的前额部。

额-眶带由眶上缘、部分眶顶和组成前额(下部:眶上缘;上部:前额的其余部分直至冠状缝)的眶外侧壁组成。非对称性的面部通常是根据成对的标志来计算的,例如两侧的外眦、眼眶、颧弓点及它们与对称轴的相应距离。然后计算额-眶带的整体对称性(**图13.2**)。根据术前的精准计算,可以实现更科学、更美观的颅骨矫正。甚至可以使用计算机辅助设计(CAD)打印技术制作3D打印模型,并在手术前打印出儿

框13.1 适用于额部前移术的颅缝早闭类型

非综合征性

- 扁头畸形:前部/短头畸形
- 三角头畸形/非典型船头畸形
- 非典型颅骨畸形,迟发表现
- 尖头畸形:短头畸形+船头畸形

综合征性

- Crouzon综合征
- Pfeiffer综合征
- Apert综合征

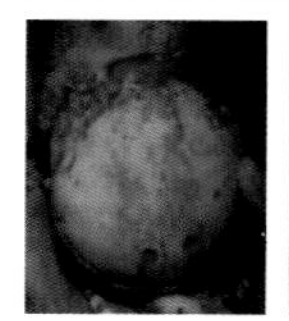
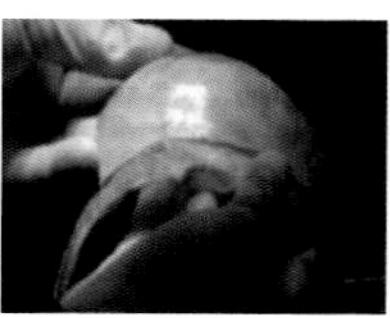
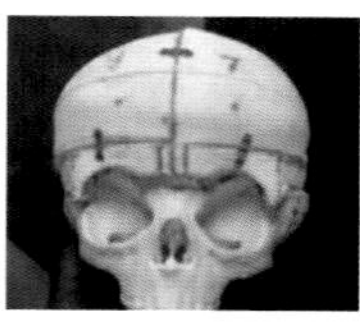

图 13.1　重塑眶上骨带，同时制作前额骨的上部：阐述额部前移的过程。

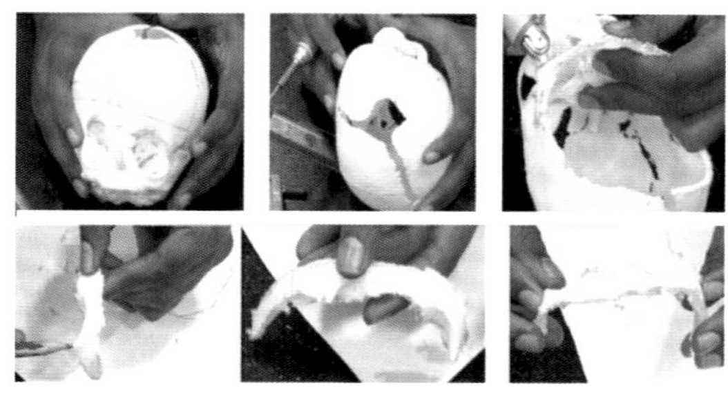

图.13.2　术前对三维光刻（STL）模型进行数学计算。

童的塑胶模型。这个基于 CT 扫描数据生成的模型用于颅骨骨窗及骨瓣前移的术前计划。对面部形态的定量分析评估颅骨形状是一个重要的步骤。在三维空间评估额部的对称性需要详尽的术前计划和系统的方案（**图 13.3**）。

手术步骤

患者保持仰卧位，头部抬高 30°，颈部轻微弯曲，固定于“U”形头圈中。暴露面中部和眶周以便术中进行评估，根据需要随时修改。建立中心静脉压和动脉压监测。手术中，采用适当措施防止体温过低和失血。在整个手术过程中，麻醉团队需要密切关注静脉空气栓塞、导管移位和失血情况。根据外科医生的技术偏好，如果患儿存在严重突眼/综合征性畸形，需要暂时闭合其眼睑。

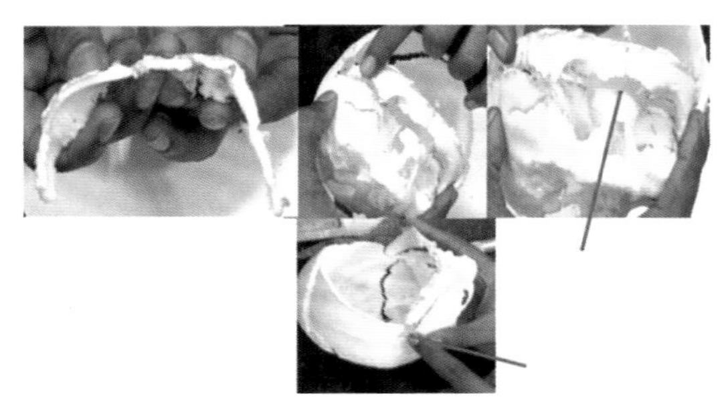

图 13.3　三维矫正是手术的目标，这些模型有助于术前评估。

作者常规进行双额骨眶前移手术。

双冠状切口，翻起皮瓣（**图 13.4**）。

颞肌向下剥离至颞窝。在眶上缘和额颧突周围进行骨膜下剥离，以到达双侧眼眶。松解眶上神经，显露鼻额缝和额颧缝。所有的操作以保护眶上神经为目的。暴露外眦和内眦韧带，获得进入眶上区域的入口。制作前底部的骨膜瓣，暴露眶上缘、鼻骨基底和眶侧壁的上部。截取 2.5 cm 厚的额-眶带。硬膜外剥离（避免过度电凝硬膜以保留患儿的成骨潜能），并勾勒额-眶带，包括颞骨鳞部的“沟槽”，随后使用气钻铣刀、开颅器械、细凿子和锤子进行截骨。通过轻轻钻孔产生颅骨青枝骨折，纠正异常的曲率。用可吸收的螺钉/钢板或不可吸收的单丝粗缝线将截取的额-眶带固定，并根据术者要求将其置于前移的位置。

在骨槽边缘灵活调整位置后固定牢

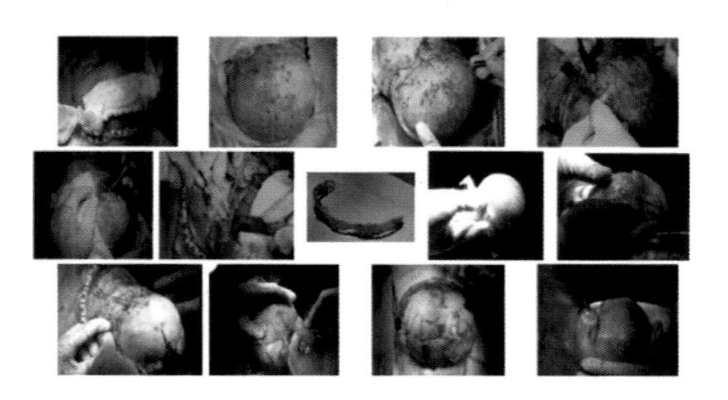

图 13.4　扁头畸形的手术步骤（图 13.5）。对于一例扁头畸形患儿，医生如何根据术前计划进行成功外观矫正的详细描述。

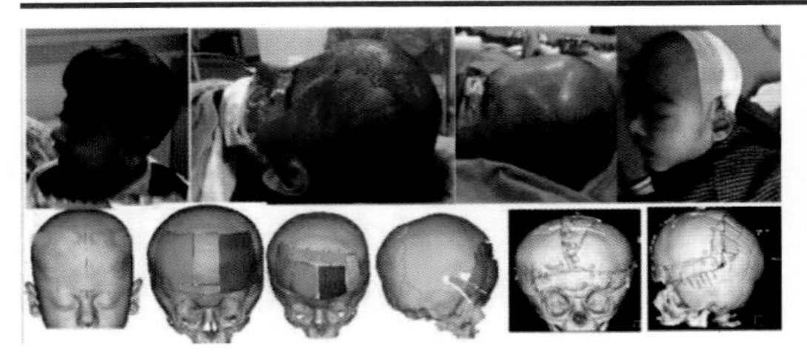

图 13.5 术前、术后及计算机辅助的术前计划图像。注意对比手术取得的矫正和计划的矫正。

固。额-眶带通常位于角膜前方 12~13 mm（矫枉过正会随患儿成长而得到补偿）。患侧通常需要 8~15 mm 的骨带前移。眶上骨带的重塑是通过患侧前移和对侧后定位来重塑的。在中线处切开前额骨，将截取的骨块调整并放置到最佳位置（**图 13.5**）。

单侧带状骨前移术

在单侧冠状缝早闭的病例中，很少有外科医生选择单侧手术。双冠状皮瓣和额骨截骨的方法与两侧的额骨前移术相同。但并不是完全的眶上骨带前移，只有同侧的骨带被移动和固定。文献中也没有确定哪一种手术优于另一种[8-10]。

术后护理

按照常规，患儿术后第一天在重症监护室监护。术后可采取仰卧位，床头在 2~3 天内抬高，以减少头皮下积液。术后最初几天需注意肿胀及其引起的继发性闭眼。术后可选择放置帽状腱膜下引流，作者通常避免使用（如若使用，应避免负压吸引）。密切监测呼吸功能和体温。评估血液指标，尤其是在大量失血和相关输血的情况下。检查伤口是否有持续出血或脑脊液（CSF）漏出。

术后评估是重建手术的关键（**图**

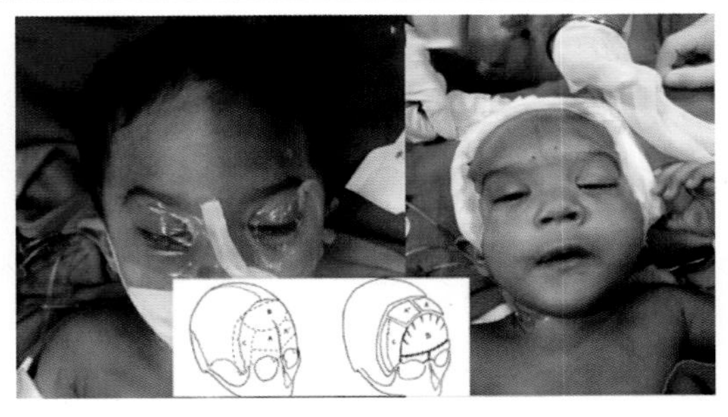

图 13.6 三角头畸形患儿矫正后的主观评估。另附术中手术步骤的线形图。

13.6）。作者目前已从单纯的主观评价方法转向较为客观的畸形矫正方法[11]。通常使用低剂量辐射方案的 3D CT 进行颅面重建来评估患儿的外观效果，以查看畸形矫正/进展的情况（**图 13.7**）。然而，为了减少辐射暴露，我们可通过取得患儿术前术后的连续性图像识别出最显著畸形的特征，明确术前畸形的严重程度对矫正结果的影响，分析手术年龄对预后的影响，评估手术结果的稳定性，研究手术经验对预后的影响。

并发症

分析围术期并发症和死亡率是反思手术技巧的关键。对颅缝早闭手术中发生的并发症进行分类和标准化的研究有很多。

“牛津分类”[12]将并发症分为 5 种类

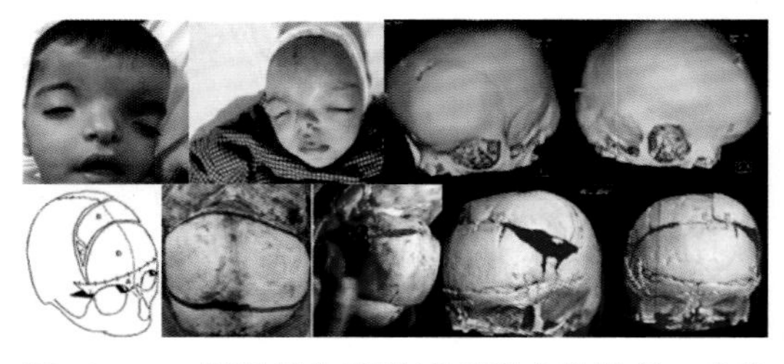

图 13.7 一例因斜头畸形接受手术的患者。术前和术后影像学检查是这些患者随访计划中的例行项目。

型,重点为延期出院、再次手术、长期后遗症及死亡。最近,Shastin 等[13]建议对并发症进行详细和标准化分类。每一组都根据时间和项目进行了细分。通过使用标准的方法,他们观察到出现某种并发症的患者数量远远高于其他并发症。

在综合征性患者或多颅缝受累的患者中,存在与手术相关的潜在重大风险。额-眶前移术是累及眼眶和副鼻窦周围复杂的重建技术。患者的年龄和手术时间对手术结果有直接影响。

长期的颅内高压可能导致颅内表面内折,形成异常的静脉通道,成为出血的来源。

感染、脑损伤和脑脊液漏是与此手术相关的潜在并发症。这些并发症可以通过精湛的手术技术来减少,或在硬脑膜损伤部位使用足够的硬脑膜封闭/组织胶(密封剂)来预防脑脊液漏发生。

额-眶前移术的具体并发症包括:

- 眶上神经损伤导致前额感觉丧失。虽然经常发生,但这些神经的意外损伤/离断在非常小的患儿中通常没有大的后遗症。
- 虽然强调了滑车韧带、内眦韧带和外眦韧带的准确复位,但没有发现复位失败会影响眼球运动。
- 在多数情况下,术者会遇到术中由于眼心反射的操作而导致的缓慢性心律失常。局部注射利多卡因有助于控制这些短暂发作。
- 极少有报道对视神经和嗅神经的损伤。

讨论

由于颅缝早闭的自然病史和颅骨异常生长导致颅底延长,需要采用全颅骨重建和(或)额-眶前移术来获得较好的美学外观。这些复杂的手术需要有一个专门的颅面团队合作,包括熟悉这些手术程序及术中复杂问题的神经外科医生和麻醉医生。

尽管术后可获得很高的满意度,但作者还是例行告知患儿家属,他们不应该期望这种手术能完全恢复孩子的头部形状。过度畸形需要 1 年以上进行矫正,通常建议家属在随后的几年逐步为患儿矫正畸形[13,14]。

研究表明,实施这些标准的技术后,长期观察发现,这些畸形往往会恢复到原来的形状[15, 16]。导致远期预后差的因素有发育减弱、手术扩张不充分、手术过程中相应区域的血流阻断或所有这些因素的联合[17]。

在这种矫正手术上有一些临时做出的改进。主要围绕额-眶带,因为在这个手术中最关键的一步是额-眶带的制作。随着额-眶带的完成,其他的重建工作也随之结束。Fearon[18]质疑了沟槽截骨术在所有前颅缝闭合手术中的普遍应用。他主张手术计划应基于 3 个因素:颅缝早闭的类型、畸形的严重程度和患者的年龄。因此,他给出了额-眶带前移的类型,以满足复杂病例矫正的需要(**表 13.1**)。

倾斜手术是对额-眶前移术的一种改进,额颧突不进行截骨。在眶上缘的上外侧制作一个青枝骨折,维持了额鼻和额颧颅缝的附着。骨膜和深部的血管连接得以保留。该技术的原理是额窦正常发育并具有功能[19]。

很少有外科医生强调这样一个事实:

表 13.1 额-眶带的类型

类型	描述	方法	应用
1 型	自稳定额-眶带	简单的线性前移	三角头畸形的额侧骨性融合
2 型	梯形额-眶带	眶缘的垂直调整，伴随前移	冠状缝闭合
3 型	中间镶嵌型额-眶带	在前移和下降的同时减少眶上缘的宽度	双额宽度增加的尖扁头畸形
4 型	组合型额-眶带	额-眶带作为一个单独的组分	年龄较大的儿童颅面骨发育不良，额窦发育良好

在单纯的前额前移术中，鼻偏曲被忽略了[20]。Mühlbauer 等[21]建议，在进一步发育过程中，鼻蝶复合体和面中部结构的自发重塑有利于自我矫正。然而，一些研究者[22-24]不同意，他们建议患有严重鼻偏斜并伴有鼻蝶复合体脱位的大龄儿童进行鼻骨截骨术。

Oh 及其同事[25]建议采取以下几项措施来尽量减少双颞部凹陷。

1. 使用全厚度颅骨移植物来填充下部的冠状骨缺损。

2. 旋转颞肌，固定在额骨上一起前移，并重新固定于颞线。

他们建议用颗粒骨移植填充上部的冠状间隙，并用纤维蛋白胶固定。

关于矫正额-眶前移的眶距过窄问题也存在争议，尤其是在三角头畸形中。Havlik 等[26]建议在眶内侧壁向外“青枝骨折”后，在鼻骨之间插入颅骨移植物。尽管其他人，如 Fearon 及其同事[27]在额眶矫正期间没有解决低张力问题，但引用了眦间 Z 评分超过平均增长率的说法。实际上，他们发现了受累更严重的患者的发育速度更快。

Marsh 和 Schwartz[28]在截取额-眶带时将眶外侧壁截骨范围延伸至颧骨体部。这避免了额部前移后外侧眶缘的向前移位。然而，它包含更多的外眦韧带的分离和剥离。为了避免这种情况，可以沿着颧蝶骨缝进行截骨术，并放置颅骨移植物，将眶外侧缘调整为与额骨颧突的前移和增宽的正态关系。

最近，有人报道了一种利用撑开器逐步扩大颅骨的新技术[29-32]。这避免了额叶皮瓣移植的需要，同时也避免了软组织的扩张。术后无硬膜外无效腔，保留骨瓣血供。与传统手术相比，它避免了眼眶截骨术和额骨骨瓣分离，从而使额骨外观更加自然和令人满意。骨瓣保持血管化，从而降低颅内感染、骨坏死和骨吸收的概率。

应用计算机辅助三维可视化和手术模拟，当前的多层面 CT 扫描技术可用于诊断和手术规划[15, 33]。手术模拟虽然费时，但对于颅缝闭合的颅骨重建手术是一个有用的工具。颅缝闭合的各种手术模拟策略都是可用的，根据不同畸形制订手术方案也是有益的。计算机辅助生物力学模拟可以使用先进的技术,如有限元素法,并可用于计算施加在解剖结构上的力的影响,例如,手术过程中用于弯曲骨段的力,甚至是发育中的大脑对术后骨骼的影响。优化手术计划的进一步方法是确定目标,例如,截骨节段平滑的表面轮廓,并使用计算机算法在预定义的弯曲后定位截取骨节段[34]。

手术导航还可用于将手术模拟和计划转换为真实的手术环境[35]。这也可以应用于标准导航技术中,使用定点设备并为每个截骨段的预定位点定义标记。然而,后处理所需的时间也是一个关键问题,限制了所述技术的常规临床应用。随着更复杂的分割程序和切割工具的应用,主要花在截骨节段分割的时间将减少。采用各种技术(如边缘检测等)的半自动甚至自动分割程序可以实现更精确、更快的分割。

结论

当代颅缝早闭外科治疗的主要目的是打开闭合的颅缝,拆解并重建畸形的骨骼成分,使其结构正常化。额-眶前移和前颅腔重塑仍然是涉及前颅腔颅缝早闭的外科治疗的主要手段。3D 打印、术中导航、增强现实(AR)、机器人技术和进一步的外科手术自动化在最近的创新技术时代无法被忽略。手术模拟综合征性和非综合征性颅缝早闭患儿的额-眶前移是一个有用的工具。目前常规的临床应用受到截骨节段分割技术问题的限制,这可能会随着技术发展来而得到解决。通过先进的计划程序和利用有限元素方法模拟术后生物力学特性的机会,进一步加速这种方法的使用。额斜头畸形早期行颅面矫正可获得稳定、可接受的外观效果,初始畸形对其影响很小。如果在孩子出生后的最初 9~12 个月进行手术,最常见的颅面特征可以得到很好的矫正。短期和长期畸形的焦点仍然是颞下凹陷,在手术中需要特别注意。还需要注意的是,多一点侵入性操作,可以根据畸形类型获得更复杂和更好的形态学结果。

参考文献

1. Pagnoni M, Fadda MT, Spalice A, et al. Surgical timing of craniosynostosis: what to do and when. J Craniomaxillofac Surg 2014;42(5):513–519
2. Goldin JH. The timing of surgical treatment for severe craniosynostosis. In: Caronni EP, ed. Craniofacial Surgery 3, Proceedings of the Second International Congress of the International Society of Cranio-Maxillo-Facial Surgery. Florence, Italy; 1989:307–309
3. Jeong JH, Song JY, Kwon GY, et al. The results and complications of cranial bone reconstruction in patients with craniosynostosis. J Craniofac Surg 2013;24(4):1162–1167
4. Goyal K, Chaturvedi A, Prabhakar H. Factors affecting the outcome of patients undergoing corrective surgery for craniosynostosis: a retrospective analysis of 95 cases. Neurol India 2011;59(6):823–828
5. White N, Evans M, Dover MS, Noons P, Solanki G, Nishikawa H. Posterior calvarial vault expansion using distraction osteogenesis. Childs Nerv Syst 2009;25(2):231–236
6. Wong S, Nagengast ES, Miller J. Anterior cranial vault distraction for the treatment of normocephalic pancraniosynostosis. J Craniofac Surg 2016;27(3):e283–e288
7. Williams JK, Ellenbogen RG, Gruss JS. State of the art in craniofacial surgery: nonsyndromic craniosynostosis. Cleft Palate Craniofac J 1999;36(6):471–485
8. Bartlett SP, Whitaker LA, Marchac D. The operative treatment of isolated craniofacial dysostosis (plagiocephaly): a comparison of the unilateral and bilateral techniques. Plast Reconstr Surg 1990;85(5):677–683
9. Sgouros S, Goldin JH, Hockley AD, Wake MJ. Surgery for unilateral coronal synostosis

(plagiocephaly): unilateral or bilateral correction? J Craniofac Surg 1996;7(4):284–289
10. Cornelissen MJ, van der Vlugt JJ, Willemsen JC, van Adrichem LN, Mathijssen IM, van der Meulen JJ. Unilateral versus bilateral correction of unicoronal synostosis: an analysis of long-term results. J Plast Reconstr Aesthet Surg 2013;66(5):704–711
11. Whitaker LA, Bartlett SP, Schut L, Bruce D. Craniosynostosis: an analysis of the timing, treatment, and complications in 164 consecutive patients. Plast Reconstr Surg 1987;80(2):195–212
12. Shastin D, Peacock S, Guruswamy V, et al. A proposal for a new classification of complications in craniosynostosis surgery. J Neurosurg Pediatr 2017;19(6):675–683
13. Gupta D , Kedia S, Mahapatra AK. Fronto-orbital advancement in craniosynostosis. In: Singh VP, Nair M, eds. Progress in Clinical Neurosciences. Vol. 31. New Delhi: Thieme; 2017
14. Gupta D , Mahapatra AK. Overview of craniosynostosis. In: Singh VP, Nair M, eds. Progress in Clinical Neurosciences. Vol. 18. New Delhi: Thieme; 2004
15. Piatt JH Jr, Starly B, Sun W, Faerber E. Application of computer-assisted design in craniofacial reconstructive surgery using a commercial image guidance system. Technical note. J Neurosurg 2006; 104(1, Suppl): z64–67
16. Cohen SR, Kawamoto HK Jr, Burstein F, Peacock WJ. Advancement-onlay: an improved technique of fronto-orbital remodeling in craniosynostosis. Childs Nerv Syst 1991;7(5):264–271
17. McCarthy JG, Karp NS, LaTrenta GS, Thorne CH. The effect of early fronto-orbital advancement on frontal sinus development and forehead aesthetics. Plast Reconstr Surg 1990;86(6):1078–1084
18. Fearon JA. Beyond the bandeau: 4 variations on fronto-orbital advancements. J Craniofac Surg 2008;19(4):1180–1182
19. Patel A, Chang CC, Terner JS, Tuggle CT, Persing JA. Improved correction of supra-orbital rim deformity in craniosynostosis by the "tilt" procedure. J Craniofac Surg 2012;23(2): 370–373
20. Whitaker LA, Schut L, Kerr LP. Early surgery for isolated craniofacial dysostosis. Improvement and possible prevention of increasing deformity. Plast Reconstr Surg 1977;60(4):575–581
21. Mühlbauer W, Anderl H, Schmidt A, et al. Asymmetrical cranio-orbital facial stenosis. Ann Plast Surg 1991;26(1):45–50, discussion 50–51
22. Betts NJ. Techniques to control nasal features. Atlas Oral Maxillofac Surg Clin North Am 2000;8(2):53–69
23. Hansen M, Mulliken JB. Frontal plagiocephaly. Diagnosis and treatment. Clin Plast Surg 1994;21(4):543–553
24. Hansen M, Padwa BL, Scott RM, Stieg PE, Mulliken JB. Synostotic frontal plagiocephaly: anthropometric comparison of three techniques for surgical correction. Plast Reconstr Surg 1997;100(6):1387–1395
25. Oh AK, Greene AK, Mulliken JB, Rogers GF. Prevention of temporal depression that follows fronto-orbital advancement for craniosynostosis. J Craniofac Surg 2006; 17(5):980–985
26. Havlik RJ, Azurin DJ, Bartlett SP, Whitaker LA. Analysis and treatment of severe trigonocephaly. Plast Reconstr Surg 1999; 103(2): z381–390
27. Fearon JA, Kolar JC, Munro IR. Trigonocephaly-associated hypotelorism: is treatment necessary? Plast Reconstr Surg 1996;97(3):503–509, discussion 510–511
28. Marsh JL, Schwartz HG. The surgical correction of coronal and metopic craniosynostoses. J Neurosurg 1983;59(2):245–251
29. Tahiri Y, Swanson JW, Taylor JA; Distraction Osteogenesis Versus Conventional Fronto-Orbital Advancement for the Treatment of Unilateral Coronal Synostosis. Distraction osteogenesis versus conventional fronto-orbital advancement for the treatment of unilateral coronal synostosis: a comparison of perioperative morbidity and short-term outcomes. J Craniofac Surg 2015;26(6): 1904–1908
30. Kyutoku S, Inagaki T. Review of past reports and current concepts of surgical management for craniosynostosis. Neurol Med Chir (Tokyo) 2017;57(5):217–224
31. Swanson JW, Taylor JA. Distraction of the Cranial Vault. Craniofacial Distraction, 2017:

203–22
32. Shen W, Cui J, Chen J, Ji Y, Kong L. Internal distraction osteogenesis with piezosurgery oblique osteotomy of supraorbital margin of frontal bone for the treatment of unilateral coronal synostosis. Ann Plast Surg 2017;78(5):511–515
33. Jans G, Vander Sloten J, Gobin R, Van der Perre G, Van Audekercke R, Mommaerts M. Computer-aided craniofacial surgical planning implemented in CAD software. Comput Aided Surg 1999;4(3):117–128
34. Li B, Zhang L, Sun H, Yuan J, Shen SGF, Wang X. A novel method of computer aided orthognathic surgery using individual CAD/CAM templates: a combination of osteotomy and repositioning guides. Br J Oral Maxillofac Surg 2013;51(8):e239–e244
35. Meehan M, Teschner M, Girod S. Three-dimensional simulation and prediction of craniofacial surgery. Orthod Craniofac Res 2003;6(Suppl 1):102–107

第 14 章 后颅窝牵张术在治疗复杂综合征性颅缝早闭中的作用

Jonathan R. Ellenbogen, Benjamin Robertson, Ajay Sinha

概述

多处颅缝的过早融合会影响正常的颅骨生长，导致颅骨形态异常。这对潜在的大脑生长和发育有间接影响。颅骨生长受限会限制颅腔容积，导致颅内压（ICP）升高。它也有可能改变后颅窝的形态，从而减少所包含小脑的体积，导致头-颅不对称。这可能导致小脑扁桃体通过枕骨孔下降，造成 Chiari 畸形，出现脑脊液动力学改变和脑积水。

颅内压升高的典型症状包括头痛（尤其是在早上醒来时）或恶心/呕吐，这些症状可能在疾病的早期并没有出现在这些孩子身上。还有更轻微的迹象或症状，如视觉障碍、睡眠模式的改变或增加中枢性睡眠窒息的发作，认知缓慢，行为改变。体格检查可能发现格拉斯哥昏迷评分（GCS）降低、嗜睡和视神经乳头水肿。

大多数出现多处颅缝早闭的患者都存在遗传变异的可能。这些患者中有许多人会有复杂的医疗诉求，这也是综合征的一部分。潜在的遗传异常可能被诊断，也可能未被诊断，所涉及的遗传途径可能清楚，也可能不清楚。然而，多处颅缝早闭的患者必须接受遗传咨询，并将临床遗传学信息输入其护理中，以帮助诊断潜在疾病。

由于这种复杂综合征患者有许多相关的医学疾病，所以他们的治疗需要一个多学科团队的参与。该团队应包括麻醉科、听力学、临床遗传学科、临床心理科、颌面外科、神经放射、神经外科、眼科、正畸科、耳鼻喉科、整形和修复外科、呼吸内科专家，以及专科护士和语言治疗专家。

颅缝早闭的治疗

颅缝早闭的治疗方法包括扩大颅腔体积，以适应大脑生长，减少小脑扁桃体疝，改善头-颅不对称，改善颅骨整体形态以达到美容目的。

在出生的最初 2 年，大脑迅速生长，颅骨也迅速适应这种生长，2 岁时颅骨体积达到成人的 77%，5 岁时达到 90%[1]。在出生的第 1 年，婴儿颅骨体积的最大增长通常发生在后穹隆；但是，综合征性双冠状缝早闭患者与正常对照组相比，中颅窝颅骨生长更大，后颅窝发育不全[2, 3]。在综合征性颅缝早闭患者中，颅顶和（或）颅底的颅缝线过早融合可能导致后颅窝内的压力增高；后脑和后颅窝之间的不均衡生长会导致 Chiari 畸形。这在 Crouzon 综合征中尤其明显，在这种疾病中，蝶枕、岩枕和枕骨软骨可能在出生的第 1 年完全融合。这导致后颅窝变小，前后轴缩短，上下轴和外侧轴拉长[4]。Crouzon 综合征患者的 Chiari 畸形发生率为 70%，Pfeiffer 综合征发生率为 82%，Kleeblattschädel 综合征发生率为

100%[5]。

颅骨容积扩张的方法有经额眶入路的全/次颅腔重建或后颅窝重建，以及利用扩张器撑开颅骨。

后颅窝扩张

经后颅窝牵张成形术扩张颅腔适用于双侧冠状缝和（或）矢状缝伴“人”字缝的颅骨缝早闭的患者，即“梅赛德斯-奔驰”型。后颅窝扩张可以增加颅内体积，并且在额叶不受干扰的情况下对美观的损害最小。当后颅窝扩张时，每毫米撑开获得的颅内体积比同等撑开额-眶距离更大[6]。最近的一项研究表明，使用撑开扩大术后颅窝体积比单级额-眶增大 2 倍。比较 3 种不同的后颅窝扩张技术的容积数据，结果显示，采用自由漂浮顶枕骨瓣扩张后颅窝的容积为 13%~24%，跨瓣弹簧扩张后颅窝的容积为 18%~25%，内牵张器扩张后颅窝的容积为 22%~29%[7]。另一项研究发现，使用后颅窝牵引器可使颅内体积增加 28.5%[8]。当仰卧睡觉时，儿童头部的重量会迫使重新定位的碎片回到原来的位置，所以后侧扩张技术在保持位置和防止形状复发上的难度更大。当然，后穹隆的骨骼解剖结构明显不那么复杂，并且可以容忍微小的不对称，这使得该区域的扩张比额眶区域的扩张更容易。

后颅窝扩张有时需要分两步：①在早期先进行后颅窝扩张，实现颅内体积的大幅增加；②后期如果需要的话，再进行额-眶扩张和重塑，以纠正前颅的形态。为了彻底矫正综合征性颅缝早闭患者的后缩眉和眶，并改善整体美观，可能需要额-眶推进和重塑。因此，第一次颅腔扩张手术为第二次手术争取了时间，让额-眶推进和重塑在获得稳固的形态后才进行。此外，后颅窝扩张可能减轻后颅窝脑组织的受压。在进行性脑积水患者中，幕下腔室减压理论上可以增强受压大脑导水管中的脑脊液流量。

最近的一项研究观察了 40 例患有综合征性颅缝早闭症的儿童，发现在接受最初的后穹隆牵张成骨的患者中，平均随访 4 年，只有 61%的患者需要额前移术和重塑，在实施后穹隆牵张成骨术之前，患者手术的成功率为 100%。他们发现，对综合征性颅缝早闭患者使用早期后穹隆牵张成骨术显著减少了出生后 5 年进行额眶前移术的平均次数，推迟了最初的额眶前移，并可能减少主要颅面手术的次数[9]。一个可能的原因是，与前穹隆牵张成骨不同，颅后扩张似乎可以减少额凸和颅骨高度轨迹[10]。

牵张术

牵张术包括在颅骨穹隆区域周围进行截骨/颅骨成形术，而不需要将颅骨从硬脑膜上抬高。与传统的颅窝重建相比，这种方法显著降低了发病率。这在综合征性颅缝早闭中特别重要，因为其血管解剖结构通常异常[11-12]。此外，由于颅骨骨瓣没有脱离硬脑膜，因此理论上降低了血管断流和骨质丢失的风险。它还能显著减少无效腔，从而降低感染和复发的风险。

历史上人们曾进行后穹隆重建，包括暴露、开颅、重建和枕骨置换。这本质上增加了风险，特别是在综合征性患者中，因为需要从骨上剥离硬脑膜窦来抬高它。在费城儿童医院的回顾性研究中，确定了 50 例后颅窝重建病例（17 例综合征性和 33 例非综合征性)。平均估计失血量占总血量的53.6%,在综合征性患者中有统计学差异(60.6%对50.0%;$P = 0.038$)。在综合征性队列中,手术时间和术中并发症的数量显著增加[13]。

牵张成骨

牵张成骨(DO)是在被切开的骨的两个表面之间进行牵引,逐渐增加碎片之间的距离,从而促进骨生长,填补留下的分界线的过程。通过逐步扩大颅骨融合端之间的距离,颅内体积可能逐渐增加,使后续融合在更正常的位置发生。颅面牵张成骨包含5个不同的时期:截骨、潜伏期、牵张期、巩固和重塑[14]。McCarthy等将这个概念应用于下颌延长,在过去的10年中,颅颌面牵张成骨有丰富的学术和临床应用[15]。随着材料学的发展,经皮螺钉牵引器和固定方法相继出现,包括可塑形和可吸收的钢板及螺钉系统,这些使手术得到了进一步的升级。

与长骨不同,长骨是从骨的切边愈合并向中央延伸[16],有证据表明,颅骨再生也发生在硬脑膜材料中的骨岛上[17]。硬脑膜的促成骨特性是众所周知的,并被认为是骨诱导因子产生的结果[18]。Wiberg等认为,牵引间隙的成功骨化最终要经过几个月的时间,他们认为颅骨牵张是继骨化后的牵张,而不是真正的牵张成骨[19]。

颅顶弹簧和牵引器

牵张成骨的工具包括弹簧和颅顶牵引器(如KLS Martin)(**图14.1**)。弹簧被用来对颅骨成形术碎片提供持续牵引[20]。它们被完全埋藏在软组织之下,是一种间接的穹隆扩张方法,因为碎片上的张力不是由临床医生连续直接控制的。一旦弹簧的力与抵消的组织力达到平衡,骨碎片的分离就停止了。弹簧完全被软组织覆盖,与牵引器相比,这可以降低感染的风险。对弹簧技术的主要批评是缺乏对载体、力和骨碎片分离程度的控制,以及可能的弹簧相关并发症,如弹簧脱位、皮肤穿透和压疮。然而,实际报道的并发症发生率很低[21]。经"人"字缝弹簧通过未缝合的"人"字缝线提供撑开,并获得后颅腔体积的逐渐增加。弹簧辅助扩张最适合6月龄以下的儿童。哥德堡颅面外科已经报道了大量的弹簧辅助颅骨成形术病例[21]。

颅顶牵引器允许直接精确地控制牵引器组件的牵引力,从而控制牵引率、牵引量

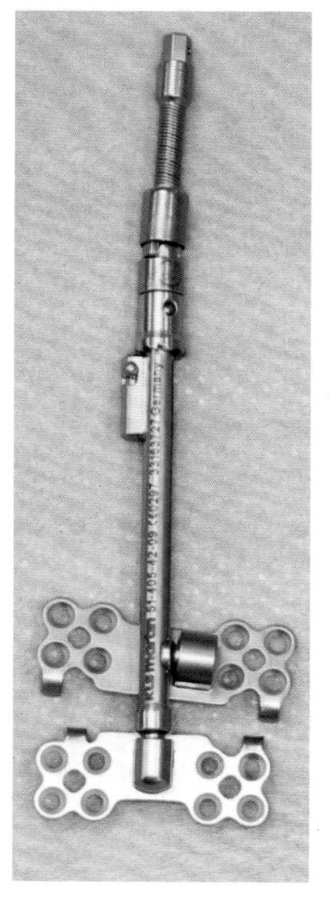

图14.1 颅顶牵引器(KLS Martin)。

及停止牵引力的时间。它们还能使组件在巩固期间保持稳定,防止碎片重新回到原来的位置(**表 14.1**)。

颅顶牵引器是一种安全有效的扩张颅顶的工具[18,19,24-26]。平均牵引距离为 24 mm[26]。

Ylikontiola 等[27]在 16 例既往接受颅骨成形术的儿童中证实,颅顶牵引器是一种有效的颅积扩张工具,且并发症发生率低。Ahmad 等报告在 1 例继发于 Crouzon 综合征的复杂多发颅缝早闭病例中,使用后牵张器后,颅内压升高、Chiari 畸形及脊髓空洞均有改善。然而, X 线片的改善滞后了大约 12 个月。一些研究已经证实,分散注意力可以减少手术出血量,缩短手术时间,并减少在重症监护室和医院的天数[13,28,29]。

颅穹隆牵引器手术技术

患者俯卧于手术台上,使用马蹄形头枕或类似物支撑头部。面部与头枕的接触点(即脸颊和前额)必须有足够的填充物并保护其免受压力,眼眶/眼睛不能受到直接压力(**图 14.2**)。同样重要的是,要确保所有可能的身体压力点都被填充好,以防止压疮的发展。然后按照标准的方式对患者进行准备和覆盖,为牵引器的手臂从皮肤中取出留出空间。头皮切口是通过一个"波浪"线或"锯齿"形的冠状切口在头盖骨前进行的(**图 14.3**)。从骨膜下剥离帽状腱膜,在骨膜上留下尽可能多的疏松乳晕组织,并在横窦/环水平以下的下蒂上反射(**图 14.4**)。然后暴露后颅骨,按计划要求行开颅术。不要将颅包膜从头骨上剥离,仅沿计划的开颅术切开(**图 14.5**)。这样可以减少许多来自横跨颅骨的导静脉出血。

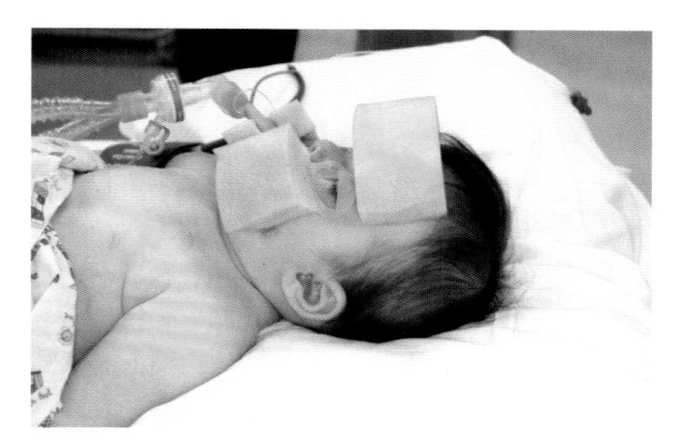

图 14.2 保护头枕与面部接触点的填充物示例。

表 14.1 不同后颅窝扩张技术的优缺点[7]

技术	优点	缺点
牵引器	分散距离控制	需要开颅
	分散矢量控制	经皮设备(感染的风险)
	潜在的容量增益	二次手术移除
Trans-sutural 弹簧	不需要开颅	对扩张距离和矢量缺乏控制
	与前额扩张同时进行	扩张依赖于颅缝位置
		二次手术移除
自由浮动的骨瓣	与硬体无关	需要开颅
		大脑受压
		复发

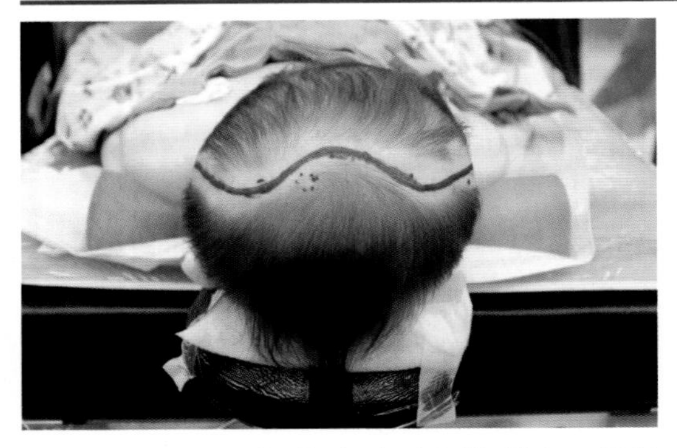

图 14.3 采用“波浪”线或“锯齿”形冠状切口进行头皮切开。

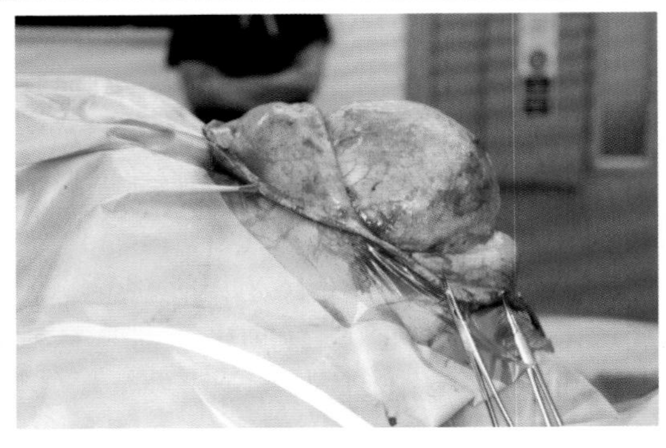

图 14.4 从骨膜下剥离帽状腱膜，使骨膜上尽可能多地保留疏松组织。

作者总是选择进行一个大的开颅手术，后部切口尽可能低。它不是必要的，而且确实造成不必要的静脉损伤的风险，试着分离硬脑膜下的颅穹隆。然后将颅骨拱顶牵引器固定在颅骨截骨术骨头的两侧以提供牵引器的一个后方矢量，我们更倾向于在两侧各用一个牵引器。重要的是，该牵引器的位置应提供一个等效的平行牵引矢量，以避免因覆盖的压力引起的并发症（**图 14.6**）。将牵引器固定板弯曲至外颅台轮廓，使其尽可能平躺。每个装置都用钛扁平螺钉固定，以尽量减少在牵引时将螺钉拉过硬脑膜表面时硬脑膜撕裂的风险。作者总是在牵引板位置的骨和硬脑膜之间插入一块明胶泡沫，以避免在牵引过程中螺钉卡住硬脑膜。根据术者的偏好和患儿头

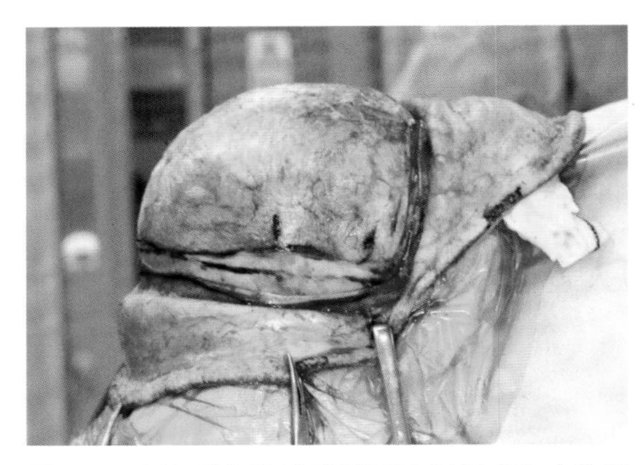

图 14.5 颅包膜仅沿拟开颅切开术线切开，未从颅骨上剥离。

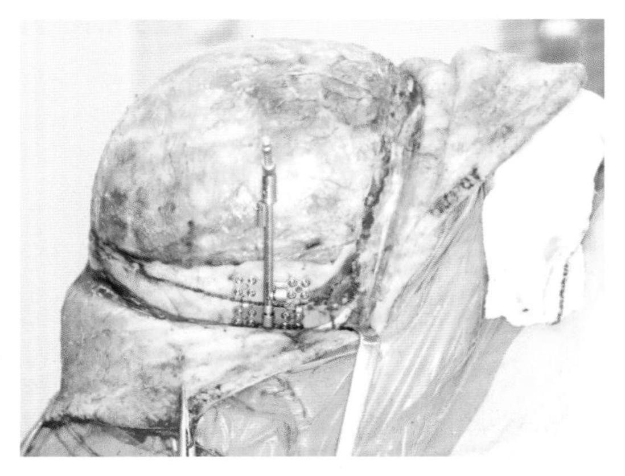

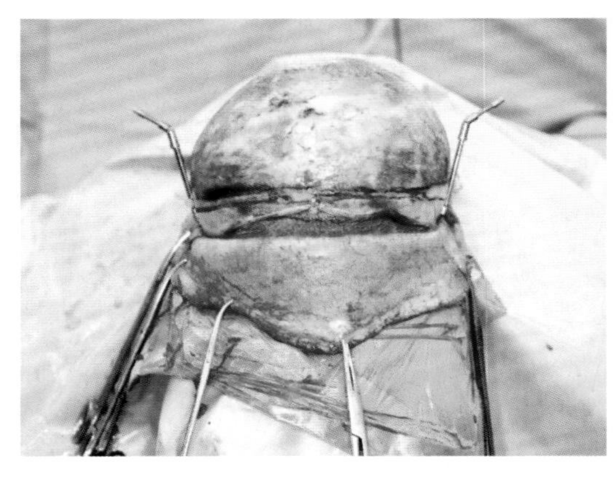

图 14.6 然后将颅顶牵引器固定在颅骨截骨术两侧的骨上。

部的形状，从前方或后方的刺伤切口取出牵引器臂（图 14.7）。然后关闭所有切口，不放置引流管。在放置牵引器 5~7 天后，可能开始牵引。牵引率为 1 mm/d，频率为每天 3 圈（0.3 毫米/圈）。术后医生应对患儿父母进行训练，以便他们继续在家中给孩子做牵引。一旦实现了所需的/最大牵引，就可以使用快速断开接头拆除牵引臂。头盖骨通常被牵开 20~30 mm。剩下的时间是新骨生长的巩固，通常是 6~8 周。患者在潜伏期、牵引中和牵引结束时进行头颅 X 线检查，以确保牵引进展充分，并确认骨填充。初次放置后约 3 个月，需要进行第 2 次短时间全身麻醉，通过原始冠状切口的有限开口取出牵引器。

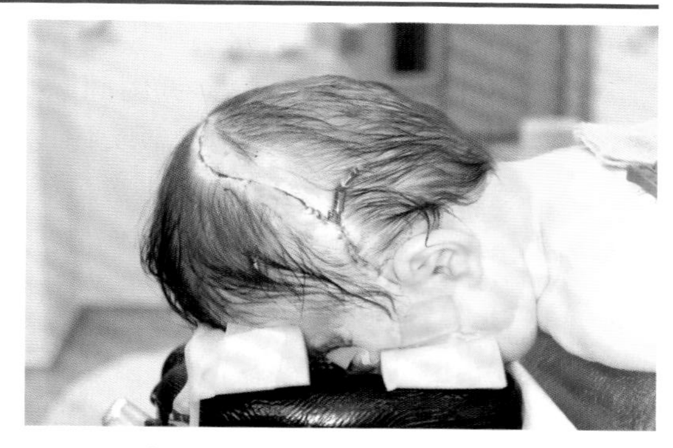

图 14.7　牵引器臂通过皮肤伸出，指向前方或后方。

弹簧手术技术

方法与前文提到的方法类似。患者俯卧位，做“波浪线”切口抬高头皮后部，在骨膜下平面显露颅骨。对“人”字缝进行缝合。将不锈钢钢丝（直径 1.5 mm）做成的弹簧弯曲成“H”形，巧妙地放置在两个“人”字缝上。可以用骨膜下提升器轻轻地掀开“人”字缝，并可以在开放缝的每一侧用钻头或骨咬钳制造凹痕，使弹簧的末端自动回拉。有时使用可吸收缝线将弹簧的中点固定在骨膜上，以防止弹簧脱出。弹簧末端位于硬脑膜外的骨下并呈圆形，以避免硬脑膜损伤。调整弹簧的弯曲度以适应头骨的曲率。插入弹簧施加的牵引力与弹簧尖端之间的距离成正比，通常使用一对弹簧，但是，在某些情况下，可以应用两对。尽可能使弹簧低收缩，以避免任何张力作用于皮肤。采用非压缩头饰。术后注意保持患儿侧卧位，建议家长不要让患儿采取仰卧位。持续的进展主要通过临床观察和卡钳测量颅指数来监测。也可以进行扩张弹簧和缝合的 X 线平片检查。弹簧装置在实现理想的扩张后放置 2 个月（通常为 3~6 个月），以减少复发的可能性，之后可以在第二次手术中以有限的切口将其移除[22]。

适应证

后颅穹隆扩张适用于伴有短颅畸形的综合征性颅缝早闭的婴儿。它应该在足够早期实施，以防止任何对大脑发育和尖头畸形进展的负面影响，但理想情况下是在患儿达到适合安全全身麻醉和手术的年龄才实施。在实际中，3~6 月龄的孩子更适合。

并发症

据报道，使用颅穹隆牵引器的各种并发症包括硬件故障和（或）皮肤侵蚀暴露，以及截骨并发症，如不完全开颅[30, 31]。一篇关于颅顶牵引器的文献综述确定了 86 例患者，并发症总体发生率为 30%。最常见的并发症是患者因硬脑膜损伤而脑脊液渗漏（10%）。6.9%的患者出现局部感染和切口裂开。器械故障，从牵引器臂的外部创伤到脚板松动占 6%。未发现后颅窝牵引并发症造成的死亡或严重的永久性疾病[32]。

针点感染或设备暴露是常见的问题。在这些婴儿中，高收缩植入物和薄头皮皮瓣的结合导致皮肤萎缩和随后的伤口破裂。这些暴露大部分可以仅用局部伤口护理来处理[22]。

硬件故障是关于手术器械常见的并发症，包括牵引器针穿错、螺钉或钢板断裂、牵引过程中钢板移位。有感染的证据就必须开始抗生素治疗。在大多数情况下，这可以解决问题。然而，如果撑开间隙有明显的脓性物质，则需要手术清创并去除硬件来控制感染。

虽然不需要抬高骨性皮瓣，但必须在整个皮瓣周围进行全层颅骨切开术，以确保整个颅穹隆在硬脑膜上移动。如果骨段不能分开，截骨不充分将导致技术失败，或者如果分开的骨段铰接在不完整的截骨上，将导致进一步的颅骨形态异常。

硬脑膜损伤、静脉窦破裂和潜在的脑损伤是最严重的并发症。婴儿的头盖骨非常薄，即使是最短的螺钉也有可能破坏骨内部，进入硬脑膜。在放置过程中及在随后的牵引阶段（螺钉尖被拉过硬脑膜表面）使用钝头螺钉降低了这种风险。此外，止血明胶海绵可插入硬脑膜和骨之间的牵引器下方起保护作用。在接受牵引治疗的患者中，任何小的硬脑膜撕裂都可能由于分离的骨碎片拉开硬脑膜而加剧。这将导致脑脊液流出，并可能造成脑疝。因此，任何硬脑膜的撕裂，无论多么小，都应该小心翼翼地修复。如果手术时没有发现硬脑膜撕裂，问题显然会逐渐出现。延长潜伏期也可以使硬脑膜损伤在牵引开始前愈合。然而，这需要与牵张成分的再骨化风险相平衡。腰椎引流或脑室外引流可作为脑脊液下沉的替代方案，降低脑脊液压力，使硬脑膜破裂愈合[32]。

“鸥翼”是指后撑开节段枕部碎片滞后于双侧颞节段的过程，使其呈现出张开翅膀的海鸥外观，从而减少了要实现的扩张。人们认为这种情况是由于经后颅窝碎片的反向作用力，即由牵引器产生的沿颞顶骨的两个从前向后的作用力和患者仰卧位时头部重量产生的枕骨处从后向前力，导致在“人”字缝脱位处或缝间骨处的骨碎片铰接。由于前颅骨坚硬，这种现象在双冠状缝早闭患者中更为严重[26]。这将导致无法实现所需的扩展。用钢板加强缝线的简单操作可以预防这种情况的发生。

在弹簧牵张术中也有类似的并发症报道。此外，由于弹簧不稳定或骨太薄无法支撑弹簧的力，一个弹簧的末端可能发生位移。这可能导致不对称的颅骨后部重塑[22]。如果“人”字缝的位置较低，它将产生一个相对较小的低位骨段，这将导致总颅容量增加受限。后骨碎片铰接在枕骨基部，并不是向后移位，而是像蛤壳一样与颅骨的其余部分分离。这个力对于实现后颅骨形状的正常化可能不是最优的。

结论

综上所述，后穹隆牵张在复杂综合征性颅缝早闭症中的优势包括可以获得较大体积并矫正后颅窝解剖定位，维持骨血管供应并产生新的骨化血管，减少手术无效腔，以及软组织逐渐扩张[5]。与重建手术相比的优势包括缩短手术时间、减少出血量和降低总发病率。后穹隆牵张的缺点包括需要移除器械、可能出现器械相关并发症和延长治疗时间。

未来的方向

后穹隆牵张的长期耐用性和被撑开的颅骨的生长能力尚不清楚。人们需要对成骨生理学基础进行研究，以及进一步开展临床工作，以确定每个临床病例最佳的牵张方案，如潜伏期、牵张率和巩固时间，可能会极大地提高所使用的技术，从而获得满意的结果。

随着材料学的发展和可吸收牵引系统的生产，手术可能只有一个单一疗程而不需要移除牵引装置。

需要开发标准化的方法来正式评估这种手术的美容结果，以改善个体内和个体间的结果比较，从而提高和改进技术。三维摄影技术的日益普及和使用，可能使我们能够创造出理想的头部模型，从而使颅面实践得以持续发展。此外，研究颅内扩张容积与患者认知、行为、情绪的长期影响之间的相关性也将是有用的。

参考文献

1. Sgouros S, Goldin JH, Hockley AD, Wake MJC, Natarajan K. Intracranial volume change in childhood. J Neurosurg 1999;91(4):610–616 [Internet]
2. Neubauer S, Gunz P, Hublin J-J. The pattern of endocranial ontogenetic shape changes in humans. J Anat 2009;215(3):240–255 [Internet]
3. Sgouros S, Natarajan K, Hockley AD, Goldin JH, Wake M. Skull base growth in craniosynostosis. Pediatr Neurosurg 1999; 31(6):281–293
4. Richtsmeier JT. Comparative study of normal, Crouzon, and Apert craniofacial morphology using finite element scaling analysis. Am J Phys Anthropol 1987;74(4):473–493
5. Derderian CA, Bastidas N, Bartlett SP. Posterior cranial vault expansion using distraction osteogenesis. Childs Nerv Syst 2012;28(9):1551–1556
6. Ahmad F, Evans M, White N, et al. Amelioration of Chiari type 1 malformation and syringomyelia following posterior calvarial distraction in Crouzon's syndrome—a case report. Childs Nerv Syst 2014;30(1):177–179
7. Nowinski D, Di Rocco F, Renier D, SainteRose C, Leikola J, Arnaud E. Posterior cranial vault expansion in the treatment of craniosynostosis. Comparison of current techniques. Childs Nerv Syst 2012;28(9): 1537–1544
8. Serlo WS, Ylikontiola LP, Lähdesluoma N, et al. Posterior cranial vault distraction osteogenesis in craniosynostosis: estimated increases in intracranial volume. Childs Nerv Syst 2011;27(4):627–633
9. Swanson JW, Samra F, Bauder A, Mitchell BT, Taylor JA, Bartlett SP. An algorithm for managing syndromic craniosynostosis using posterior vault distraction osteogenesis. Plast Reconstr Surg 2016;137(5):829e–841e
10. Ong J, Harshbarger RJ III, Kelley P, George T. Posterior cranial vault distraction osteogenesis: evolution of technique. Semin Plast Surg 2014;28(4):163–178
11. Al-Otibi M, Jea A, Kulkarni AV. Detection of important venous collaterals by computed tomography venogram in multisutural synostosis. Case report and review of the literature. J Neurosurg 2007;107(6, Suppl): 508–510
12. Sandberg DI, Navarro R, Blanch J, Ragheb J. Anomalous venous drainage preventing safe posterior fossa decompression in patients with Chiari malformation type I and multisutural craniosynostosis. Report of two cases and review of the literature. J Neurosurg 2007;106(6, Suppl):490–494
13. Chen EH, Gilardino MS, Whitaker LA, Bartlett SP. Evaluation of the safety of posterior cranial vault reconstruction. Plast Reconstr Surg 2009;123(3):995–1001
14. Sándor GKB, Ylikontiola LP, Serlo W, Pirttiniemi PM, Carmichael RP. Midfacial distraction osteogenesis. Atlas Oral Maxillofac Surg Clin North Am 2008;16(2): 249–272
15. McCarthy JG, Schreiber J, Karp N, Thorne CH, Grayson BH. Lengthening the human

mandible by gradual distraction. Plast Reconstr Surg 1992;89(1):1-8, discussion 9-10
16. Aronson J, Good B, Stewart C, Harrison B, Harp J. Preliminary studies of mineralization during distraction osteogenesis. Clin Orthop Relat Res 1990; (250):43-49
17. Sohn J-Y, Park J-C, Um Y-J, et al. Spontaneous healing capacity of rabbit cranial defects of various sizes. J Periodontal Implant Sci 2010;40(4):180-187
18. Greenwald JA, Mehrara BJ, Spector JA, et al. Biomolecular mechanisms of calvarial bone induction: immature versus mature dura mater. Plast Reconstr Surg 2000;105(4): 1382-1392
19. Wiberg A, Magdum S, Richards PG, Jayamohan J, Wall SA, Johnson D. Posterior calvarial distraction in craniosynostosis—an evolving technique. J Craniomaxillofac Surg 2012;40(8):799-806
20. Lauritzen C, Sugawara Y, Kocabalkan O, Olsson R. Spring mediated dynamic craniofacial reshaping. Case report. Scand J Plast Reconstr Surg Hand Surg 1998;32(3): 331-338
21. Lauritzen CGK, Davis C, Ivarsson A, Sanger C, Hewitt TD. The evolving role of springs in craniofacial surgery: the first 100 clinical cases. Plast Reconstr Surg 2008;121(2): 545-554
22. Arnaud E, Marchac A, Jeblaoui Y, Renier D, Di Rocco F. Spring-assisted posterior skull expansion without osteotomies. Childs Nerv Syst 2012;28(9):1545-1549
23. Davis C, Wickremesekera A, MacFarlane MR. Correction of nonsynostotic scaphocephaly without cranial osteotomy: spring expansion of the sagittal suture. Childs Nerv Syst 2009; 25(2):225-230
24. White N, Evans M, Dover MS, Noons P, Solanki G, Nishikawa H. Posterior calvarial vault expansion using distraction osteogenesis. Childs Nerv Syst 2009;25(2):231-236
25. Winston KR, Ketch LL, Dowlati D. Cranial vault expansion by distraction osteogenesis. J Neurosurg Pediatr 2011;7(4):351-361
26. McMillan K, Lloyd M, Evans M, et al. Experiences in performing posterior calvarial distraction. J Craniofac Surg 2017;28(3): 664-669
27. Ylikontiola LP, Sándor GK, Salokorpi N, Serlo WS. Experience with craniosynostosis treatment using posterior cranial vault distraction osteogenesis. Ann Maxillofac Surg 2012;2(1):4-7
28. Steinbacher DM, Skirpan J, Puchała J, Bartlett SP. Expansion of the posterior cranial vault using distraction osteogenesis. Plast Reconstr Surg 2011;127(2):792-801
29. Taylor JA, Derderian CA, Bartlett SP, Fiadjoe JE, Sussman EM, Stricker PA. Perioperative morbidity in posterior cranial vault expansion: distraction osteogenesis versus conventional osteotomy. Plast Reconstr Surg 2012;129(4):674e-680e
30. Yonehara Y, Hirabayashi S, Sugawara Y, Sakurai A, Harii K. Complications associated with gradual cranial vault distraction osteogenesis for the treatment of craniofacial synostosis. J Craniofac Surg 2003;14(4): 526-528
31. Dunaway DJ, Britto JA, Abela C, Evans RD, Jeelani NUO. Complications of frontofacial advancement. Childs Nerv Syst 2012;28(9): 1571-1576
32. Greives MR, Ware BW, Tian AG, Taylor JA, Pollack IF, Losee JE. Complications in posterior cranial vault distraction. Ann Plast Surg 2016;76(2):211-215
33. Nishikawa H, Jagadeesan J, Noons P, et al. "Gullwinging"—an unusual complication following posterior calvarial distraction osteogenesis. In: 16th Biennial Congress of the International Society of Craniofacial Surgery Japan. 2015:159

第 15 章 Chiari 畸形和颅缝早闭

Suhas Udayakumaran

概述

Chiari 畸形（CM）是一种机械性疾病[1]，其特征是神经组织通过枕骨孔向下疝出，小脑扁桃体移位超过 5 mm[2]。CM 与颅缝早闭的关联已被发现多年[3]。自从最早报道 CM 在颅缝早闭中的表现以来，这种畸形（先天性或后天性）的起源至今尚未明确。

发病率

许多报道已经证实 CM 与颅面综合征存在很多关联。CM 多见于多缝受累或综合征性颅缝早闭的患者。Cinalli 等[8，9]在他们的系列研究中报道了综合征性颅缝早闭，并发现 70%的 Crouzon 综合征患者，75%的脑下头畸形患者，50%的 Pfeiffer 综合征患者，以及 100%的 Kleeblattschädel 畸形患者存在 CM[4，10]。在该系列中，只有 1.9%的 Apert 综合征患者发现 CM[11]。有趣的是，单颅缝早闭也与 CM 有关[12-16]。已经证实，“人”字缝早闭与 CM 的关联最频繁。即使在有多缝或综合征性颅缝早闭的患者中，“人”字缝融合受累者也可预测 CM 的形成[4，11]。Tubbs 等证实了伴 CM 的异位早闭，他们将其归因于后颅窝拥挤[13]。

据 Cinalli 等推测，Crouzon 综合征患者相比于 Apert 综合征患者更有可能出现 CM，因为前者与矢状缝和“人”字缝早闭显著相关[11]。不同于单缝性颅缝早闭，综合征性和复杂的多缝性颅缝早闭主要累及面部骨骼和软骨颅底[17]。其中，颅底软骨融合病的受累模式和融合时机在 Apert 综合征和 Crouzon 综合征中是不同的。在 Apert 综合征中，蝶-枕、岩-枕和枕联合软骨在 1 岁时从未融合，它们在 12~48 个月之间开始融合，最终在 4 岁后完全融合。在 Crouzon 综合征中，有几个病例的蝶-枕、岩-枕和枕关节软骨则在出生后 1 年内完全融合[17]。这导致颅底最终解剖的显著差异，特别是枕底和后颅窝。因此，出现 Apert 的基底枕骨比正常基底枕骨大，而 Crouzon 综合征较正常小。

病理生理学[4]

- 静脉高压。
- 后颅窝过度拥挤[13]。
- 脑积水。
- “人”字缝受累。

评估和处理

超过 1/3 的后脑疝患者出现症状或发展为脊髓空洞症[9，11]。症状从枕下疼痛到危及生命的脑干功能障碍，特别是在年幼的儿童中，症状可能非常严重，出现呼吸问题，如中枢性呼吸暂停、双侧声带麻痹、延髓麻痹、呼吸控制异常、持续发绀和憋气。这些症状表明，需要对综合征或复杂颅缝早闭患者进行仔细的神经影像学随访，以评估扁桃体疝的存在和发展，并提出了一个问题，即是否应该在颅骨穹隆重塑的时候对无症状婴儿进行“预防性”后颅窝减压。

磁共振成像（MRI）是评估的金标准[9]，扁桃体的下降可以用卡尺在矢状磁共振图像上从连接底穴到颅后点的一条线测量；也可以评估枕大池的存在和脑干的形态（**图 15.1**）。若发现枕池缺失、脑干不对称或移位，以及小脑扁桃体在底穴-颅后点连线以下超过 2 mm，则可诊断为小脑扁桃体疝。MRI 上可能表现为小脑扁桃体疝的患者通常适合全颅骨重建，以矫正继发于双冠状和双颚关节融合的显著畸形。当同时需要额眶推进和枕骨重塑时，可采用一步或多步手术。Pollack 等[18]所描述的“改良俯卧位”对患儿进行一步手术，该术式允许从眶嵴暴露到枕骨孔，但需要明显的颈部过伸。这种体位不适用于有颅椎交界区异常的患者，因为颈部过度伸展数小时可能导致脊髓和髓质长期受压。因此，对于所有患有综合征性或复杂颅缝早闭的患者，在改良俯卧位进行全颅骨重建时，术前均应进行 MRI。MRI 检查应为近期拍摄，以排除由于小脑扁桃体疝进行性而导致颈髓连接处解剖状况可能发生的改变，特别是在出生后的头几个月。如果存在小脑扁桃体疝，则改良俯卧位是禁忌，主张“分期”修复畸形[19, 20]。与 Birminghan[20]颅面学派一致[20]，这些患者应采用早期后颅骨重塑，然后向前（眶额）推进的策略。枕部压平的早期矫正可以释放颅内压，推迟额眶向前推进，减少复发性颅缝早闭的发生，这需要后期再手术（**图 15.2**）[19]。

对于新生儿 CM，后颅窝严重扁平，枕骨大孔过度拥挤的病例，我们提出了一种手术技术来纠正枕骨穹隆扁平和 CM[9]。患者俯卧位，颈部略弯曲；双顶骨皮肤切口，从耳后开始。头皮皮瓣向后反射至枕外隆突，枕肌在骨膜下升高，使枕骨大孔后脊完全显露。在去除顶骨和幕上枕骨后，将环和横窦从覆盖的骨上剥离，并在枕骨大孔后脊的后窝进行硬膜外剥离，必须小心地从骨膜上剥离。整块切除幕下枕骨是可行的，枕骨孔向外侧开宽。减压必须在孔的侧面进行，以避免继发于骨再生的远期失败。不显露幕下腔室，用之前解剖的颅骨穹隆的最大和最坚固的碎片建立骨桥，并牢牢固定在横窦上方。通常情况下，手术过程中不会对受累颈椎进行硬脊膜切开和椎板切除术。用这种方法得到的形态学改善通常是理想的。即

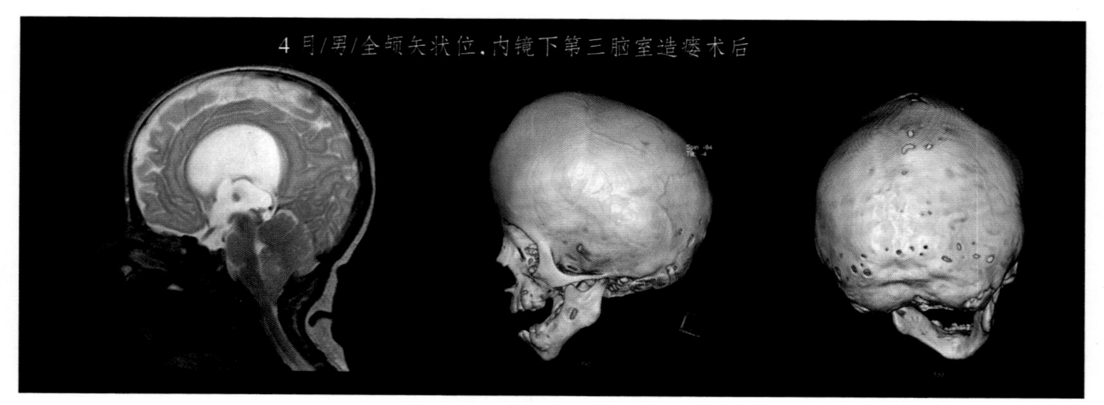

图 15.1 术前 MRI 显示扁桃体疝和脑室肿大。CT 显示婴儿 Crouzon 综合征的“人”字缝早闭。

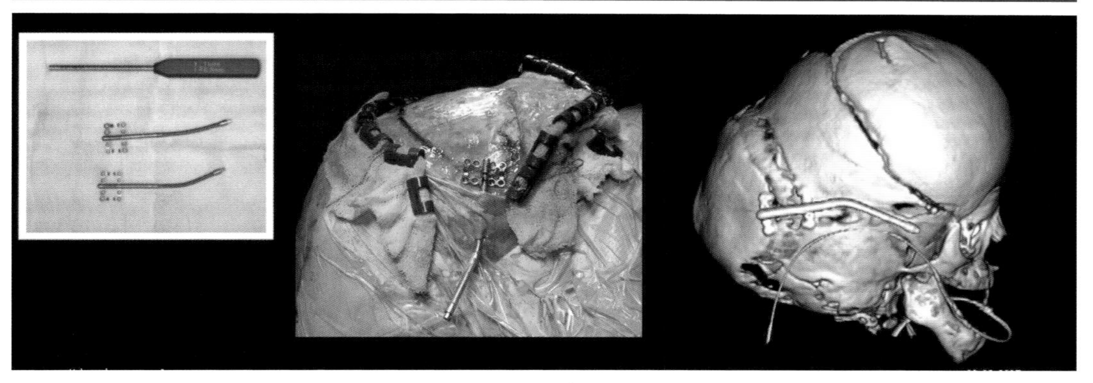

图 15.2 从左到右依次为牵张器原型、术中照片和 3D CT 显示牵张器在牵张过程中处于原位。

使仍存在一定程度的扁桃体疝，术后 MRI 仍可观察到枕骨孔的拥挤程度降低，髓质周围可见更多的脑脊液（CSF）（**图 15.3**）。根据这一策略治疗的患者的随访是有希望的[9]。在颈静脉孔狭窄的病例中，由于枕骨大孔水平侧支循环明显，硬脑膜开放和颈椎椎板切除在髓质严重受压的情况下（如 Kleeblattschädel 的某些病例）有从硬脑膜边缘严重出血的风险。事实上，当静脉流出严重受损时，由于存在通过头皮静脉的侧支引流系统进行皮下剥离，以及枕骨中存在经骨静脉通道切除的骨瓣，因此在手术中可能会引起顽固性出血。

当儿童期后期或成年早期被诊断或出现症状时，应像任何其他需要手术治疗的 CM 一样进行处理，与任何非颅缝早闭患者的手术治疗或简单影像学随访相同的指征。唯一的主要区别是术前的放射学评估。CM 和颅缝早闭的患者，特别是伴有综合征或与脑积水相关的患者，很可能出现异常静脉引流，至少必须通过术前 MRI 血管造影进行正确研究。如果该检查是阳性的，应认真考虑传统血管造影研究的适应证，以便在手术入路前完全了解静脉系统的解剖结构。

处理总结

评估方法如下：

- 颅脑 MRI。
- 脑脊液流动研究。

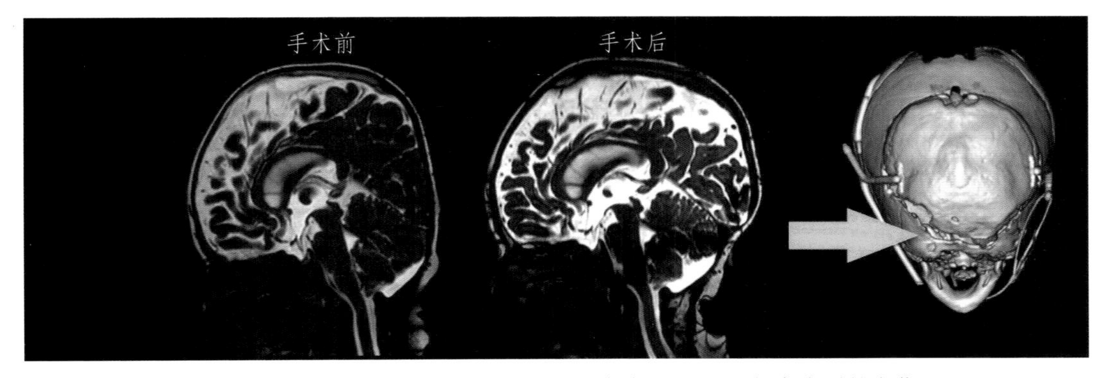

图 15.3 MRI 和 CT 显示了牵开效果：注意术后 MRI 后颅窝水平的变化。

• 多维 CT(**图 15.1**)。

处理原则

婴幼儿

• 全颅骨重建的候选者。
• 手术可以分为:
  —枕部平坦的早期矫正,颅内压的释放和推迟的额-眶的前移术。
  —单步进入“改良俯卧”。
  —如果脑积水明显,可以选择内镜下第三脑室造瘘术。

年龄较大的儿童

  —与任何非颅缝早闭患者需要手术治疗或单纯影像学随访的 CM 采取相同的治疗。
  —血管造影对后颅窝静脉循环的研究至关重要。

结论

• 对所有复杂颅面异常患者进行 CM 筛查。
• 颅缝早闭 CM 的处理是复杂的,必须做到个体化处理。

参考文献

1. Novegno F, Caldarelli M, Massa A, et al. The natural history of the Chiari type I anomaly. J Neurosurg Pediatr 2008;2(3):179–187
2. Barkovich AJ, Wippold FJ, Sherman JL, Citrin CM. Significance of cerebellar tonsillar position on MR. AJNR Am J Neuroradiol 1986;7(5):795–799
3. Saldino RM, Steinbach HL, Epstein CJ. Familial acrocephalosyndactyly (Pfeiffer syndrome). Am J Roentgenol Radium Ther Nucl Med 1972;116(3):609–622
4. Venes JL. Arnold-Chiari malformation in an infant with Kleeblattschädel: an acquired malformation? Neurosurgery 1988;23(3):360–362
5. Robson CD, Mulliken JB, Robertson RL, et al. Prominent basal emissary foramina in syndromic craniosynostosis: correlation with phenotypic and molecular diagnoses. AJNR Am J Neuroradiol 2000;21(9):1707–1717
6. Fearon JA, Ruotolo RA, Kolar JC. Single sutural craniosynostoses: surgical outcomes and long-term growth. Plast Reconstr Surg 2009;123(2):635–642
7. Francis PM, Beals S, Rekate HL, Pittman HW, Manwaring K, Reiff J. Chronic tonsillar herniation and Crouzon's syndrome. Pediatr Neurosurg 1992;18(4):202–206
8. Cinalli G, Renier D, Sebag G, Sainte-Rose C, Arnaud E, Pierre-Kahn A. [Chiari "malformation" in Crouzon syndrome] [in French]. Arch Pediatr 1996;3(5):433–439
9. Cinalli G, Spennato P, Sainte-Rose C, et al. Chiari malformation in craniosynostosis. Childs Nerv Syst 2005;21(10):889–901
10. Ranger A, Al-Hayek A, Matic D. Chiari type 1 malformation in an infant with type 2 Pfeiffer syndrome: further evidence of acquired pathogenesis. J Craniofac Surg 2010;21(2):427–431
11. Cinalli G, Renier D, Sebag G, Sainte-Rose C, Arnaud E, Pierre-Kahn A. Chronic tonsillar herniation in Crouzon's and Apert's syndromes: the role of premature synostosis of the lambdoid suture. J Neurosurg 1995;83(4):575–582
12. Fearon JA, Rhodes J. Pfeiffer syndrome: a treatment evaluation. Plast Reconstr Surg 2009;123(5):1560–1569
13. Tubbs RS, Elton S, Blount JP, Oakes WJ. Preliminary observations on the association between simple metopic ridging in children without trigonocephaly and the Chiari I malformation. Pediatr Neurosurg 2001;35(3):136–139
14. Hopkins TE, Haines SJ. Rapid development of Chiari I malformation in an infant with Seckel syndrome and craniosynostosis. Case report and review of the literature. J Neurosurg 2003;98(5):1113–1115
15. Leikola J, Koljonen V, Valanne L, Hukki J. The incidence of Chiari malformation in nonsyndromic, single suture craniosynostosis. Childs Nerv Syst 2010;26(6):771–774
16. Pouratian N, Sansur CA, Newman SA, Jane JA Jr, Jane JA Sr. Chiari malformations in pati-

ents with uncorrected sagittal synostosis. Surg Neurol 2007;67(4):422–427, discussion 427–428
17. Kreiborg S, Marsh JL, Cohen MM Jr, et al. Comparative three-dimensional analysis of CT-scans of the calvaria and cranial base in Apert and Crouzon syndromes. J Craniomaxillofac Surg 1993;21(5):181–188
18. Pollack IF, Losken HW, Hurwitz DJ. A combined frontoorbital and occipital advancement technique for use in total calvarial reconstruction. J Neurosurg 1996; 84(3):424–429
19. Renier D, Lajeunie E, Arnaud E, Marchac D. Management of craniosynostoses. Childs Nerv Syst 2000;16(10–11):645–658
20. Sgouros S, Kountouri M, Natarajan K. Posterior fossa volume in children with Chiari malformation type I. J Neurosurg 2006;105(2, Suppl):101–106

第16章 继发性颅缝早闭

Amol Raheja, Ashok Kumar Mahapatra

概述

颅缝早闭是一种单缝骨线或多缝骨线过早融合，导致颅骨不能扩张，如果不加以纠正，会导致大脑生长受限、颅内压（ICP）增高、导致面部不对称的颅底改变、牙齿错颌畸形，以及对心理健康和神经系统的潜在不良影响[1]。它可能表现为孤立的缺陷（非综合征性）或与其他相关异常综合征的一部分（综合征性）。据估计，每1800~2200名新生儿中就有1人患有颅缝早闭症[2]。虽然非综合征性颅缝早闭占报告病例的85%以上，但已经确定了150多个与颅缝早闭相关的遗传综合征。综合征性颅缝早闭可由对维持缝线通畅重要的基因突变导致，例如FGFR1、FGFR2或FGFR3的显性功能获得突变等。虽然冠状缝早闭在综合征性颅缝早闭中最常见，但总体矢状缝早闭在一般颅缝早闭中最常见，其次是冠状缝早闭和异位早闭，孤立的"人"字缝早闭和鳞状缝早闭罕见[1, 2]。根据所累及的骨缝不同，颅骨可能会发生不同的表型变形。非综合征性颅缝早闭的潜在危险因素包括阳性的颅缝早闭家族史、白种人、枸橼酸克罗米芬的摄入、诱导排卵、高龄母亲、男婴、母亲吸烟、母亲居住在高海拔地区及父亲的特定职业。

颅缝早闭可在子宫内或因继发性因素后天发生。大多数先天性颅缝早闭，主要是原发性颅缝早闭，存在于婴儿期，可在出生后发展[1-7]。相反，获得性或继发性颅缝早闭多见于2岁左右。继发性颅缝早闭可以是由于某些诱发因素（机械性、代谢性等）引起的新发颅缝早闭，也可以是标准颅缝早闭手术后的再早闭或复发。虽然颅缝早闭术后再早闭的确切发生率尚不清楚，但估计为1%~1.6%[1-7]。综合征患者的复发率似乎要高于非综合征患者。试图解释继发性颅缝早闭发病机制的两种主要理论包括硬脑膜假说和成骨细胞假说。硬脑膜假说认为，硬脑膜附着会减慢颅骨的生长，使颅骨无法适应正在发育的大脑，从而导致过早融合。相比之下，成骨细胞假说认为成骨细胞功能失调是颅缝早闭的根本原因。总的来说，继发性颅缝早闭的根本原因可分为四组：与颅内压降低相关的疾病、机械性原因、代谢性原因和其他原因[1-7]。

与颅内压降低相关的疾病

这是儿童继发性颅缝早闭的常见现象。颅内压（ICP）降低是这一现象的核心。

脑室分流

裂隙脑室综合征和分流后颅缝早闭是先天性脑积水脑室分流术少见的延迟并发症[5, 8-10]。先天性脑积水分流术后，其发生率为1%~12.4%，由Strenger于1963年首次描述[5, 8-10]。持续的脑脊液过度引流导致脑室塌陷，形成小裂缝状不顺应脑室，并伴有继发性颅缝早闭的颅顶塌陷。临床表现包括慢性、间歇性头痛三联征,体检时发现分流器储水池缓慢充盈, X 线片评估为狭缝脑室。超过一半的患者有临床证据表明间歇性颅内压升高与正常分流功能有关。症状也可以是体位性的,在平卧位可以看到改善[5,8-10]。

裂隙脑室综合征颅内减压继发于颅缝的不明信号导致了颅缝早闭,该信号错误地表明大脑发育已完成,并为缝的融合提供了刺激[5, 8-10]。Albright 和 Tyler-Kabara[11] 推测,慢性过度引流抑制了正常的脑压波,降低了对颅骨生长的刺激,导致缝合骨化。此外,分流可导致颅板塌陷和颅骨缝线重叠,从而使其易于过早融合。然而,另一种观点认为,植入的分流系统过度引流是因为远端导管在重力或负压作用下对心室系统的虹吸效应[5, 8-10]。在小脑室存在的情况下,经过一段时间的过度引流可以使大脑完全充满颅内空间。由于最初的颅内压较低,一旦缝融合完成,最终的结果是颅骨不膨胀,由大脑、血液、脑血管、脑膜和少量脑脊液占据,不允许颅内容量的代偿波动,导致颅内压升高[5,8-10]。

插入分流器的年龄和瓣膜类型似乎是发生裂隙样脑室的可改变的危险因素。因此,分流器植入的年龄应在 6 月龄以上,与低压分流阀相比,中高压分流阀的放置可降低裂隙脑室综合征和继发性颅缝早闭的发生率[5, 8-10]。其他危险因素包括与早产相关的脑积水、脑膜脊髓膨出和脑膜炎后遗症。从初始分流器放置到裂隙脑室综合征治疗的平均间隔时间为 6 年,不过有些作者报道早在分流术后几个月就出现了这种情况[5, 8-10]。最常累及矢状缝。Weinzweig 等报道,对于裂隙脑室综合征和继发性颅缝早闭的儿童,平均要进行 4.9 次分流手术,直到他们接受颅穹隆扩张。

低压症状可以通过医疗管理和分流阀修正(高压阀系统或可编程阀分流系统)进行保守治疗,添加或不添加防虹吸装置[5, 8-10]。相反,高压症状通常需要外科干预,包括分流管翻修、内镜下第三脑室造口术、颅骨扩张和颞下减压。颅穹隆重建是治疗窄缝脑室综合征和分流术后颅缝早闭的有效方法[5, 8-10]。这种方法减少了分流术的需要,改善了神经症状和颅穹隆形状。后侧穹隆撑开成骨(PVDO)也是治疗裂隙脑室综合征继发性颅缝早闭的有效技术。通过扩张颅容量,在一些儿童中可以避免分流手术[5,8-10]。

大脑发育迟缓

最近的基因型-表型相关性和文献资料表明,颅缝早闭与缝发育中的信号失调没有直接关系,但它可能继发于大脑发育的改变[12]。此外,10q26 基因可能参与了大脑和颅穹隆之间的分子交流。晚期 10q 缺失已知与发育迟缓、智力残疾和颅面畸形有关[12]。据推测,参与脑发育的 10q26 基因单倍不足所引起的分子信号通路的改变可能在继发性颅缝早闭的诱导中起重要作用[12]。

外部脑疝

已知巨大脑膨出患者与小头畸形和由外部脑疝引起的继发性颅缝早闭有关(**图 16.1**),结果导致有效颅内压降低,以及一个或多个颅缝覆盖、过早融合和畸形儿童[1, 13]。为了不遗漏相关的继发性颅缝早闭,必须进行全面的术前临床评估。它对这类患者的管理策略有着至关重要的影响。对于继发性缝狭窄的患者,自由开颅术是理想的,

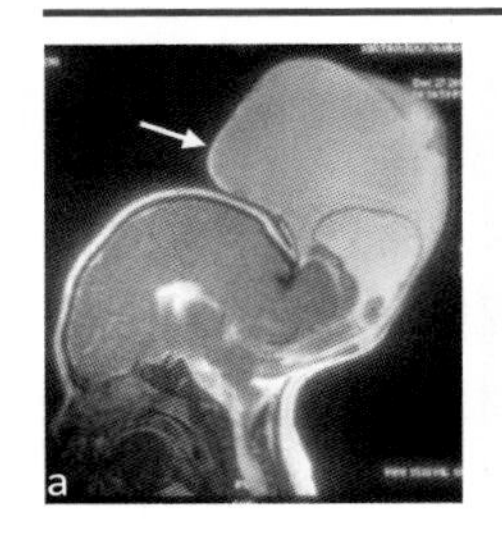

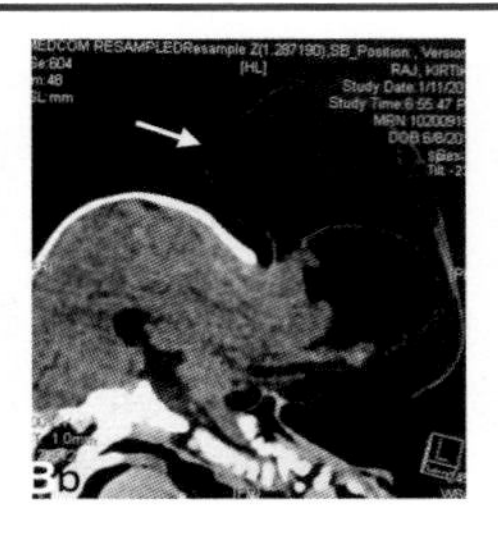

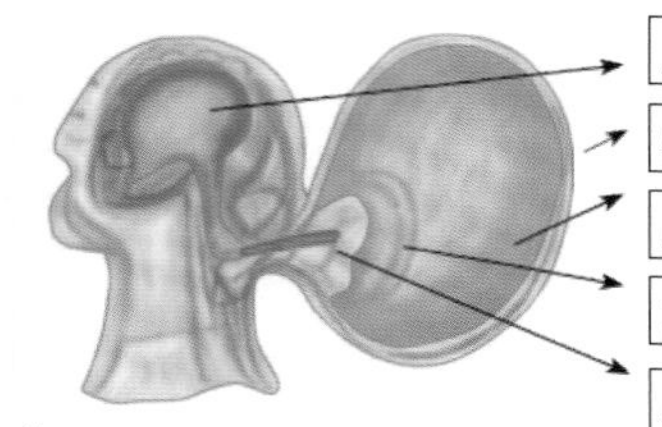

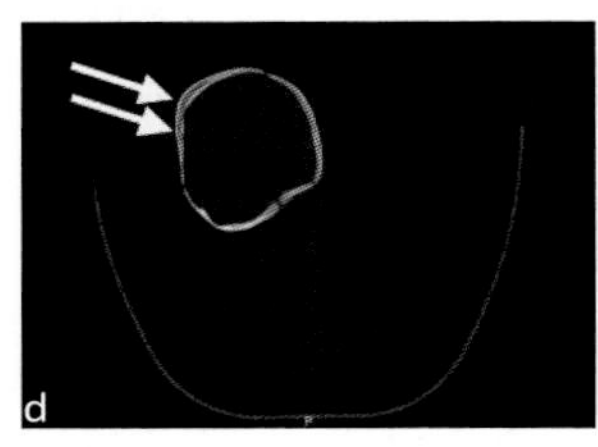

图 16.1 一名 6 月龄儿童的术前 T2 加权矢状位 MR(**a**)和 3D 重建矢状位 CT(**b**)成像,显示巨大的枕部脑膨出(包括枕上和枕下;用单箭头标记)。在这些图像中,也可以看到小头畸形及脑实质向脑膨出的外部突出。示意图(**c**)模拟枕骨巨大脑膨出和脑室扩张患者的矢状成像。儿童(**d**)的术前轴向 CT 图像(骨窗)显示存在右侧单侧冠状面融合症(用双箭头标记),以及前斜头畸形和巨大枕部脑膨出。

以避免术后颅内压增高和巨大脑膨出患儿预后欠佳[1,13]。

脊髓脊膜突出

据推测,未经治疗的神经管缺损可能导致一些颅缝过早闭合,造成继发性颅缝早闭。这种情况背后的假设是,脊髓脊膜突出能够接受大量的脑脊液,它们的腔通过降低 ICP 和脉搏起到代偿机制的作用,这对刺激正常的大脑和颅骨生长是必要的。因此,脑脊液流出引起的颅内压降低可能导致继发性颅缝早闭[1,13]

机械性

颅脑手术引起的颅缝早闭

文献中有证据支持既往的骨缝切除术、颅穹隆重塑手术和 PVDO 可导致未来继发性颅缝早闭[2-4, 6, 14]。它可以发生在同一手术骨缝或新生骨缝,通常毗邻手术骨缝。原发性综合征性颅缝早闭修补术后,10.8%~36.8%的儿童发生迟发性颅内高压和颅内再狭窄,而单缝缝合术后,1%~5.7%的儿童发生非综合征性颅缝早闭[2-4, 6, 14]。如果对 6 月龄以下和 1 岁以上的儿童进行初级修复,则会明显增加骨缝愈合率。因此,许多作者认为颅缝早闭手术的合适年龄是 6~12 月龄[2-4, 6, 14]。继发性颅缝早闭已被报道在条带式开颅手术后发生。硬脑膜和上覆缝之间的相互作用已被证明会影响颅骨发育,一种假设是缝的这些抑制信号的中断可能造成早期融合。

在颅穹隆重塑过程中,正常骨缝解剖的破坏可导致相当一部分患者在影像学上继发颅缝早闭,不过这些患者中有一小部分表现出 ICP 升高的临床和眼科征象需要再次手术。据 Kuang 等[4]观察,在孤立的矢状窦早闭患者中,直接手术抬高正常冠状缝导致 89%的患者在术后 2 年影像学上出现冠状缝早闭。这引发一种假设,即骨缝远离硬脑膜可能导致继发性颅缝早闭。另一种假设是,在初次修复时,脑膜中动脉上支的中断可能进一步导致继发性早闭。

据 Arnaud 等[3]报道, 10%的孤立性矢状缝早闭患者在初次颅骨穹隆重建后继发影像学上冠状缝早闭,不过在初次手术中冠状缝未被操作。他们还观察到10%的继发性冠状缝早闭患者(占原始队列的1%)随后出现颅内压增高,并需要额外的大颅穹隆重建手术。虽然初步修复后新生缝合性早闭的确切机制尚不明确,但硬脑膜血供的凝固似乎是远端缝融合的一个可能因素。另一种可能性是作为疾病过程本身自然史的一部分的渐进性多器官受累。

PVDO后继发性颅缝早闭的假设是,机械力可能导致表观遗传改变,从而诱导早期缝融合。PVDO常发生新发的"人"字缝和矢状缝早闭[2-4, 6, 14]。尽管NOC的诊断在影像学上很明显,但其临床重要性取决于头颅测量、神经发育评估和颅内压增高的特点。PVDO后NOC的发展并不依赖于此。从病理生理学角度来看,PVDO异常颅内体积扩张至20%,导致矢状缝和"人"字缝下硬脑膜生物力学信号减少,最终导致其继发融合。另一种可能的假设是基于Moss的功能矩阵理论,该理论认为PVDO中硬脑膜的分散导致张力改变,从而使缝消失[2-4,6,14]。

延长矫正头盔治疗

矫正头盔治疗是针对体位性斜头畸形及内镜下带状颅骨切除术后的颅骨成形的一种被接受的治疗方法[15]。最近观察到,婴儿在矢状颅骨早闭行带状颅骨切除术后,头盔成形可能引起继发性早闭。在这些病例中,通过促进其他缝的过早融合,压缩力理论被认为是NOC的进展原因[15]。在这些报道的病例中,尚不清楚术后全闭的进展是长期头盔的结果,还是与头盔无关的闭合性疾病的自然进展的结果[15]。

骨膜下血肿

出生创伤导致骨膜下血肿钙化,可引起颅穹隆闭合[16]。早期骨缝融合的机制可能是骨膜下血肿钙化导致骨缝固定,阻碍了颅骨横轴的正常扩张[16]。手术清除钙化血肿通常与良好的美容效果和功能结果相关[16]。

先天性斜颈

与斜头畸形相关的先天性斜颈在新生儿的发生率为1/300[17]。对这种关联最合理的解释是,异常的宫内定位导致类似于前或后斜头畸形的颅骨塑形,结果造成颅颈连接处排列不当,似乎是斜头畸形和先天性斜颈的主要原因。这究竟是纯粹的巧合还是因果关系的存在很难预测。然而,真正的后斜头畸形与由多种因素引起的头部位置变形是有必要区分的,包括凹痕、通过产道时的形态、新生儿的定位及与文化习俗相一致的颅骨轮廓重塑等[17]。通过沿着融合缝可摸到的嵴、同侧耳后-下移位和融合缝的影像学证据,可以将滑脱性斜头畸形与位置平坦区分开来。儿童斜头和斜颈的治疗策略为,如果继发性下颌骨排列不良,颅内高压,或面部不对称,则优先考虑颅骨修复[17]。

代谢性

佝偻病

佝偻病是继发性颅缝早闭最常见的代谢性原因之一,最早由Heschl于1873年报道[1, 7, 18, 19]。佝偻病所包含的矿物质缺乏通过延缓血管对生长板的侵袭,导致软骨细胞肥大和紊乱，以及沿干骺端骨样细胞的堆积，造成颅缝早闭[1, 7, 18, 19]。这就解释了为什么原来来源于软骨内骨的颅底无法代偿大脑的增长，以及为什么由骨构成的颅骨有过多的类骨，导致颅缝早闭和继发性颅缝早闭。也有人认为，新骨桥穿过缝可能抑制缝的灵活性，导致过早融合[1, 7, 18, 19]。矢状缝最常受累。不足为奇的是，初次出现佝偻病的年龄越大，症状越温和，发病率越低，颅缝早闭的严重程度越低。关节早闭的程度与佝偻病的病因无关，而与佝偻病的严重程度有关。任何有异常头围或形状的佝偻病患儿都应怀疑有颅缝早闭，应进行颅面 CT 评估，以便及早转诊到颅面专家，并在合适的年龄进行矫正手术。

低磷佝偻病是最常见的佝偻病，归因于继发性颅缝早闭。1951 年，Imerslund 首次将低磷佝偻病描述为颅缝早闭的病因[1, 7, 18, 19]。低磷佝偻病中颅缝早闭的真实发生率仍不明确，范围在 12%~46%[1,7,18,19]。它也被称为正常钙血症或维生素 D 抗性佝偻病。它们包括 X 连锁低磷血症（XLH）佝偻病、常染色体显性低磷血症佝偻病和抗酸剂诱导的低磷血症佝偻病[1, 7, 18, 19]。XLH 佝偻病是最常见的亚型，通常出现在 2 岁左右的儿童。PHEX 基因在大多数 XLH 佝偻病患者中失活，它调节成纤维细胞生长因子 23（FGF23），进而调节磷酸盐稳态和维生素 D 代谢，最终调节新骨矿化[1, 7, 18, 19]。抗酸剂诱导的低磷佝偻病发生在长期使用氢氧化铝、氢氧化镁治疗的患者中，可限制肾小管吸收和胃肠道吸收的磷，导致严重耗竭，最终发展为佝偻病[1,7,18,19]。

低磷酸酯酶症

低磷酸酯酶症（HPP）是一种罕见的隐性遗传骨代谢先天性缺陷。它是由编码位于染色体 1p36 上的组织非特异性碱性磷酸酶的基因中的各种突变引起的[20]。因此，酶活性在不同程度上减弱，因此表型表达也高度可变。除了骨矿化、生长障碍和乳牙过早脱落等问题外，婴儿期和儿童期的 HPP 还与颅缝早闭有关[20]。据报道，HPP 中的颅骨病理是矿化不足，在最严重的围产期形式中会导致“头颅膜”[20]。在不太严重的婴儿型中，广泛的糖化缝或多个缝间骨已被证实，这似乎发生在缝闭合之前，因此应被视为功能性闭合缝。矢状缝和冠状缝最常受累；然而，随着病情的进展可能会发生全缝早闭。它还可能导致神经孔受损，视神经受压导致视力丧失[20]。

黏脂贮积症

Ⅰ细胞病（Ⅱ型黏脂贮积症）是溶酶体代谢的遗传性疾病中，1967 年 Leroy 和 Demars 将其与黏多糖贮积症和脂质贮积症区分开来[22]。它与异位骨缝、冠状缝和矢状缝早闭有关。在这种疾病中，颅缝过早融合被认为是主要骨骼疾病的表现，而不是继发于小头畸形，因为骨性连接显然是在生命早期形成的[21]。随着疾病的进展，所有的颅缝完全融合，最终导致脑生长受损，必须行手术干预。颅狭窄被认为最初发生在颅底，最终延伸到颅骨。因此，所有的颅窝都小于对照组，进而小后颅窝内的结构容易受到肥厚的枕骨大孔后缘的压迫。因此，梗阻性脑积水也被认为与Ⅰ细胞病有关[21]。

黏多糖病

Ⅰ型黏多糖病（MPS Ⅰ，Hurler 综合征）是由溶酶体 α-L-艾杜糖苷酸酶缺乏引起的，导致糖-氨基聚糖在多个身体器官逐渐沉积，影响身体外观和系统功能[23]。继发性颅缝早闭（最常见的是舟状头）是由于颅底和穹隆骨增生导致过早闭合而发生的[23]。同样，MPS Ⅱ（Hunter 综合征）和 MPS Ⅳ（Morquio 综合征）也很少与继发性颅内狭窄相关[1]。这些疾病的治疗包括造血干细胞移植和基因治疗，以及颅穹隆扩张术[23]。

甲状腺功能亢进

先天性甲状腺功能亢进的新生儿和婴儿并发症包括早产，发育不良，以及主要累及矢状缝和冠状缝、较少累及鳞状缝的颅骨早闭[24]。幼年甲状腺功能亢进也与继发性颅缝早闭有关。骨化是由甲状腺激素高度调节的。T3 激素可调节软骨细胞分化，增强软骨基质矿化[24]，直接刺激成骨细胞分化和骨基质合成降解，使甲状腺功能亢进患者软骨内成骨过程加快，骨龄提前。相反，颅缝膜内骨化累及间充质细胞向成骨细胞的直接分化[24]。因此，可以想象，不同的胶原蛋白生产或 T3 诱导的成骨细胞分化和骨基质合成可能导致继发性颅缝早闭。此外，还考虑了促甲状腺激素（TSH）在继发性甲状腺功能亢进中的潜在作用，因为 TSH 受体在破骨细胞和成骨细胞中都有表达[24]。

恶性骨硬化症

恶性骨硬化症（Albers-Schonberg 病）是一种罕见的常染色体隐性遗传疾病[25]。由于破骨细胞功能的缺乏，骨的形成和重塑受到干扰，导致病情恶化。它是一种罕见的疾病，预计在新生儿的发病率约为 1/300 000[25]。它与儿童继发性颅缝早闭和颅内压升高有关。骨在缝上过度生长，从而抑制了它们的分离和颅骨向外移位，导致无法扩张的颅骨钻孔生长中的大脑。继发于颅底的骨沉积，血管和神经孔狭窄也可发生，并伴有血流和神经功能受损[25]。恶性骨硬化的唯一治疗方法是骨髓移植，它可以通过造血干细胞产生破骨细胞来恢复骨重建，并可能缓解神经血管孔损伤的症状，如逆转视神经管狭窄和保留视力[25]。

其他原因

继发性颅缝早闭也与某些血液病（地中海贫血、镰状细胞性贫血、先天性溶血性黄疸、真性红细胞增多症）和致畸剂（氨基蝶呤、二苯乙烯内酯、维甲酸、丙戊酸）有一定的关系[1]。在血液病中，婴儿期骨髓过度活跃是骨增生和颅缝过早继发性融合的根本原因。对于血液病和暴露于上述致畸药物的儿童，需要高度怀疑和诊断继发性颅缝早闭[1]。

治疗方法

对于早期有放射学再狭窄证据的儿童，没有明显的 ICP 升高或神经认知功能下降的临床症状，可以采取较保守的方法，密切监测，以早期发现和及时干预。在有症状性再狭窄的患者中，手术治疗颅缝早闭可扩大颅穹隆，缓解颅内压升高，防止正在发育中的大脑颅骨收缩，并纠正颅骨形态。颅脑扩张的手术方法应根据患者的临床表现而定。

颅骨切开术

自 20 世纪 80 年代以来，颅骨切开术已经成为继发性颅缝闭合的主要治疗方法[5, 13, 15]。在需要迅速降低 ICP 的紧急情况下，这是一种有用和通用的方法。此外，内镜下骨缝切除术最近被用于微创手术治疗颅缝早闭[13, 15]。然而，随着新技术的出现，如颅骨穹隆重建和 PVDO 的出现，孤立的颅骨切开术的使用率逐渐下降[5,13,15]。

颅穹隆重塑

传统上，额-眶前移术（FOA）是扩大颅穹隆和重塑凹陷的眶上带的首选治疗方法[2-4]。然而，关于 FOA 的长期结果的研究报道表明，FOA 的再手术率很高，在以后的生活中需要多次翻修。类似的，Pi 手术可治疗裂隙脑室综合征相关的继发性颅缝融合，Roberts 等和 Kloss 描述了矢状旁瓣和线状颅骨切开术作为治疗再狭窄的方法[5, 8]。另外，Schendel 等报道了在严重突出的病例中，采用最小条形颅骨切除术和双顶骨截骨术，以及增加枕骨和额部重塑的良好结果[5,8]。

后穹隆牵开骨成形术

最近，弹簧辅助复位和牵张装置已应用于继发性颅缝早闭并取得较好的疗效[5, 6, 9]。牵张成骨重建后侧穹隆越来越多地被用于双冠关节早闭儿童头窄畸形的初始矫正。后侧穹隆撑开相对于传统颅骨重塑技术的优势是有争议的[5,6,9]。然而，最近的报道表明相对于 FOA，颅内体积有更大的增加，软组织并发症减少，短头畸形改善，减少通过延迟术前手术时间，缩短手术和麻醉时间，减少手术失血量和输血需求，改善 Chiari 畸形的手术操作[5, 6, 9]。PVDO 的明显缺点是需要进行第二次手术来移除器械，而且围术期发病率的理论改善很难进行统计量化。此外，PVDO 在多个维度上重塑后穹隆的能力有限。因为设备与外部环境相通，因此闭合过程中软组织张力的改善可能会被感染问题所抵消[5,6,9]。最后，越来越多的证据表明 PVDO 后 NOC 及其潜在的并发症，需在手术之前考虑。

结论

颅缝早闭是单个或多个颅缝的过早融合，造成颅骨不能扩张，如果未及时矫正，大脑的生长将会受限，ICP 升高，改变颅基导致面部不对称，牙齿咬合不正，以及潜在的心理问题和神经系统问题。继发性颅缝早闭可由于某些诱发因素（机械性、代谢性等）引起的 NOC，也可以是标准颅缝早闭手术后的再闭合或复发。总的来说，继发性颅缝早闭的根本原因可分为 4 类：与颅内压降低相关的疾病、机械性原因、代谢性原因和其他原因。对继发性颅缝早闭的病理生理学了解较少，其预防和治疗仍不明确。虽然原发手术修复后再融合的病因尚不明确，但建议即使是无综合征的儿童，单缝狭窄也应在原发颅穹隆修复后至少随访 5 年，以评估缝的通畅程度。作为系统监测方案的一部分，应使用临床详细资料和扩大眼底镜检查，以及每年详细的头侧测量和颅容量分析，评估儿童的 ICP 升高和发育迟缓情况。头颅 X 线和 CT 影像是临床检查的补充，以确认再狭窄并对这些儿童早期再手术进行迅速处理，以防止永久性视觉和神经发育疾病。一个跨学科的团队参与专门的颅面疾病诊所，应评估这些儿童以迅速诊断并对再狭窄和颅内高压进行最佳处理。

参考文献

1. Borkar SA, Sarkari A, Mahapatra AK. Craniosynostosis associated with neural tube defects: is there a causal association? Pediatr Neurosurg 2011;47(5):337–341
2. Esmaeli A, Nejat F, Habibi Z, El Khashab M. Secondary bicoronal synostosis after metopic craniosynostosis surgical reconstruction. J Pediatr Neurosci 2014;9(3):242–245
3. Arnaud E, Capon-Degardin N, Michienzi J, Di Rocco F, Renier D. Scaphocephaly part II: secondary coronal synostosis after scaphocephalic surgical correction. J Craniofac Surg 2009;20(Suppl 2):1843–1850
4. Kuang AA, Jenq T, Didier R, Moneta L, Bardo D, Selden NR. Benign radiographic coronal synostosis after sagittal synostosis repair. J Craniofac Surg 2013;24(3):937–940
5. Ryoo HG, Kim SK, Cheon JE, Lee JY, Wang KC, Phi JH. Slit ventricle syndrome and early-onset secondary craniosynostosis in an infant. Am J Case Rep 2014;15:246–253
6. Tahiri Y, Paliga JT, Bartlett SP, Taylor JA. New-onset craniosynostosis after posterior vault distraction osteogenesis. J Craniofac Surg 2015;26(1):176–179
7. Wang PI, Marcus JR, Fuchs HE, Mukundan S Jr. Craniosynostosis secondary to rickets: manifestations on computed tomography. Radiol Case Rep 2015;2(3):43
8. Doorenbosch X, Molloy CJ, David DJ, Santoreneos S, Anderson PJ. Management of cranial deformity following ventricular shunting. Childs Nerv Syst 2009;25(7):871–874
9. Park DH, Chung J, Yoon SH. The role of distraction osteogenesis in children with secondary craniosynostosis after shunt operation in early infancy. Pediatr Neurosurg 2009;45(6):437–445
10. Weinzweig J, Bartlett SP, Chen JC, et al. Cranial vault expansion in the management of postshunt craniosynostosis and slit ventricle syndrome. Plast Reconstr Surg 2008;122(4):1171–1180
11. Albright AL, Tyler-Kabara E. Slit-ventricle syndrome secondary to shunt-induced suture ossification. Neurosurgery 2001;48(4):764–769, discussion 769–770
12. Faria AC, Rabbi-Bortolini E, Rebouças MR, et al. Craniosynostosis in 10q26 deletion patients: a consequence of brain underdevelopment or altered suture biology? Am J Med Genet A 2016;170A(2):403–409
13. Mahapatra AK. Giant encephalocele: a study of 14 patients. Pediatr Neurosurg 2011;47(6):406–411
14. Chu KF, Sullivan SR, Taylor HO. Case report: pan-suture synostosis after posterior vault distraction. Eplasty 2013;13:e52
15. Sivakumar W, Goodwin I, Blagg R, et al. Pancraniosynostosis following endoscopic-assisted strip craniectomy for sagittal suture craniosynostosis in the setting of poor compliance with follow-up: a case report. J Med Case Reports 2015;9:64
16. Martinez-Lage JF, Esteban JA, Martinez Perez M, Poza M. Craniostenosis secondary to calcified subperiosteal hematoma: case report. Neurosurgery 1984;15(5):703–704
17. Raco A, Raimondi AJ, De Ponte FS, et al. Congenital torticollis in association with craniosynostosis. Childs Nerv Syst 1999;15(4):163–168, discussion 169
18. Glass LR, Dagi TF, Dagi LR. Papilledema in the setting of X-linked hypophosphatemic rickets with craniosynostosis. Case Rep Ophthalmol 2011;2(3):376–381
19. Vega RA, Opalak C, Harshbarger RJ, et al. Hypophosphatemic rickets and craniosynostosis: a multicenter case series. J Neurosurg Pediatr 2016;17(6):694–700
20. Collmann H, Mornet E, Gattenlöhner S, Beck C, Girschick H. Neurosurgical aspects of childhood hypophosphatasia. Childs Nerv Syst 2009;25(2):217–223
21. Yamada H, Ohya M, Higeta T, Kinoshita S. Craniosynostosis and hydrocephalus in I-cell disease (mucolipidosis II). Childs Nerv Syst 1987;3(1):55–57
22. Leroy JG, Demars RI. Mutant enzymatic and cytological phenotypes in cultured human fibroblasts. Science 1967;157(3790):804–806
23. Ziyadeh J, Le Merrer M, Robert M, Arnaud E, Valayannopoulos V, Di Rocco F. Mucopolysaccharidosis type I and cranio-

synostosis. Acta Neurochir (Wien) 2013; 155(10):1973–1976

24. Chawla R, Alden TD, Bizhanova A, Kadakia R, Brickman W, Kopp PA. Squamosal suture craniosynostosis due to hyperthyroidism caused by an activating thyrotropin receptor mutation (T632I). Thyroid 2015;25(10): 1167–1172
25. Krimmel M, Niemann G, Will B, Reinert S. Surgical correction of craniosynostosis in malignant osteopetrosis. J Craniofac Surg 2004;15(2):218–220, discussion 221

第17章 综合征性颅缝早闭的面中部牵引术和LeFort Ⅲ截骨术

Ajoy Roychoudhury, Bhaskar Agarwal, Saravanan Lakshmanan

概述

导致面中部发育不良的各种情况包括先天性疾病(如Crouzon综合征)、Apert综合征、Pfeiffer综合征、Saethre-Chotzen综合征、Carpenter综合征,以及创伤后残余畸形。

Crouzon综合征

Crouzon综合征由Crouzon于1912年首次描述,Atkinson在1937年对已发表的86个病例进行综述。它在每100万新生儿中的出生患病率为15~16例,占所有颅缝早闭病例的4.5%。最常见的颅骨畸形是短头畸形。颅缝早闭常见于婴儿出生后的第一年,通常在2~3岁时完全闭合[1, 2]。Crouzon综合征的诊断特征包括浅眶、眼球突出及暴露性结膜炎或角膜炎的高发生率。外斜视(眼睛向外偏离)也是一个常见的特征。其他常见的特征包括上颌发育不良、狭窄的牙弓及单侧或双侧的后牙合不良,上颌和下颌牙齿的拥挤、前牙开咬、下颌前突及下颌前牙的拥挤也经常被观察到[1-3](图17.1)。

Apert综合征

Apert综合征的特征包括颅缝早闭、面中部畸形和手脚对称的融指(趾)。Park和Powers在1920年进行了一项广泛的研究。Apert综合征的出生患病率估计为每100万新生儿15~16例,该综合征占所有颅缝早闭病例的4%~5%[1,2,4]。

Pfeiffer综合征

在1964年,Pfeiffer对该综合征进行了详细阐述,而Cohen提出了该综合征的3种临床亚型[1,2]。

- 1型(典型)在大多数情况下不会影响生活,并且智力基本正常,但有些情况可能出现轻度智力缺陷[5]。
- 2型表现为四叶草状头颅,严重的眼球突出,通常伴有严重的中枢神经系统(CNS)受累,如脑积水、肘关节强直/骨连接、宽大的拇指和大脚趾,并有一系列不常见的低频异常[5]。

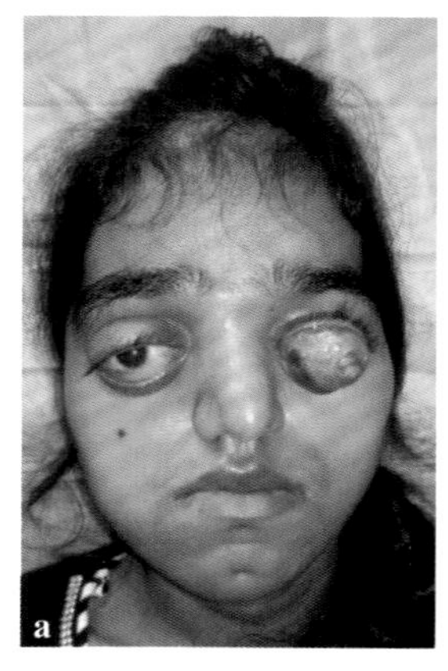
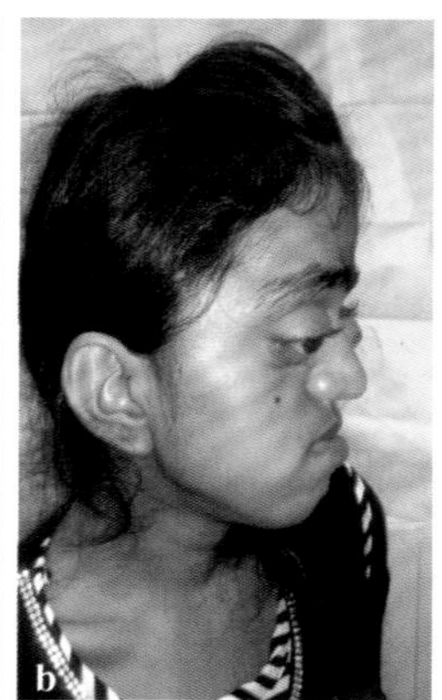

图17.1 一例Crouzon综合征患者。(a)前面观。(b)侧面观。

- 3 型类似于 2 型，但没有四叶草状头颅[5]。

观察到上颌发育不良和下颌相对前突。鼻梁凹陷。眼距增宽、眼裂向下倾斜、眼球突出和斜视常见。鼻子可能会呈鹰嘴状。腭弓高拱，牙槽嵴宽阔，牙齿拥挤[1, 2, 5]（**图 17.2**）。

面中部牵引术的适应证

在儿童发育阶段，面中部牵引术的绝对适应证包括：

- 颅内压增高/短头畸形。
- 眼球突出/角膜暴露。
- 严重的呼吸道阻塞，主要发生在鼻咽部空间。
- 严重的畸形导致咬合不正。

成年患者的绝对适应证包括[6]：

- 严重的眼球突出[7]。
- 面中部发育不良，前牙反咬距离超过 13 mm。
- 既往面中部前推手术失败的病史。

在发育阶段的儿童中，面中部牵引术的相对适应证包括[6]：

- 轻度畸形，没有颅内压增高、阻塞性睡眠呼吸暂停和角膜暴露的证据。
- 严重的阻塞性睡眠呼吸暂停综合征，由显著的气道异常引起。

成年患者的相对适应证包括[6]：

- 面中部发育不良，前牙反咬距离小于 13 mm，没有气道阻塞的证据。

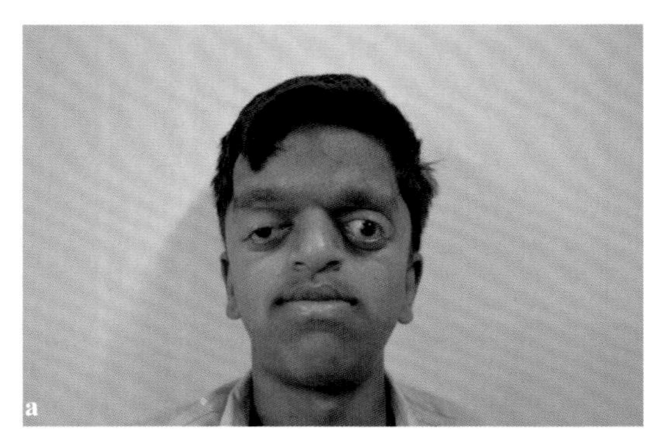

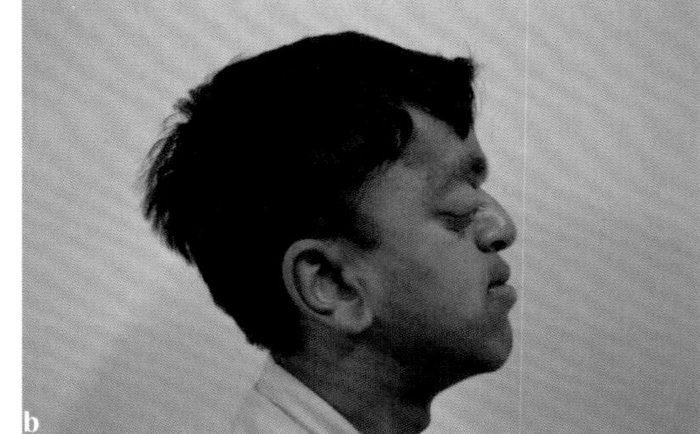

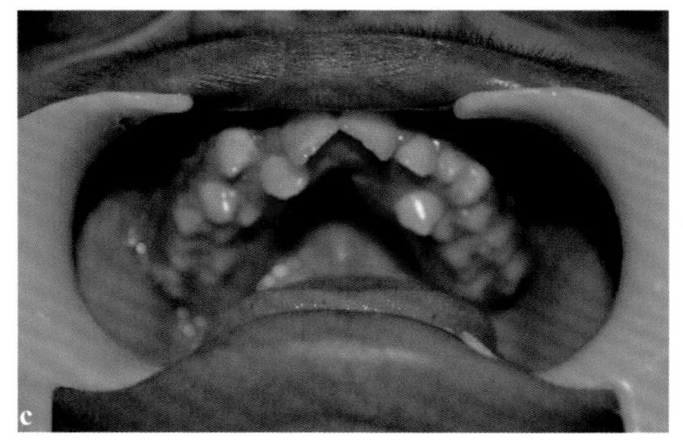

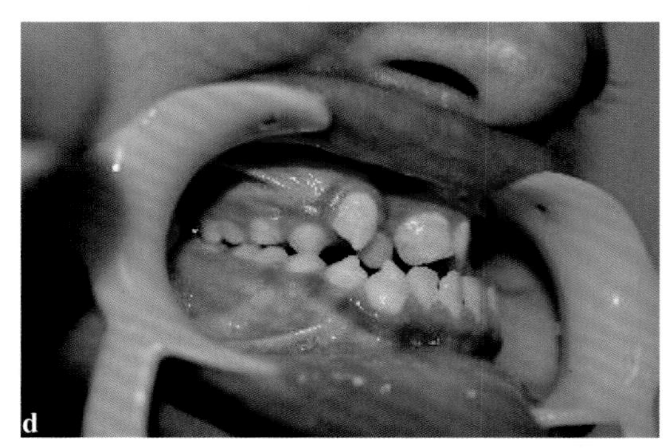

图 17.2 Pfeiffer 综合征。（**a**）前面观。（**b**）侧面观。（**c**）口腔前面观。（**d**）口腔侧面观。

术前评估

患者年龄

1~3岁患者的面中部牵引术对外科医生来说是一项困难的任务，因为患儿合作度有限。对于13~17岁的青少年，如果没有需要医学干预的情况，面中部牵引术会被延迟到骨骼成熟。同时，还需要确定家人的配合。

全身健康状况

在考虑神经、呼吸和心脏问题时，确保患者的全身健康状况非常重要。

- 身体检查[6]：
  - —评估前额和眶上缘，以检测这些解剖结构的后退。
  - —必须记录Mulliken A-Cor值[7]。
  - —通过记录眶上缘和眶下缘的后退来评估眼球突出。
  - —眼睑下缘后退通常伴随巩膜外露（负矢量）。
  - —必须记录由角膜暴露引起的角膜瘢痕，以及对下眼睑的支持（或缺乏支持）情况。
  - —进行咬合评估，记录反咬距离（以毫米为单位）。
  - —观察上颌弓的狭窄和牙齿拥挤情况。通常还可见异常长的腭帘。
  - —应该制作牙模以保留记录，并制作用于连接扩张器装置的咬合托盘。
- 眼科学评估：由于颅内压增高和进行性视力损失的高发生率，在综合征性颅缝闭合过程中，术前应进行眼科学评估。视乳头水肿的存在可能会影响手术计划和手术时间选择。
- 呼吸评估：综合征性颅缝闭合患者常常存在多层次的气道阻塞模式。因此，需要通过鼻内镜评估和睡眠研究排除中枢性睡眠呼吸暂停的原因。
- 拍摄照片：需要拍摄前方、1/3、侧面、下颌顶点、俯视、咬合和眼球运动的视图。
- 颅侧位照片：对于记录骨骼完整性、牙齿和咬合状况，以及颈后气道非常重要。术后和长期随访期间需要进行后续的颅侧位照片和全景口腔X线片。
- 计算机断层扫描（CT）和三维（3D）建模：术前进行CT扫描对手术干预至关重要。它有助于评估受累骨骼的质量和体积，以及气道和眼眶的尺寸/体积和颅缺陷，以确定固定外部扩张器（RED）的放置位置。CT扫描数据可用于生成用于术前RED适应的立体光刻模型。如果该区域的可用骨骼不足，这些模型还有助于确定所需的骨切开位置和类型（**图17.3**）。

术前手术计划

麻醉风险

从全麻的角度来看，由于可能存在阻塞性睡眠呼吸暂停，这是一种复杂的情况。推荐使用低血压麻醉以最小化失血量。由于手术时间较长，有发生压疮的可能性，因此应进行适当垫衬。术中和术后需要进行眼部贴带，以预防角膜擦伤。

口腔或下颌下置管术是首选。如果需要进行单阶段骨移植，下颌下置管术可以将下颌定位到上下颌固定状态（**图17.4**）。

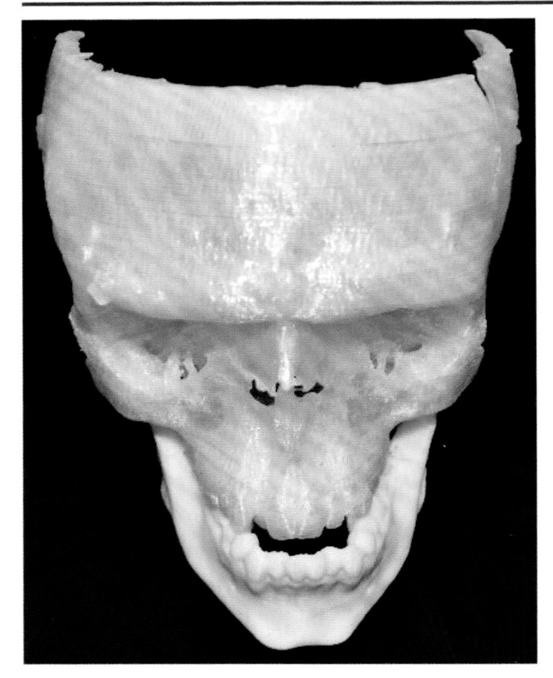

图 17.3 术前计划的立体光刻三维模型。

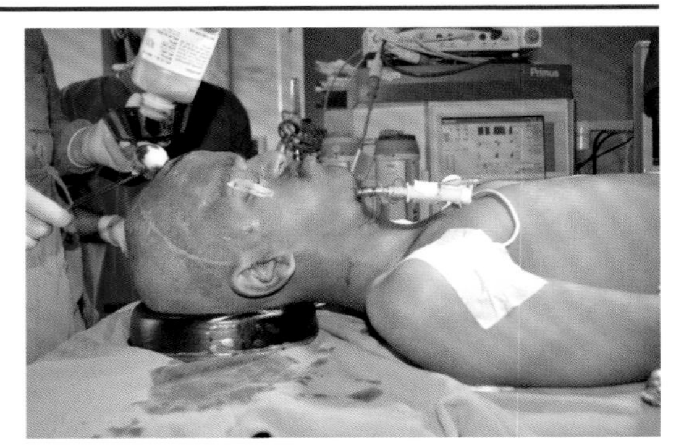

图 17.4 患者在手术台上的摆体。注意下颌下置管和眼睛的贴膜。

制作腭板固定器

通过牙齿对上颌施加牵引力，可使用刚性口腔内固定器经牙齿对上颌施加牵引力，内固定器使用 0.045~0.050 英寸（1 英寸约为 2.54 cm）的正畸环，配上第二恒牙期恒磨牙上的头套管。唇侧和腭侧的钢丝紧密接触正常患者的大部分上颌牙齿（图 17.5）。如果患者有正畸支架，唇侧钢丝必须向外弯曲，并置于龈下位置，以便清除现有的矫治器具。如有需要，可以添加跨腭条以增加坚固性。该装置在手术室手术前插入。

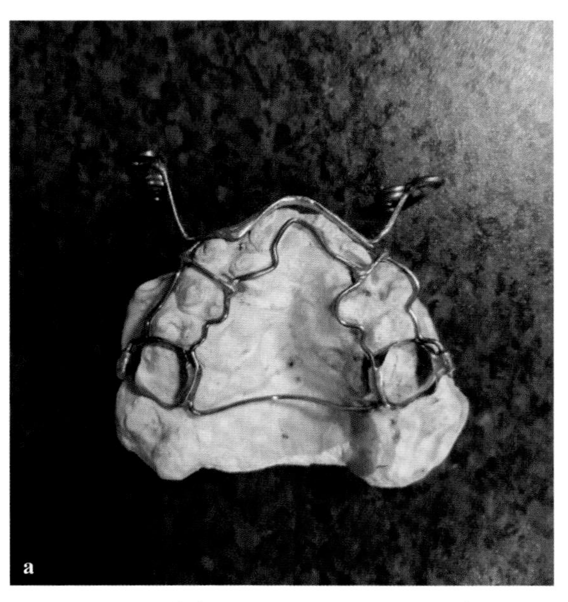

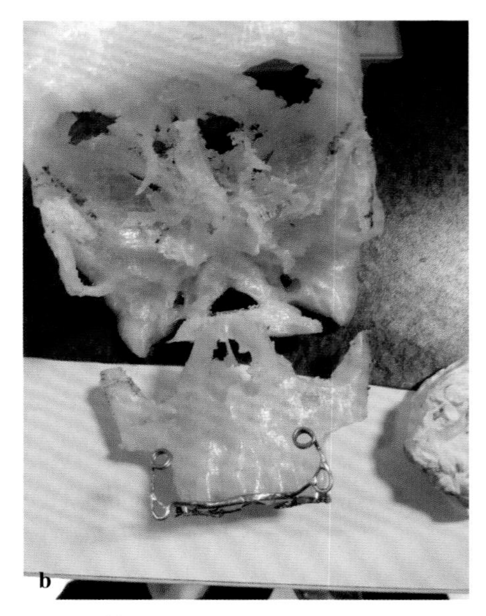

图 17.5 Pfeiffer 综合征。（a）腭板固定器在工作模型上的应用。（b）在立体光刻模型上尝试腭板固定器塑形。

手术技术

在冠状切口下，暴露额颞部颅骨、眼眶区域、鼻梁、颧弓和颧骨体后，进行 LeFort Ⅲ骨切开术[8]。

冠状切口

经冠状切口或双颞区切口（**图 17.6**），可以暴露以下区域：

- 整个颅盖骨。
- 前部和侧部颅底。
- 额窦/筛窦。
- 颧骨。
- 颧弓。

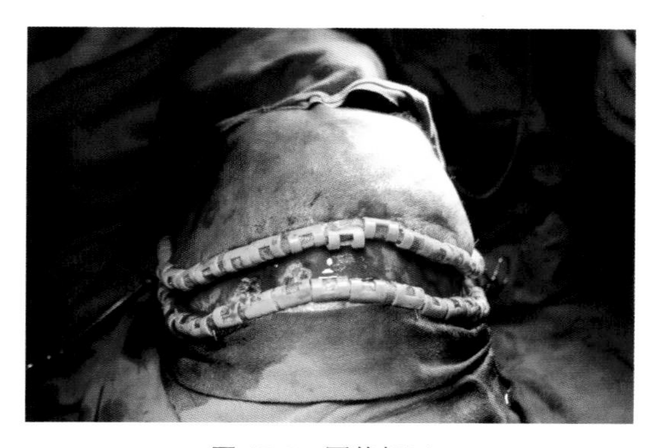

图 17.6 冠状切口。

- 眼眶（外侧/上侧/内侧）。
- 鼻背。
- 颞颌关节（TMJ）和髁突/髁下区域。

骨切设计[8]

Tessier 提出了 3 种将风险降至最低的基本手术：LeFort Ⅲ-Tessier Ⅰ、LeFort Ⅲ-Tessier Ⅱ和 LeFort Ⅲ-Tessier Ⅲ。这三种骨切术在侧壁眼眶方面存在差异（**图 17.7**）。

当上眼眶骨缘和前额位置满意，只有面中部需要前移时，执行“标准”的 LeFort Ⅲ骨切术。

使用传统固定和骨移植物的 LeFort Ⅲ骨切术通常在颅面部生长完成后进行。

在年幼的患者中，更常采用分散成骨（DO）进行 LeFort Ⅲ骨切术，以过度矫正畸形，减少并发症，避免需要骨移植物，并希望减少儿童可能需要的总手术次数[9]。

当前额、眼眶和面中部都需要相似程度前移时，可以使用经颅骨切进行单块骨切。它也可以作为单个阶段或在 6~8 岁的儿童中经牵引完成。

入路

骨切术通过冠状切口进行，可以选择

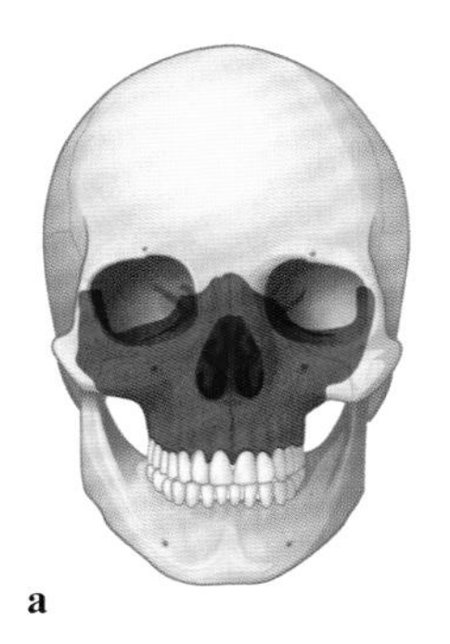

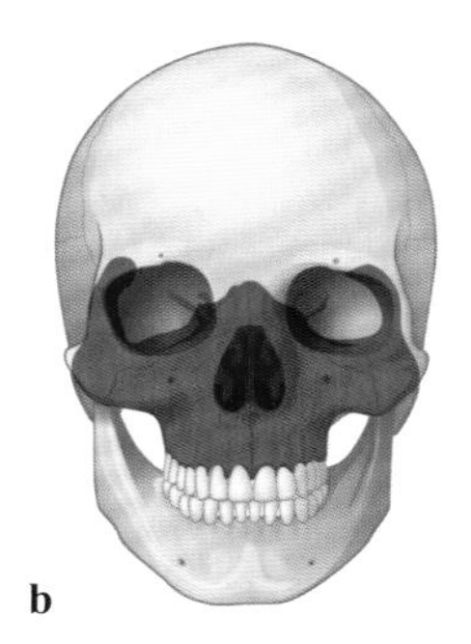

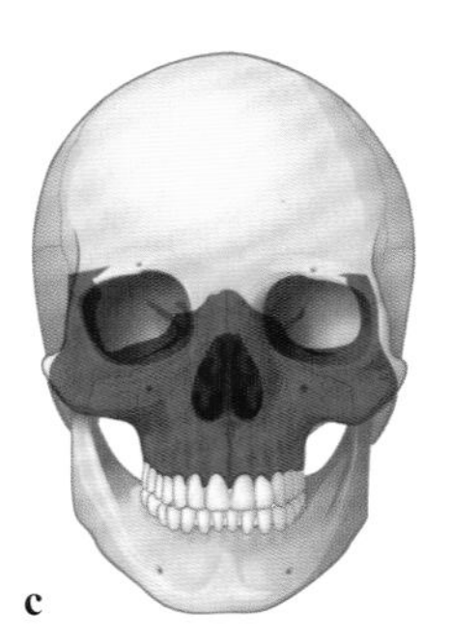

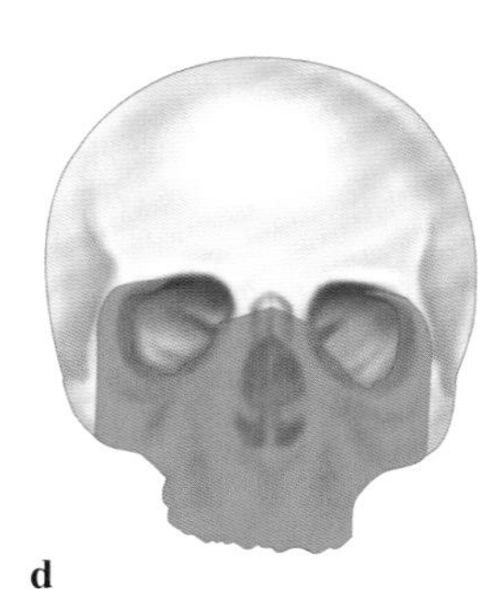

图 17.7 LeFort Ⅲ骨切术的不同设计。（**a**）Tessier Ⅰ型。（**b**）Tessier Ⅱ型。（**c**）Tessier Ⅲ型。（**d**）改良的 Tessier Ⅰ型（垂直颧骨夹板）。

是否进行上颊沟切口。下眼睑切口是可选的；如果预计会出现眼睑不正常位置，可以避免切口（**图 17.8**）。

骨切开术[8,10]

- 骨切开术始于颧弓和颧隆的交界处，使用电锯做垂直切口。在颧骨体部位进行垂直骨切开，将外侧眶缘分为两半，并略微延伸到 FZ 改良的 Tessier Ⅰ型的上内侧，提供更大的骨表面积和愈合骨（**图 17.9**）。
- 在颧骨体后方 10 mm 处开始进行外侧眶壁骨切开，通过下眶裂与上颧额缝相连（**图 17.10**）。
- 通过鼻额缝的下方进行水平骨切开，方向为后下方，位于内眼角腱和鼻泪道器官的上方（**图 17.11**）。
- 鼻内壁骨切开是通过在后泪垂嵴后方使用骨切开器进行的。这个骨切口在眶底前方与外壁骨切开相交（**图 17.12**）。
- 使用弯曲的腭骨切开器进行双侧腭颧切离，经颞窝或口内腔。弯曲的骨切开器应朝前、向内和向下指向腭板（**图 17.13**）。
- 鼻中隔骨切开是最后的步骤，因为这个区域高度血管化，可能导致过度出血。鼻中隔骨切开器与颅底平行，朝向口腔内侧可以触及后鼻刺，将鼻中隔与颅底分离（**图 17.14**）。

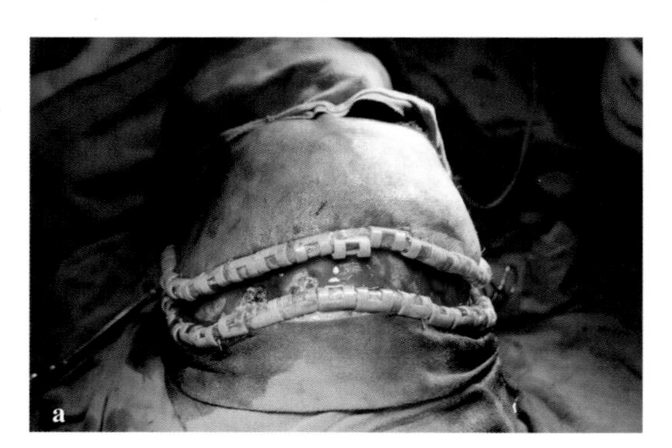

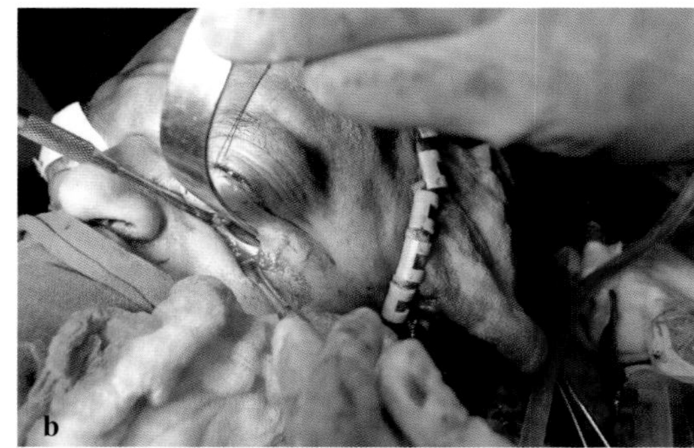

图 17.8 （**a**）冠状切口。（**b**）经睑切口。

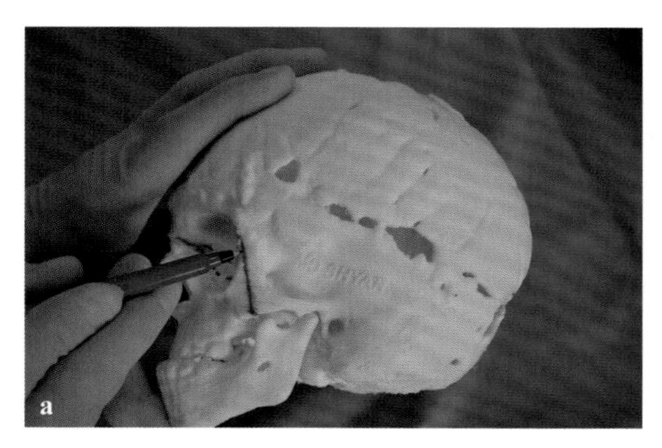

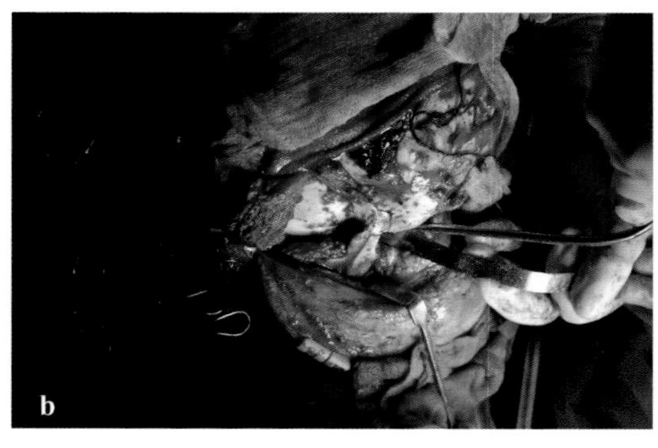

图 17.9 骨切开部位。（**a**）在模型上标出骨切开位点。（**b**）手术中的骨切开位点。

- 上颌脱压钳被用来游离面中部骨块（**图 17.15**）。

在手术过程中，必须注意避免对眶内神经血管结构施加过大的牵引力，或者对颧骨施加过度的单侧牵引力，以免造成骨折。

附件板的应用

- 附件板在下眶缘区域进行双侧固定，位置根据骨骼和牙齿的生长情况而定，做 1~2 cm 的经皮切口，并用 4 颗 1.5 mm 的螺钉进行固定（**图 17.16**）。

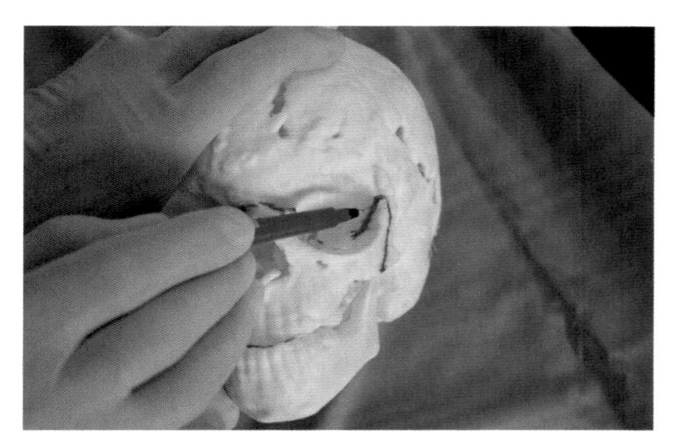

图 17.10　标记外侧眶壁骨切开位点。

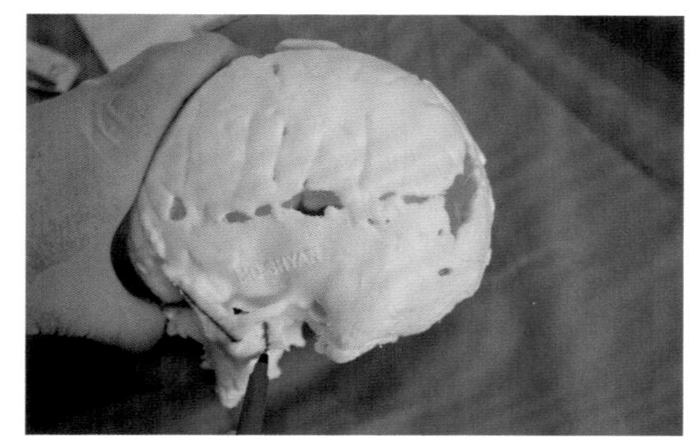

图 17.13　展示颧颌松解的位置标记。

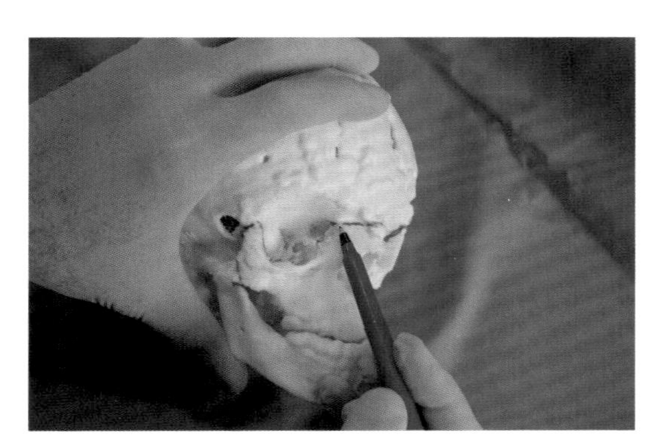

图 17.11　标记鼻骨切开位点。

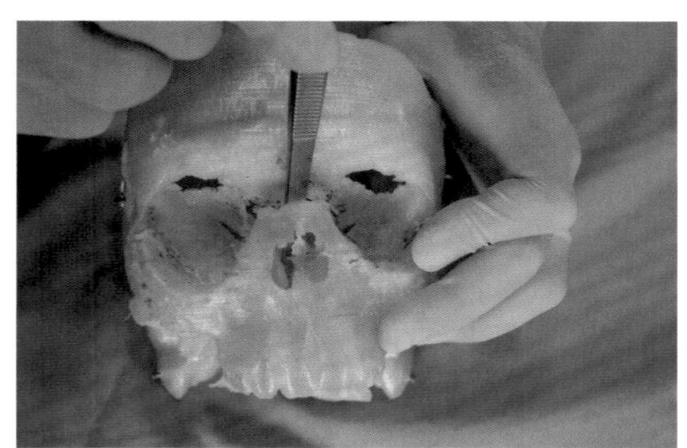

图 17.14　用骨切开器进行鼻中隔骨切开。

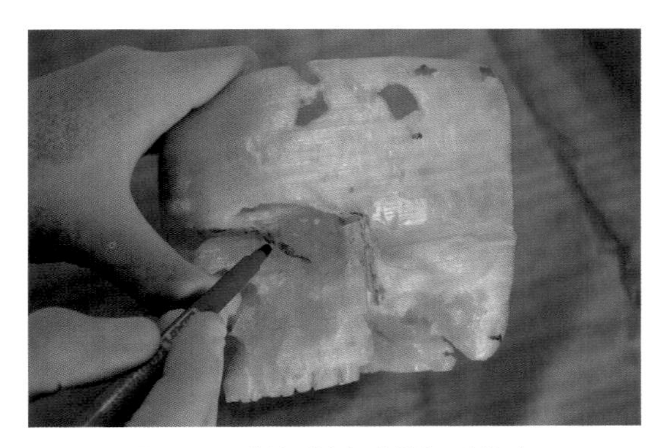

图 17.12　标记眶内壁骨切开位点。

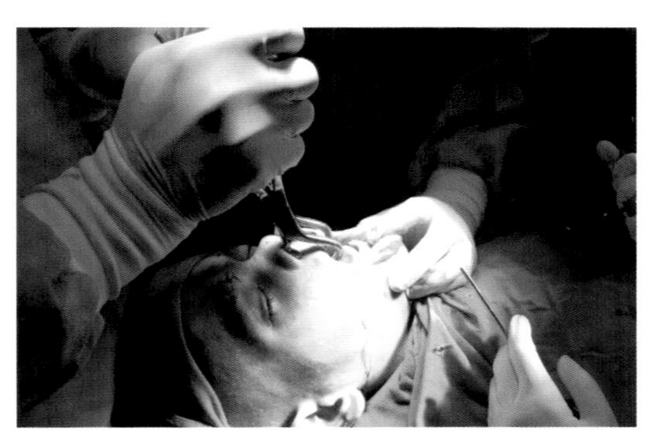

图 17.15　使用 Rowe 上颌解压钳移动中脸。

- 牵引附件板（3~4 个）作为骨骼固定点，用于连接外部装置的牵引线。
- 螺纹固定螺钉从皮肤穿出，并用 6-0 尼龙缝线单层缝合周围皮肤。

刚性外牵引装置的处理和操作

下颌上 LeFort Ⅲ截骨手术依赖于 2 个不同垂直水平上的 4 个固定点，以实现最佳的多向牵引（**图 17.17**）：

- 眶下板。
- 口腔内正畸线固定夹板。
- 上颌板。
- 鼻上颌部。
- 颧弓支撑。

下颌上 LeFort Ⅲ外部牵引器的放置步骤如下：

- 调整装置的横向宽度，使侧臂比头皮或头发宽 2 cm，双侧覆盖。
- 环应平行于 Frankfort 水平面，垂直杆组件大约在上唇前方 3 cm 处，沿面部中线（**图 17.18**）。
- 依次手动旋转双侧颅骨螺钉，直到每侧至少接触 4 个螺钉上的骨。
- 在与牵引板和（或）口腔内装置相对应的前牵引方向上固定两个水平杆。

牵引准则[6]

- 牵引术需在 1 周后开始。
- 牵引速度为每天 2 次，1 mm/d。
- 牵引持续时间取决于所需前移量。
- 在使用外部牵引器治疗的患者中，必要时进行矢量调整。
- 对所有患者，在牵引结束后至少需要 3 个月的巩固期。

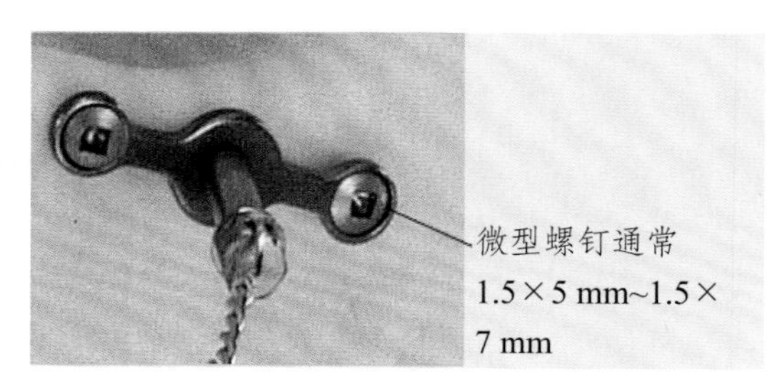

图 17.16 在眶下缘用螺丝钉固定附件板。

并发症

术中并发症[6,8]

- 由于颧颌分离和下颌骨折引起的出血可以通过重新调整上颌骨处理。这种颧颌分离过程还可能导致不典型的骨折，延伸至颅底、眼眶或腭

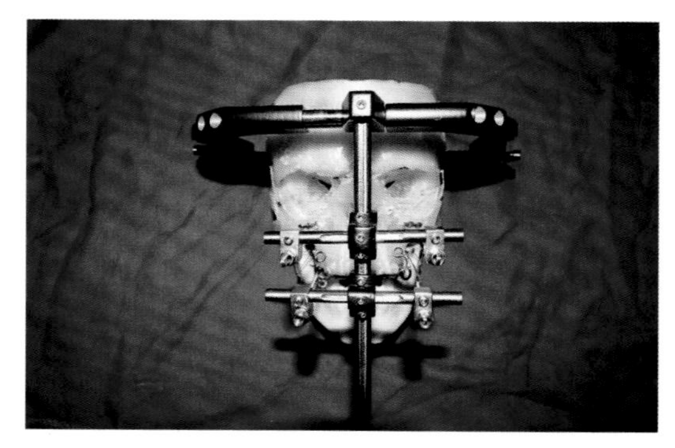

图 17.17 在对模型进行验证后，使用 RED（刚性外部牵引器）进行操作。

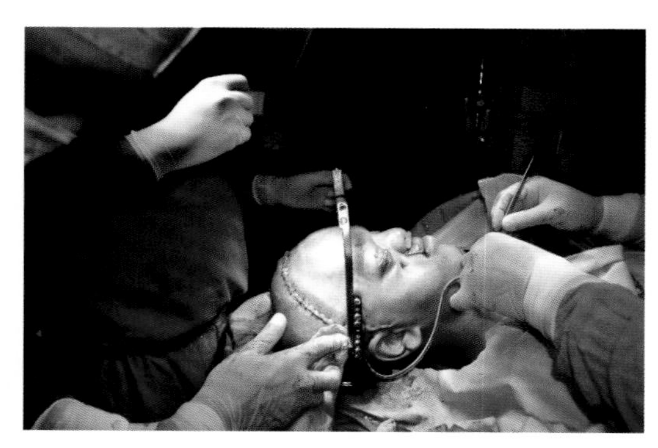

图 17.18 对患者进行头环固定。

骨板。

- 在文献中已经注意到，在 LeFort Ⅲ截骨术后，颅底骨折会引发致命的蛛网膜下腔出血[11]。
- 在鼻中隔截骨术期间可能会出现鼻腔脑脊液漏（CSF 漏）。
- 眼眶血肿。
- 角膜水肿（Chemosis）。
- 轻微的并发症包括损伤眶下神经、颧骨骨折、鼻骨部分暴露。

术后并发症[8]

LeFort Ⅲ 骨切除相关并发症

- 重要并发症包括呼吸困难，需要气管切开术。
- 皮下颅外血肿。
- 脑脊液漏和瘘管。
- 眼眶后出血导致视力丧失。
- 斜视。
- 部分嗅觉丧失。
- 由于球内不足的眼睑支撑引起的眼睑下垂。需要几周时间才能恢复提睑肌的功能和张力。
- 由于内眼角趋向远离鼻子，导致内眼角间距增大而引起的眼距增宽。

与刚性外部牵引装置相关的并发症

- 头环松动（20%）[13]。一般建议成年人在插入时将螺钉拧紧至 0.90 Nm，并在 24~48 小时后重新拧紧[14]。
- 螺钉感染（7%）[13]。螺钉内迁至颅内。

参考文献

1. Gorlin RJ, Cohen MM Jr., Hennekam RCM. Syndromes of the Head and Neck. 4th ed. New York, NY: Oxford University Press; 2001
2. Katzen JT, McCarthy JG. Syndromes involving craniosynostosis and midface hypoplasia. Otolaryngol Clin North Am 2000;33(6):1257–1284, vi
3. Kreiborg S. Craniofacial growth in plagiocephaly and Crouzon syndrome. Scand J Plast Reconstr Surg 1981;15(3):187–197
4. Park EA, Powers GF. Acrocephaly and scaphocephaly with symmetrically distributed malformations of the extremities. Am J Dis Child 1920;(20):235–315
5. Cohen MM Jr. Pfeiffer syndrome update, clinical subtypes, and guidelines for differential diagnosis. Am J Med Genet 1993;45(3):300–307
6. McCarthy JG. Craniofacial distraction. Gewerbestrasse, Switzerland: Springer International Publishing AG; 2017
7. Mulliken JB, Godwin SL, Pracharktam N, Altobelli DE. The concept of the sagittal orbital-globe relationship in craniofacial surgery. Plast Reconstr Surg 1996;97(4):700–706
8. Nout E, Cesteleyn LLM, van der Wal KGH, van Adrichem LN, Mathijssen IM, Wolvius EB. Advancement of the midface, from conventional Le Fort III osteotomy to LeFort III distraction: review of the literature. Int J Oral Maxillofac Surg 2008;37(9):781–789
9. Cedars MG, Linck DL II, Chin M, Toth BA. Advancement of the midface using distraction techniques. Plast Reconstr Surg 1999;103(2):429–441
10. Tessier P. The definitive plastic surgical treatment of the severe facial deformities of craniofacial dysostosis. Crouzon's and Apert's diseases. Plast Reconstr Surg 1971;48(5):419–442
11. Matsumoto K, Nakanishi H, Seike T, Koizumi Y, Hirabayashi S. Intracranial hemorrhage resulting from skull base fracture as a complication of LeFort III osteotomy. J Craniofac Surg 2003;14(4):545–548
12. Nout E, Wolvius EB, van Adrichem LN, Ongkosuwito EM, van der Wal KG. Complications in maxillary distraction using the RED II device: a retrospective analysis of 21 patients. Int J Oral Maxillofac Surg

2006;35(10):897–902
13. Garfin SR, Botte MJ, Waters RL, Nickel VL. Complications in the use of the halo fixation device. J Bone Joint Surg Am 1986;68(3): 320–325
14. Nemeth JA, Mattingly LG. Six-pin halo fixation and the resulting prevalence of pin-site complications. J Bone Joint Surg Am 2001;83-A(3):377–382

第 18 章 颅缝早闭手术远期预后概述和并发症的避免

Manoj Phalak, Suhas Udayakumaran

概述

颅缝早闭手术是一项极具挑战性的手术,风险高,并发症多。更严重的是,因为患者通常是年龄非常小的孩子,因此大多数人都存在多方面缺陷。

儿童颅面外科手术的死亡率已经显著下降,从 20 世纪 70 年代的 1.6%下降到最近的不到 0.1%[3]。主要的发病情况是继发于心血管并发症、呼吸并发症和大量失血的后遗症。其他事件包括心脏骤停、术中意外拔管、术后癫痫、凝血功能障碍、呼吸衰竭等。

颅缝早闭手术易发生并发症的因素包括:

- 年龄非常小,主要是婴儿阶段。
- 存在颅内压升高(ICP)。
- 异常颅顶的解剖学。
- 其他相关的异常,如气道问题,使手术过程更危险。
- 颅骨异常,如凸出处的骨刺,偶尔突入鼻窦(**图 18.1**)。
- 在综合征性疾病中,由于各种原因(包括颅内压升高),再手术在长期治疗中常见。

现有证据表明,这些缺陷可能是持久性的。据报道, 35%~50%的学龄儿童患有单缝早闭[4, 5]。Speltz 等[6]发现对所有颅缝早闭婴儿进行常规神经发育筛查的必要性,在未考虑到母亲的智力和社会经济因素的情况下,这似乎与适度的神经认知发育延迟有关。

在这章中,作者给出了在广泛的颅缝早闭疾病谱下,各种手术在不同情况下所见的并发症的整体概况。作者还讨论了决定儿童颅缝早闭远期预后的各种因素。综述是全面的,但没有深入到每一个具体手术或技术,这超出了本书的范围。

围术期并发症

- 麻醉并发症:气道问题是常见的,必须使用金属柔管并良好固定气管内管。在需要经口进入的情况下,可能需要使用 RAE 管。

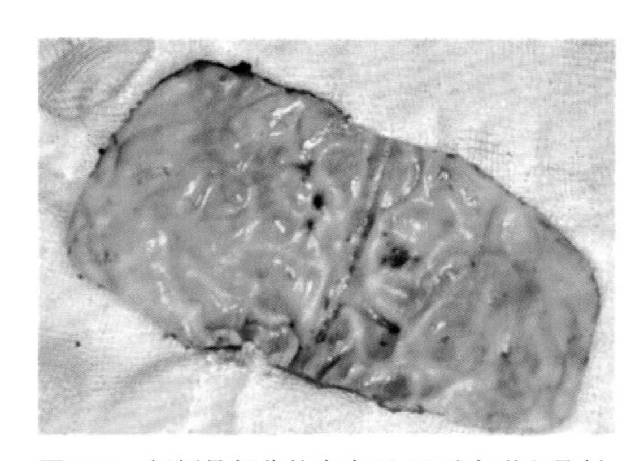

图 18.1 额颅骨部分的内表面,显示扇形和骨刺。这将导致硬脑膜变薄、破裂和静脉损伤(主要的颅骨窦可能被嵌入)。仔细研究术前影像可以挽救生命,避免致残。

- 仰卧位包括反 Trendelenburg 体位。这样做是为了确保减少静脉渗出，并保持最佳的大脑生理，但它使静脉栓塞的可能性非常有可能。因此，在中立位置操作和以受控的方式使用反 Trendelenburg 体位可能是明智的。俯卧位需注意避免缺血性视神经病变。
- 可以在手术铺单前行眼睑缝合术以保护眼睛和角膜。大量使用眼药膏可以起到屏障保护作用。在手术中，任何对眼眶的牵引力或压力都会引起脉率和血压的变化。因此，在眶壁剥离过程中，麻醉医生要特别小心地监测生命体征，以便手术团队能够即刻知晓过度牵引。
- 继发于大脑处理的皮质损伤很少会引起挫伤和癫痫。
- 术中出血：失血量及其后果取决于颅缝早闭的类型、手术方式、儿童体重和手术时间[7]。可采取许多措施来限制出血量，并采用各种策略来复苏患者。大静脉通路是手术中必需的。

两项随机安慰剂对照前瞻性试验表明氨甲环酸（TXA）可以减少失血量和输血需求[8, 9]。在接受颅缝早闭手术的儿童中，最初 50 mg/kg TXA 的给药方案，随后调整为 5 mg/（kg · h）输注，可有效减少失血量和输血需求[9]。

细胞拯救器是减少输血的一种选择。总的来说，电池节能器的利用率相对较低，可能是由于成本、设备和人员的可用性[7]。

- 小儿开放式颅面外科手术中经常发生静脉空气栓塞。建议常规使用心前多普勒。多普勒检查是敏感的，但非特异性的，与绝大多数发作的临床无显著相关性。

术后短期并发症

- 血流动力学不稳定：术后早期（48~72 小时）在重症监护病房（ICU）必须密切观察患者血流动力学状态和排尿量。应密切监测全血细胞计数和凝血实验结果，必要时应降低凝血因子和血小板置换阈值。检验可以每隔一段时间重复进行，以确保持续监测损失。仔细监测排出量，可能由于表面积大出现连续体液渗出。凝血异常通常伴有大量失血。在输血间隔和凝血参数紊乱时使用新鲜冷冻血浆。其他血液成分（如血小板）可能需要输血补充，特别是在大量输血时。

近期输血可能导致严重的并发症，如贫血、心肌缺血和死亡。Czerwinski 等[10]研究了 8000 多例颅面病例，报告称 50%的颅内死亡是失血过多的直接结果。另一方面，不必要的血液制品输注可能导致严重的并发症，如疾病传播、溶血反应、急性肺损伤、移植物抗宿主病、免疫调节、循环超负荷和凝血功能障碍[11]。

- 液体和电解质的不平衡与这些手术中发生的大量液体交换有关。因此，在所有的手术中都应该有所预料并做准备。
- 癫痫继发于脑损伤。这是一个紧急成像和抗惊厥药物的指征。通常需要做的只是保守处理。
- 气道问题是常见的，其程度可能取决于病理和手术过程，并应有所预见。

与牵引术不同，整体推进术可以立即改善气道。在大多数情况下可以避免气管切开术。鼻咽气道可保持上气道开放，以避免损害。

- 术后发热在这些患儿中很常见。最初所需要的只是密切的随访和支持疗法。任何不利的趋势都可能需要积极干预，并遵循同样感染原因的标准处理方案。
- 脑脊液（CSF）漏发生时，只要在某些病变中出现硬脊膜破裂（ICP 升高或意外），就容易发生帽状腱膜下积液和脑膜炎，偶尔需要重新探查（**图 18.2**）。

在额眶推进时尽量减少前颅窝底的剥离，避免胆囊嵴和筛状板，可降低硬脑膜撕裂的风险。术中应选择主要修补裂口或使用颅膜瓣和纤维蛋白胶加固裂口（**图 18.2**）。

许多渗漏是轻微的，可以自行恢复。因此，对于轻微和中度渗漏的一线治疗应为观察并使用适当的抗生素。持续 5 天以上的渗漏需要进行干预。如果没有脑积水，可以选择腰引流。如果渗漏持续，开放性探查和颅周移植物修补或内镜下鼻腔填塞是可采用的方法，特别是对年龄较大的儿童[12]。

- 伤口感染通常与污染手术和使用牵开器有关。所涉及的微生物是皮肤的共生生物，因此应该使用适当的抗生素。骨髓炎和骨坏死可能需要长期的抗生素和（或）清除感染的部分。在这种情况下，如果觉得有必要，通常在感染完全消除几个月后再做一次颅骨成形术。
- 额窦充气时，额窦黏液囊肿的形成是危险的。如果发生这种情况，可能需要开放手术或内镜下清除[12]。

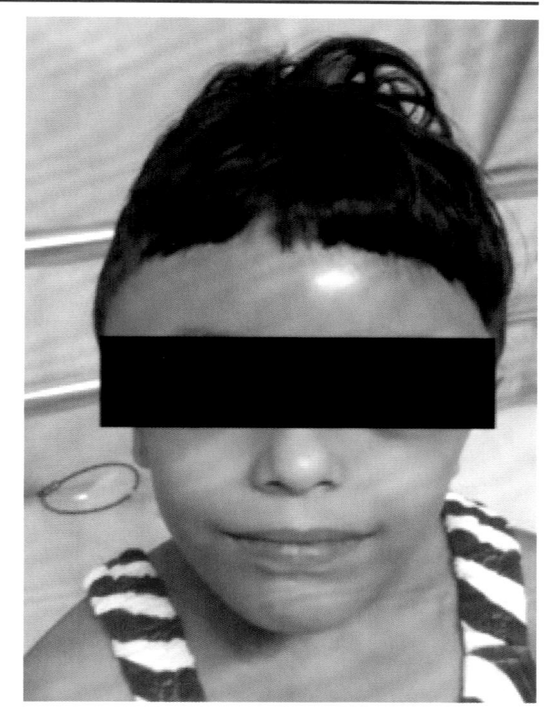

图 18.2　行前眶推进术的假性脑膜膨出患儿。既往存在的硬脑膜缺陷和无意的硬脑膜破裂是常见的原因。通常保守处理就足够了。很少情况下，需要再检查或脑脊液（CSF）分流。

远期并发症

- 骨间隙不愈合在年龄较大的儿童和存在颅内压升高的情况下更为常见。使用颗粒骨移植和劈开骨等骨填充技术仔细填充间隙是必要的。使用牵开器推进术可能是一个选择，以避免骨间隙。
- 在年龄极小的患者中，金属植入物突出或金属植入物和金属丝埋入大脑是很常见的（**图 18.3** 和**图 18.4**）。
- 术后头部损伤是一个潜在的问题；因

此，要采取充分的预防措施来避免这种情况的发生。

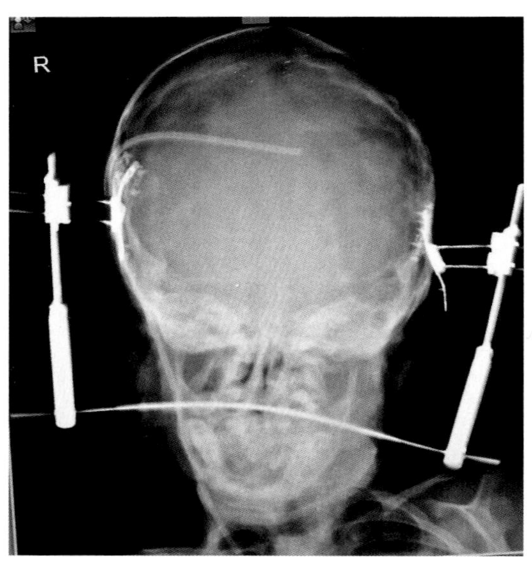

图 18.3 儿童应完全避免使用金属植入物，因为金属植入物通过皮肤嵌入或挤压，可能会损伤大脑和硬脑膜。该儿童的 CT 扫描也显示继发于颅内压升高的持续性间隙。这种间隙也可能会持续存在。

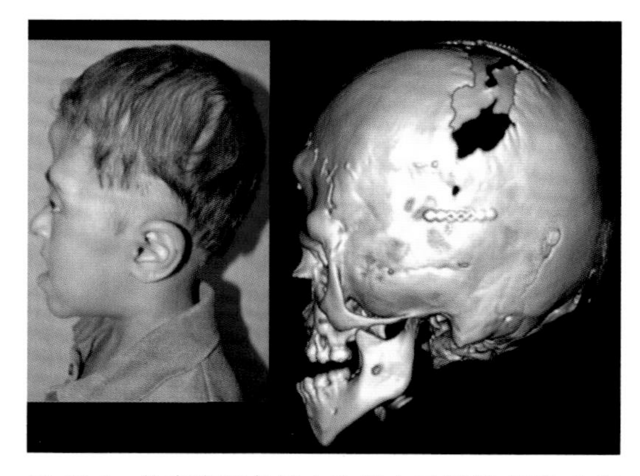

图 18.4 儿童应避免植入物和人工材料，因为它们通常不能合为一体，并会产生长期的不良反应，包括本例中使用骨水泥造成的挤压。

预后不佳和复发——再次手术的作用

虽然手术计划和技术在某种意义上并不仅仅是考虑并发症，但其对并发症却有明确的作用。复发增加了发病率，使手术容易出现并发症。复杂性颅缝早闭较非综合征性颅缝早闭更为常见，可能反映了其基本的病理缺陷。外科治疗的目的是通过适当的初始手术，包括充分地推进和重塑来预防复发。如果出现新发的 ICP 升高或美容效果差的征象，可以根据指征和美容效果制定手术方案。总结的并发症如表 18.1 所示。

避免并发症的微妙之处

- 计划和预见并发症是避免并发症的关键。
- 包括多维计算机断层摄影在内的详细成像对所有综合征病例和升高的 ICP 至关重要。静脉造影也是避免术中出血和术后梗死的重要辅助手段。
- 癫痫预防可能是一种选择，但不是普遍的。
- 大多数单位使用的是一套良好的外周静脉通路和有创血压监测。中心静脉通路仅用于外周通路可能不充分的情况。
- 血栓弹性成像可用于评估凝血功能的特定组成部分，并指导止血治疗，其使用已证明是有效的[13,14]。
- 严格的血液置换方案和失血量检查是减少不良事件的关键。手术室

表 18.1　颅缝早闭手术治疗相关并发症总结

手术中	出血
	低温
	低通气
	静脉栓塞
	硬脑膜撕裂(特别是缝的重叠处)
	对大脑的直接损伤
术后立即发生	术后发热
	低比容
	帽状腱膜下积液
	伤口感染/裂开
术后远期发生	迟发性骨髓炎
	对手术中使用的材料的反应,如暴露的金属丝、固定钢板
	术后头部损伤
	眼球突出、眼球不平衡和搏动性眼球突出的病例中采取眼眶带
	持续的骨缺损
	复发

(OR)的血液制品是必需的,它们的使用可以根据情况而定。作者倾向于在手术开始时输血,尤其是对婴儿。术前使用铁制剂可能对建立铁储备有一定作用。当血液制品被保留时,新鲜的产品被保留并优先用于输血。人工合成的促红细胞生成素已经被研究作为一种补充新生儿颅面手术出血量的安全耐受方法[15]。

外科医生和麻醉医生在手术室里就失血问题进行沟通是至关重要的。仔细的血流动力学监测,评估红细胞压积值和患者容量状态可能有助于维持输血不足和过量之间的平衡。

- 反 Trendelenburg 体位确保减少静脉渗出[16]。它可能会增加静脉栓塞的风险[16]。应立即阻断任何明显的静脉渗出。
- 体温监测和避免低体温是非常重要的。这可以通过使用温暖的液体作为肠外维持、灌注等来确保。手术单必须是防水的,以避免由于浸水造成温度损失。
- 抗生素预防是标准的。作者建议 24 小时预防。对于污染手术,抗生素使用的持续时间可延长至 7 天,特别是对副鼻窦或口腔(即整块)和距离过远手术(即面部一分为二)。
- 用抗生素溶液彻底冲洗可减少感染并发症。
- 止血夹和局部麻醉及肾上腺素渗入

皮肤可减少皮肤出血。

- 保存骨粉和骨碎片并将其填充可避免持续的骨间隙。适当的推进术可有助于 ICP 正常化。因此,只要骨间隙持续存在,就必须监测颅内压征象。
- 术中小心关闭硬脑膜裂口可降低脑脊液漏、帽状腱膜下脑脊液积聚和脑膜炎的发生率。
- 作者建议使用闭式吸引引流,以减少帽状腱膜下聚集和感染的可能性。使用 Jackson Pratt 引流管可能是安全的,尽管优点还不清楚[17]。
- 使用可吸收植入物稳定骨结构在幼儿中可能是可取的。
- 避免伤口感染依赖于预防性的抗生素方案,细致的无菌操作,精湛的手术技术和组织处理。术后对牵引器出口部位的精心护理也是必要的。
- 牵引力试验和牵引器足板的充分固定可以避免牵引术失效(**图 18.5**)。
- 仔细的术前气道评估是必要的。通常可以通过切除扁桃体和腺样体来改善年轻患者的上气道。颅骨手术前或同时行上颌牵引和气管造口术是可选的方法。
- 术后早期应用鼻咽气道支撑上气道。

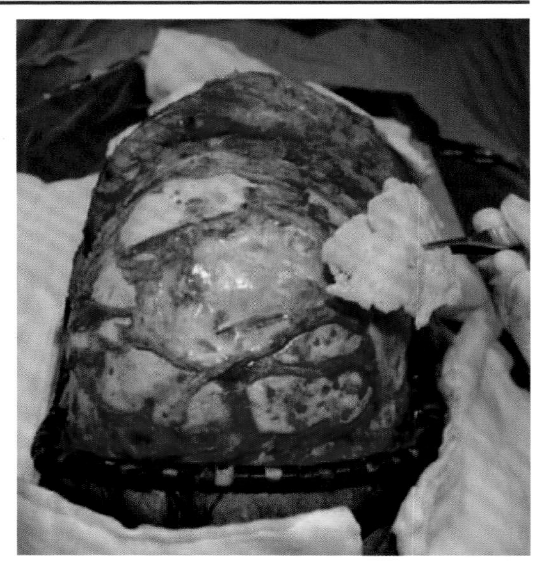

图 18.5 由于对这些异常/薄骨的固定不足,牵引器可能移位,易导致牵引器失效,从而导致手术失败。

远期结果

神经认知并发症

患有颅缝早闭症的儿童在婴儿期和儿童期更容易出现神经认知障碍。尽管大多数评估这一问题的研究都有方法学上的缺陷,但最近的一项多中心队列研究重申了这一发现[17-23]。在许多病例,其一般智力或多或少保留下来的情况下,某些特定形式的智力发展存在缺陷,如视觉空间能力、语言和记忆能力[24-30]。

现有的大多数文献主要集中在通过标准智商测试(IQ)来评估一般智力,如韦氏儿童智力量表(WISC)。颅缝早闭儿童的平均智商一般与正常儿童相同[25, 26, 31-33]。然而,下降到平均水平以下的孩子比高于平均水平的孩子多,这一趋势已经显现出来[31]。评估特定发展能力的研究几乎没有引人注目的结果。他们已经表明,即使有完整的一般智力,这些儿童的语言发展、视觉空间技能、记忆力和注意力都有问题[24-30]。

考虑到颅缝早闭的病理生理学,颅顶扭曲程度与神经认知结果相关的假设似乎是合理的。然而,颅骨形态变化的影响不能假定只影响大脑的底层区域。大脑表面变形的影响可能会不同程度地传递到皮层下白质，也可能长期导致几个主要神经通路的自然发育和成熟过程的改变，造成与颅缝早闭部位不直接相关的整体和特定异常。一些研究表明，尽管此类患者的颅内容量通常较小，但其脑容量正常，或有时增大。这可能会导致颅内压增高，而颅内压增高本身可能是神经认知障碍的一个致病因素[34, 35]。然而，目前还缺乏高质量的证据来验证这些假设。

除了颅缝早闭的影响外，不同类型的颅缝早闭的发育异常水平和类型是否存在差异是值得关注的。文献不足以得出任何结论。有研究报道，舶位早闭的发育迟缓率为 4%~61%[36-38]。然而，有人观察到异位早闭对神经认知结果没有影响。其他形式的颅缝早闭也有类似的发现。因此，评估同一类型的颅缝早闭的研究比评估不同类型的颅缝早闭的研究具有更大的可变性。不同类型颅缝早闭患者神经认知障碍与颅骨畸形、颅内体积、颅内压升高的病理生理学及病因关系尚需进一步研究。也可以推测，神经认知障碍和颅缝早闭是由共同的潜在原因造成的两种不同结果，而不是原因与结果。

手术矫正的效果

关于手术对改善儿童颅缝早闭的长期认知结果的作用，目前尚无证据给出任何明确的结论。一些研究发现，术后神经系统的结果和之前一样，而一些研究甚至记录了术后语言发育的退化[21, 39]。只有一组报道矫正手术后运动发育改善[41, 42]。

与发育结果相关的因素

到目前为止，还没有足够的证据来确定可能用于预测神经发育结果的因素。然而，许多假定的因素也在调查中。这些因素可分为患者因素、环境因素和处理因素（**表 18.2**）。

患者因素

我们对患者特定疾病特征的内在因素的作用进行了有限研究，结果好坏参半。

• 相关的脑病理：颅内畸形、脑异常、颅

表 18.2　影响颅缝早闭患者神经认知预后的可能因素

	有限证据支持	目前还没有证据
患者自身因素	异常的大脑结构/功能	颅骨畸形严重程度
	颅内压升高（ICP）	性别
	遗传学	
	各种类型的颅缝早闭	
环境因素		直接： 母亲的智力 母子关系
		间接： 社会经济地位
处理因素	手术时年龄	
	评估时年龄	

内压升高或颅面畸形的严重程度是被认为在神经认知结果中发挥作用的主要因素。到目前为止，还没有证据支持这一提议。但是，不能将缺乏证据与证据不存在相混淆。这可能与目前检测大脑结构和功能异常的技术不足有关。随着技术的发展，有可能识别脑结构和功能的异常，并预测这些患者的长期神经认知结果。Aldridge 等[42, 43]最近发现，与正常儿童相比，颅缝早闭儿童的大脑存在可量化的差异。作者还观察到了术后异常情况的改善；然而，仅观察到部分矫正。

- 颅内压升高：有限的证据支持颅内压升高与较低的神经认知发育有关。然而，ICP 作用的检测受到 ICP 测量方法准确性的限制。ICP 缺乏年龄匹配标准，这进一步使解释复杂化。
- 遗传学：假设颅缝早闭和神经认知异常有一些潜在遗传因素。已经做了一些尝试来确定这些候选基因，但到目前为止，只存在于一小部分颅缝早闭儿童中的有限基因可以被确定[44]。这一方向并没有消失，作者希望找到更多在颅缝早闭儿童神经认知障碍发病机制中发挥更大作用的基因。
- 颅缝早闭的类型：目前还没有发现特定类型的颅缝早闭在神经认知预后方面是好的或坏的预后因素。有一些研究表明，矢状面颅缝早闭患儿在与年龄相适应的神经心理测试中表现较好，特别是在语言领域的测试中[27,39]。
- 其他已被研究的因素包括颅骨畸形的程度和性别。这些因素尚未发现在儿童颅缝早闭神经发育异常的发病机制或预后中发挥任何作用。

环境因素

与疾病无关的假定因素也可能在这些儿童的长期预后和康复中发挥间接作用。一些因素包括社会经济地位、母亲的智力、教育等。

评估这些因素的研究很少产生令人困惑的结果[4, 6, 45-47]。这些因素可以进一步分为直接变量和间接变量，直接变量涉及母亲智力、母子关系等，间接变量涉及家庭的经济地位和社会阶层。重要的是，要确定这些因素（如果有的话）在长期结果中的作用，因为它们可能是这些儿童综合处理和康复的目标，以便他们未来在社会中的角色能够得到优化。

处理因素

有几个与治疗有关的因素可能在改变儿童颅缝早闭的最终结果中发挥作用。

- 手术因素：考虑到人类大脑的生长曲线，手术矫正越延迟，大脑从最初的障碍中恢复到正常生长的机会就越低，这似乎是非常合理的。这是考虑到唯一的限制是继发颅骨畸形，这可能是不正确的。如果神经认知障碍是由原发病而不是颅骨畸形造成的，那么这种假设就不合理了。事实上，就神经认知的结果而言，这将带来手术的作用的疑惑。就目前的理解而言，颅缝早闭症的神经认知发育过于复杂，无法归入上述任何一类。因此，手术时机仍然是一个相关因素，直到被证明是其他的，目前的证据也支持这一点[26.45.48.49]。

有几个变量可能影响这一决定，如婴儿期手术风险增加，颅骨缺损的严重程度，颅骨仍在生长时手术失败的风险，正在考虑的手术类型等。

- 评估因素：它不能决定实际的长期结果；相反，它反映了由于评估儿童的年龄和发育过程的正常谱的不同而可能发生的测量错误。因为所涉及的年龄组是神经功能快速发育和成熟的时期，很难在发育过程和疾病过程之间分配正确的比例。人们还认为，尽管损伤可能发生在婴儿期，但只有在孩子年龄较大时未能获得这些技能，而在第一次评估时显示出适当的发展，损伤的影响才会被发现[49]。因此，生物学上的损伤可能会一直潜伏到一个较晚的时期，这时损伤所影响的功能通常会显现出来。

参考文献

1. Poole MD. Complications in craniofacial surgery. Br J Plast Surg 1988;41(6):608–613
2. Whitaker LA, Munro IR, Salyer KE, Jackson IT, Ortiz-Monasterio F, Marchac D. Combined report of problems and complications in 793 craniofacial operations. Plast Reconstr Surg 1979;64(2):198–203
3. Arnaud E, Marchac D, Renier D. Reduction of morbidity of the frontofacial monobloc advancement in children by the use of internal distraction. Plast Reconstr Surg 2007;120(4):1009–1026
4. Kapp-Simon KA, Speltz ML, Cunningham ML, Patel PK, Tomita T. Neurodevelopment of children with single suture craniosynostosis: a review. Childs Nerv Syst 2007;23(3):269–281
5. Speltz ML, Kapp-Simon KA, Cunningham M, Marsh J, Dawson G. Single-suture craniosynostosis: a review of neurobehavioral research and theory. J Pediatr Psychol 2004;29(8):651–668
6. Speltz ML, Kapp-Simon K, Collett B, et al. Neurodevelopment of infants with single-suture craniosynostosis: presurgery comparisons with case-matched controls. Plast Reconstr Surg 2007;119(6):1874–1881
7. Stricker PA, Goobie SM, Cladis FP, et al; Pediatric Craniofacial Collaborative Group. Perioperative outcomes and management in pediatric complex cranial vault reconstruction: a multicenter study from the pediatric craniofacial collaborative group. Anesthesiology 2017;126(2):276–287
8. Dadure C, Sauter M, Bringuier S, et al. Intraoperative tranexamic acid reduces blood transfusion in children undergoing craniosynostosis surgery: a randomized double-blind study. Anesthesiology 2011;114(4):856–861
9. Goobie SM, Meier PM, Pereira LM, et al. Efficacy of tranexamic acid in pediatric craniosynostosis surgery: a double-blind, placebo-controlled trial. Anesthesiology 2011;114(4):862–871
10. Czerwinski M, Hopper RA, Gruss J, Fearon JA. Major morbidity and mortality rates in craniofacial surgery: an analysis of 8101 major procedures. Plast Reconstr Surg 2010;126(1):181–186
11. Hendrickson JE, Hillyer CD. Noninfectious serious hazards of transfusion. Anesth Analg 2009;108(3):759–769
12. Dunaway DJ, Britto JA, Abela C, Evans RD, Jeelani NU. Complications of frontofacial advancement. Childs Nerv Syst 2012;28(9):1571–1576
13. American Society of Anesthesiologists Task Force on Perioperative Blood Management. Practice guidelines for perioperative blood management: an updated report by the American Society of Anesthesiologists Task Force on Perioperative Blood Management. Anesthesiology 2015;122(2):241–275
14. Kozek-Langenecker SA, Afshari A, Albaladejo P, et al. Management of severe perioperative bleeding: guidelines from the European Society of Anaesthesiology. Eur J Anaesthesiol 2013;30(6):270–382
15. Krajewski K, Ashley RK, Pung N, et al. Successful blood conservation during craniosynostotic correction with dual therapy using Procrit and cell saver.

J Craniofac Surg 2008;19(1):101–105
16. Faberowski LW, Black S, Mickle JP. Incidence of venous air embolism during craniectomy for craniosynostosis repair. Anesthesiology 2000;92(1):20–23
17. Vasudevan K, Oh A, Tubbs RS, Garcia D, Reisner A, Chern JJ. Jackson-Pratt drainage in pediatric craniofacial reconstructive surgery: is it helping or hurting? J Neurosurg Pediatr 2017;20(4):341–346
18. Kapp-Simon KA, Leroux B, Cunningham M, Speltz ML. Multisite study of infants with single-suture craniosynostosis: preliminary report of presurgery development. Cleft Palate Craniofac J 2005;42(4):377–384
19. Ruiz-Correa S, Starr JR, Lin HJ, Kapp-Simon KA, Cunningham ML, Speltz ML. Severity of skull malformation is unrelated to presurgery neurobehavioral status of infants with sagittal synostosis. Cleft Palate Craniofac J 2007;44(5):548–554
20. Starr JR, Kapp-Simon KA, Cloonan YK, et al. Presurgical and postsurgical assessment of the neurodevelopment of infants with single-suture craniosynostosis: comparison with controls. J Neurosurg 2007;107(2, Suppl):103–110
21. Starr JR, Lin HJ, Ruiz-Correa S, et al. Little evidence of association between severity of trigonocephaly and cognitive development in infants with single-suture metopic synostosis. Neurosurgery 2010;67(2):408–415, discussion 415–416
22. Toth K, Collett B, Kapp-Simon KA, et al. Memory and response inhibition in young children with single-suture craniosynostosis. Child Neuropsychol 2008;14(4):339–352
23. Virtanen R, Korhonen T, Fagerholm J, Viljanto J. Neurocognitive sequelae of scaphocephaly. Pediatrics 1999;103(4 Pt 1):791–795
24. Boltshauser E, Ludwig S, Dietrich F, Landolt MA. Sagittal craniosynostosis: cognitive development, behaviour, and quality of life in unoperated children. Neuropediatrics 2003;34(6):293–300
25. Shipster C, Hearst D, Somerville A, Stackhouse J, Hayward R, Wade A. Speech, language, and cognitive development in children with isolated sagittal synostosis. Dev Med Child Neurol 2003;45(1):34–43
26. Becker DB, Petersen JD, Kane AA, Cradock MM, Pilgram TK, Marsh JL. Speech, cognitive, and behavioral outcomes in nonsyndromic craniosynostosis. Plast Reconstr Surg 2005;116(2):400–407
27. Kelleher MO, Murray DJ, McGillivary A, Kamel MH, Allcutt D, Earley MJ. Behavioral, developmental, and educational problems in children with nonsyndromic trigonocephaly. J Neurosurg 2006;105(5, Suppl):382–384
28. Mendonca DA, White N, West E, Dover S, Solanki G, Nishikawa H. Is there a relationship between the severity of metopic synostosis and speech and language impairments? J Craniofac Surg 2009;20(1):85–88, discussion 89
29. Chieffo D, Tamburrini G, Massimi L, et al. Long-term neuropsychological development in single-suture craniosynostosis treated early. J Neurosurg Pediatr 2010;5(3):232–237
30. Da Costa AC, Walters I, Savarirayan R, Anderson VA, Wrennall JA, Meara JG. Intellectual outcomes in children and adolescents with syndromic and nonsyndromic craniosynostosis. Plast Reconstr Surg 2006;118(1):175–181, discussion 182–183
31. Lajeunie E, Le Merrer M, Marchac D, Renier D. Syndromal and nonsyndromal primary trigonocephaly: analysis of a series of 237 patients. Am J Med Genet 1998;75(2):211–215
32. Magge SN, Westerveld M, Pruzinsky T, Persing JA. Long-term neuropsychological effects of sagittal craniosynostosis on child development. J Craniofac Surg 2002;13(1):99–104
33. Gault DT, Renier D, Marchac D, Jones BM. Intracranial pressure and intracranial volume in children with craniosynostosis. Plast Reconstr Surg 1992;90(3):377–381
34. Tuite GF, Evanson J, Chong WK, et al. The beaten copper cranium: a correlation between intracranial pressure, cranial radiographs, and computed tomographic scans in children with craniosynostosis. Neurosurgery 1996;39(4):691–699
35. Aryan HE, Jandial R, Ozgur BM, et al. Surgical correction of metopic synostosis. Childs Nerv Syst 2005;21(5):392–398
36. Collmann H, Sörensen N, Krauss J. Consensus: trigonocephaly. Childs Nerv Syst 1996;12(11):664–668
37. Oi S, Matsumoto S. Trigonocephaly (metopic

synostosis). Clinical, surgical and anatomical concepts. Childs Nerv Syst 1987;3(5):259–265
38. Korpilahti P, Saarinen P, Hukki J. Deficient language acquisition in children with single suture craniosynostosis and deformational posterior plagiocephaly. Childs Nerv Syst 2012;28(3):419–425
39. Bellew M, Chumas P, Mueller R, Liddington M, Russell J. Pre- and postoperative developmental attainment in sagittal synostosis. Arch Dis Child 2005;90(4):346–350
40. Bellew M, Liddington M, Chumas P, Russell J. Preoperative and postoperative developmental attainment in patients with sagittal synostosis: 5-year follow-up. J Neurosurg Pediatr 2011;7(2):121–126
41. Aldridge K, Marsh JL, Govier D, Richtsmeier JT. Central nervous system phenotypes in craniosynostosis. J Anat 2002;201(1):31–39
42. Aldridge K, Kane AA, Marsh JL, et al. Brain morphology in nonsyndromic unicoronal craniosynostosis. Anat Rec A Discov Mol Cell Evol Biol 2005;285(2):690–698
43. Lattanzi W, Bukvic N, Barba M, et al. Genetic basis of single-suture synostoses: genes, chromosomes and clinical implications. Childs Nerv Syst 2012;28(9):1301–1310
44. Bottero L, Lajeunie E, Arnaud E, Marchac D, Renier D. Functional outcome after surgery for trigonocephaly. Plast Reconstr Surg 1998;102(4):952–958, discussion 959–960
45. Panchal J, Amirsheybani H, Gurwitch R, et al. Neurodevelopment in children with single-suture craniosynostosis and plagiocephaly without synostosis. Plast Reconstr Surg 2001;108(6):1492–1498, discussion 1499–1500
46. Warschausky S, Angobaldo J, Kewman D, Buchman S, Muraszko KM, Azengart A. Early development of infants with untreated metopic craniosynostosis. Plast Reconstr Surg 2005;115(6):1518–1523
47. Arnaud E, Meneses P, Lajeunie E, Thorne JA, Marchac D, Renier D. Postoperative mental and morphological outcome for nonsyndromic brachycephaly. Plast Reconstr Surg 2002;110(1):6–12, discussion 13
48. Speltz ML, Endriga MC, Mouradian WE. Presurgical and postsurgical mental and psychomotor development of infants with sagittal synostosis. Cleft Palate Craniofac J 1997;34(5):374–379
49. Stern Y, Ed. Cognitive Reserve: Theory and Applications. New York, NY: Taylor and Francis; 2007:344 (Studies on neuropsychology, neurology, and cognition)

第 19 章 临床病例

Ashok Kumar Mahapatra*, *Deepak Kumar Gupta*, *Shweta Kedia*, *Subodh Raju*, *Ramesh Sharma*, *Pramod Subhash*, *Suhas Udaykumaran*, *Chandrashekhar E. Deopujari*, *Nitin Mokal

病例 1

2 岁半女童被诊断为短头畸形(**图 19.1**)。身体测量结果如下。

- 头指数:103.44
- 头围(HC):43 cm
- 前后径(AP):14.5 cm
- 双顶径:15 cm
- 两眼内眦间距:2.5 cm
- 瞳孔间距(IPD):5.5 cm

她的发育智商数(DQ)是 97.4,基于以下内容。

- 身体:99
- 适应性:101
- 社会情感:103
- 认知能力:87
- 沟通能力:97

术前影像学结果如**图 19.2** 所示。手术计划是前眶推进,前 2/3 颅骨窝重建。目的是降双顶径和前额高度(**图 19.3**)。术后结果如**图 19.4** 所示。

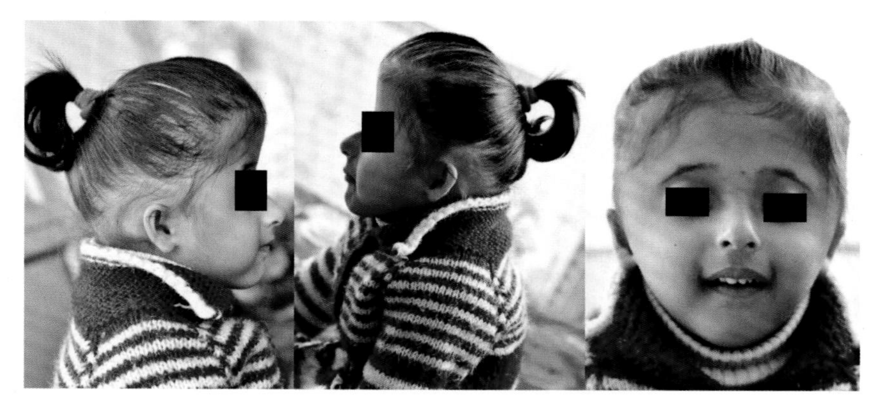

图 19.1 儿童短头畸形的侧面和正面观。

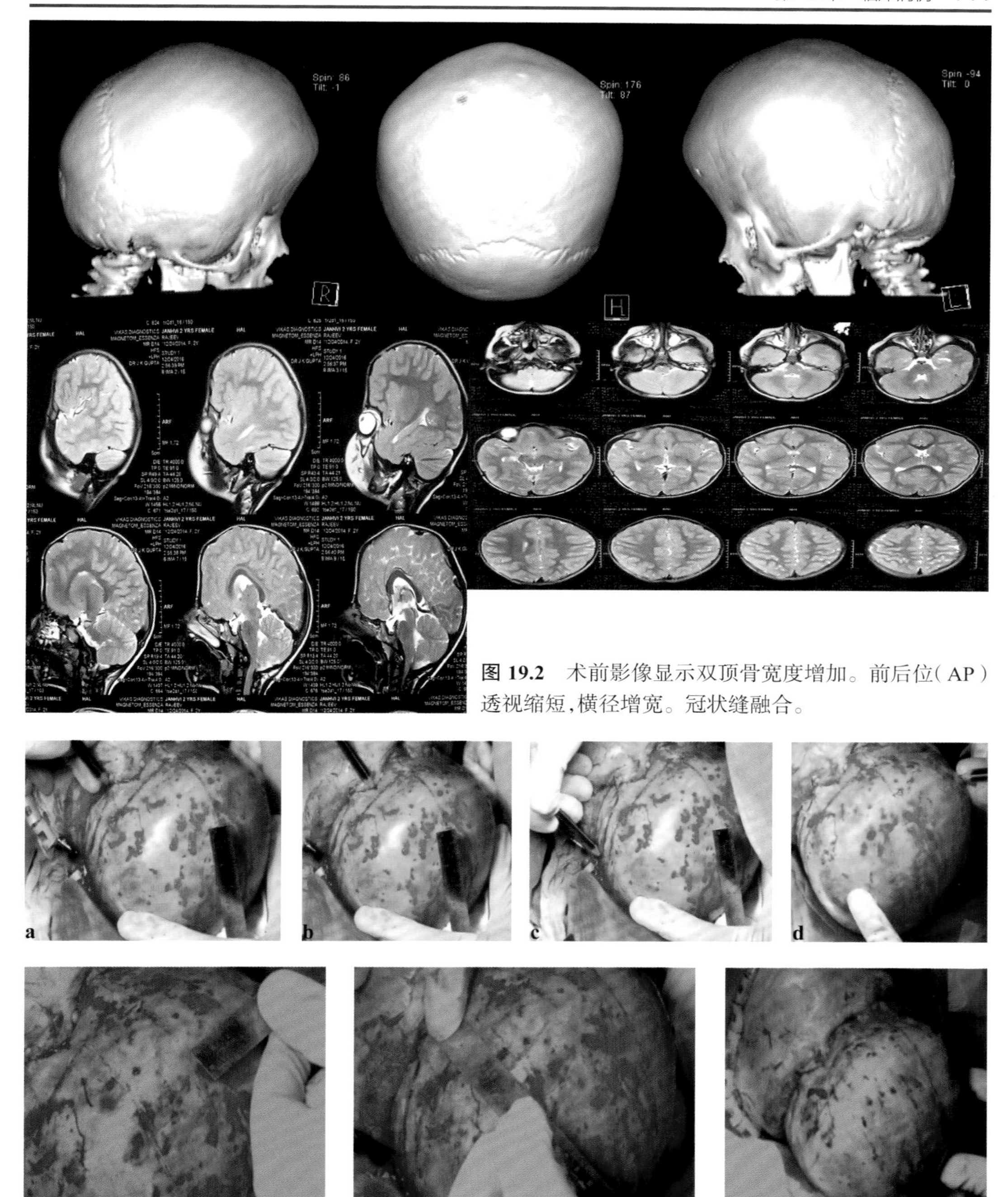

图 19.2 术前影像显示双顶骨宽度增加。前后位（AP）透视缩短，横径增宽。冠状缝融合。

图 19.3 （**a**）条带标记。较低的标记在额颧骨缝处。（**b**）眶上缘上方约 1 cm 处的上眼线。（**c**）保留此端开放，以决定术中切除的范围。（**d**）根据所需的曲率，在每侧标记任意额突点。测量它们到中线的距离，每侧 6 cm（它们需要离中线 3 cm）。（**e**）正在标记 3 cm 线。（**f**）额突的高度为 4 cm，需要减少 1.5 cm。（**g**）带、额瓣和顶瓣的标记。（待续）

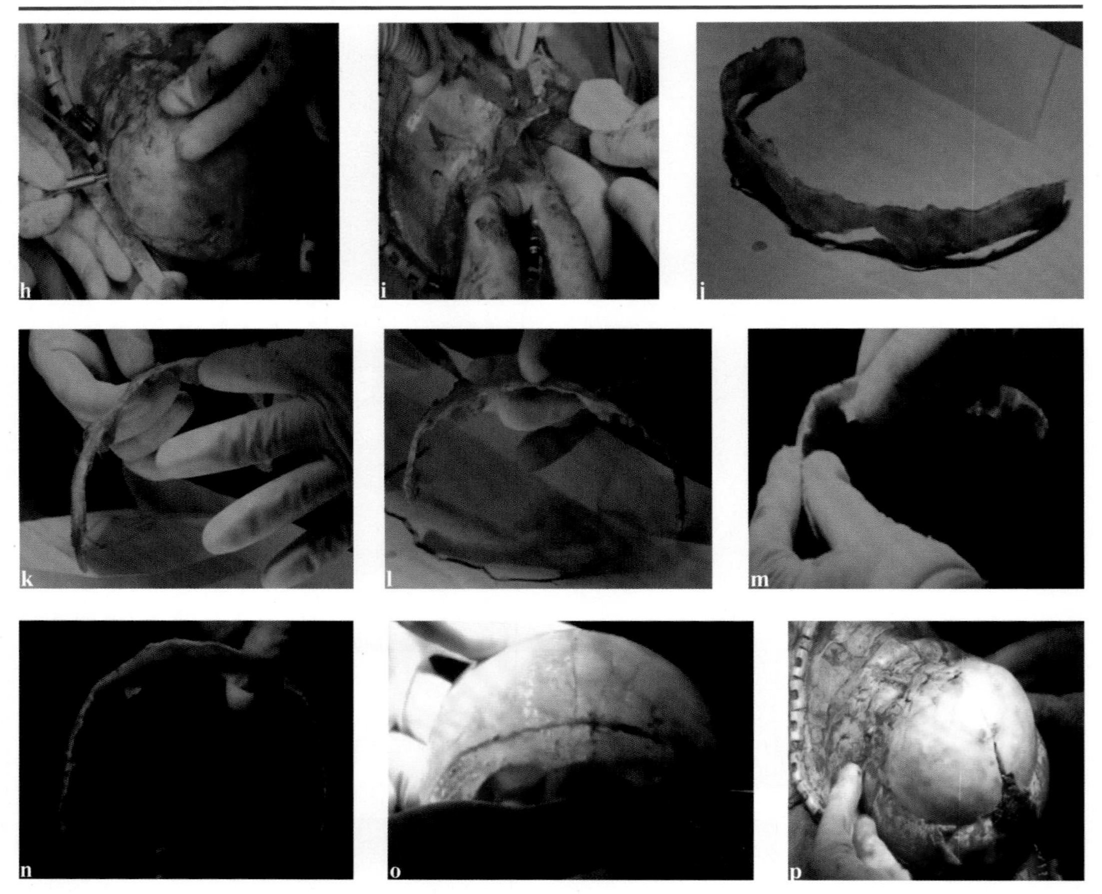

图 19.3（续）（**h**）沿标记线做切口。（**i**）带被掀起。（**j**）完全的条带分离。（**k**）利用可吸收板使中线增加一些凸度。（**l**）超出眶颧缝的前额侧弯需模制缩短。（**m**）两侧眶缘内表面发生青枝骨折。（**n**）用两处青枝骨折，实现了左侧条带的重塑。与另一侧比较。（**o**）在新额头重新设计的带。准备固定。（**p**）然后适当地安装其他部分。

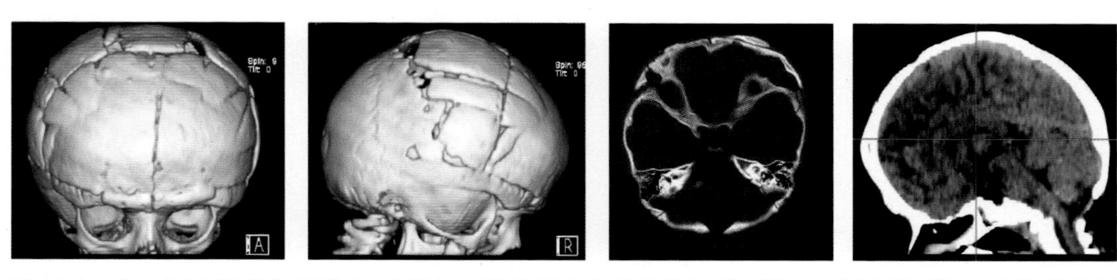

图 19.4 在 O/C/O 型短头畸形中，目前的扫描显示多个术后骨缺损，累及双侧额-顶-颞骨，左侧基底额区胶质瘤灶累及皮质下白质。

病例 2

1 岁男童被诊断为 Saethreo - Chotzen 综合征(**图 19.5**)。

• TWIST1 基因:阳性。

• 右侧上睑下垂,猿折痕,双侧(b/l)皮内皱襞,b/l 乳头水肿。

他的人体测量结果如下。

• 头指数:88

• 头围:44 cm

• 前后径:18 cm

• 双顶径:16 cm

• 间距:3.5 cm

• 瞳孔间距(IPD):6 cm

他的发育商(DQ)是 88.6,基于以下几点。

• 运动评估:13.3

• 心理评估:13.2

• 运动发育商:88.6

• 精神发育商:88

术前影像学结果如**图 19.6** 所示。治疗方案为桶状板截骨前眶推进术(**图 19.7**)。术后结果如**图 19.8** 所示。

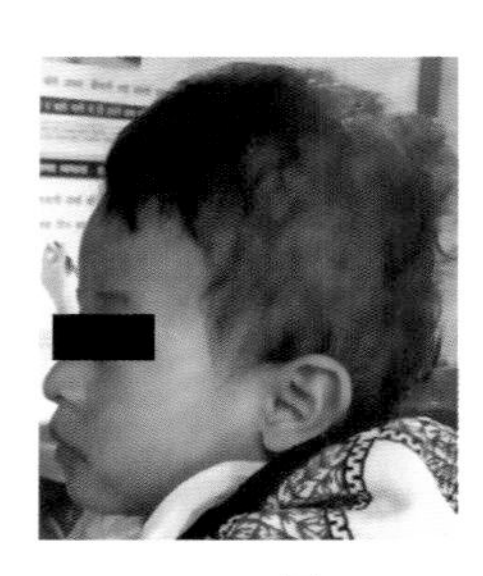
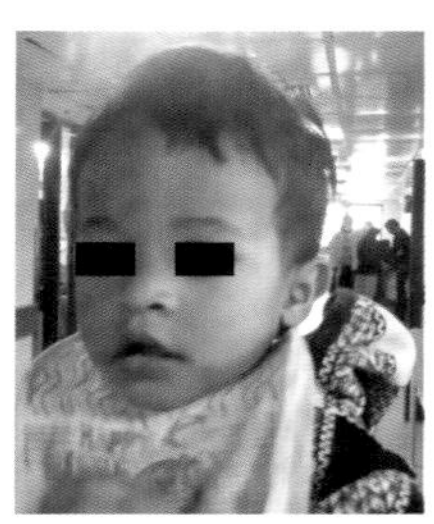
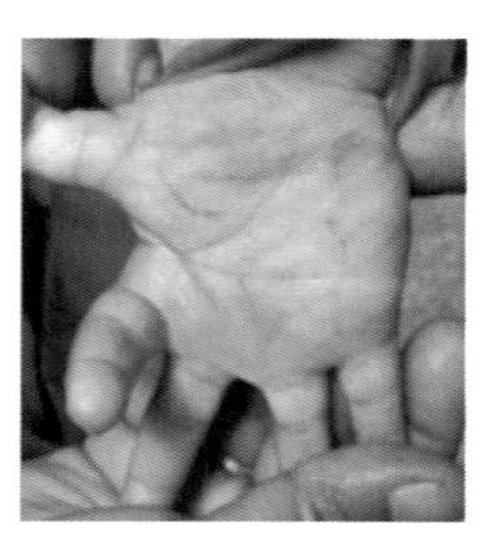
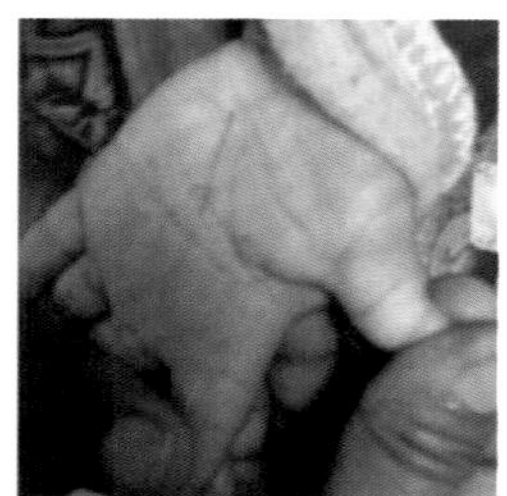

图 19.5 Saethree - Chotzen 综合征伴猿折痕患儿的侧位和正位切观。

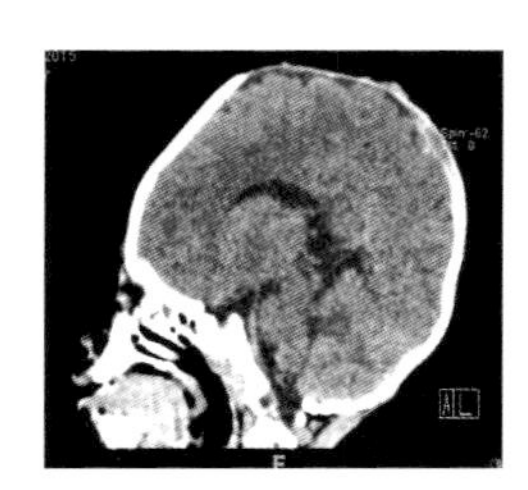
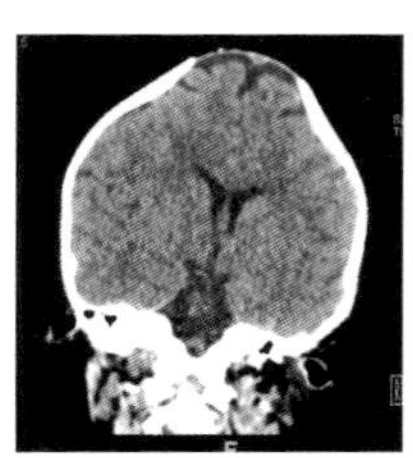
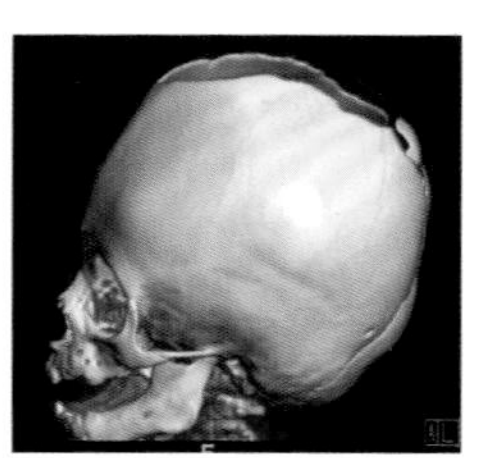
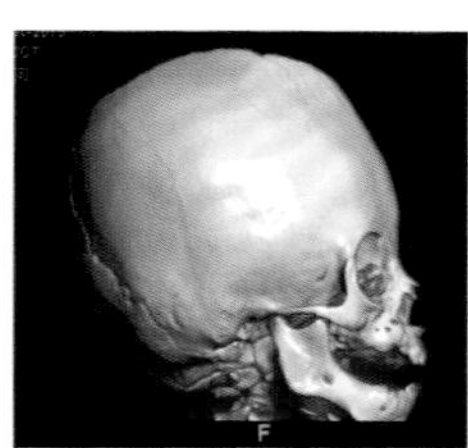

图 19.6 头颅非对比 CT 扫描,从颅底到颅顶取 2 mm 厚的连续切片。注意 b/l 冠状缝和矢状缝前 1/3 的融合。前囟和后囟开口,其他矢状缝分开较宽。颅骨变薄,边缘呈扇形。

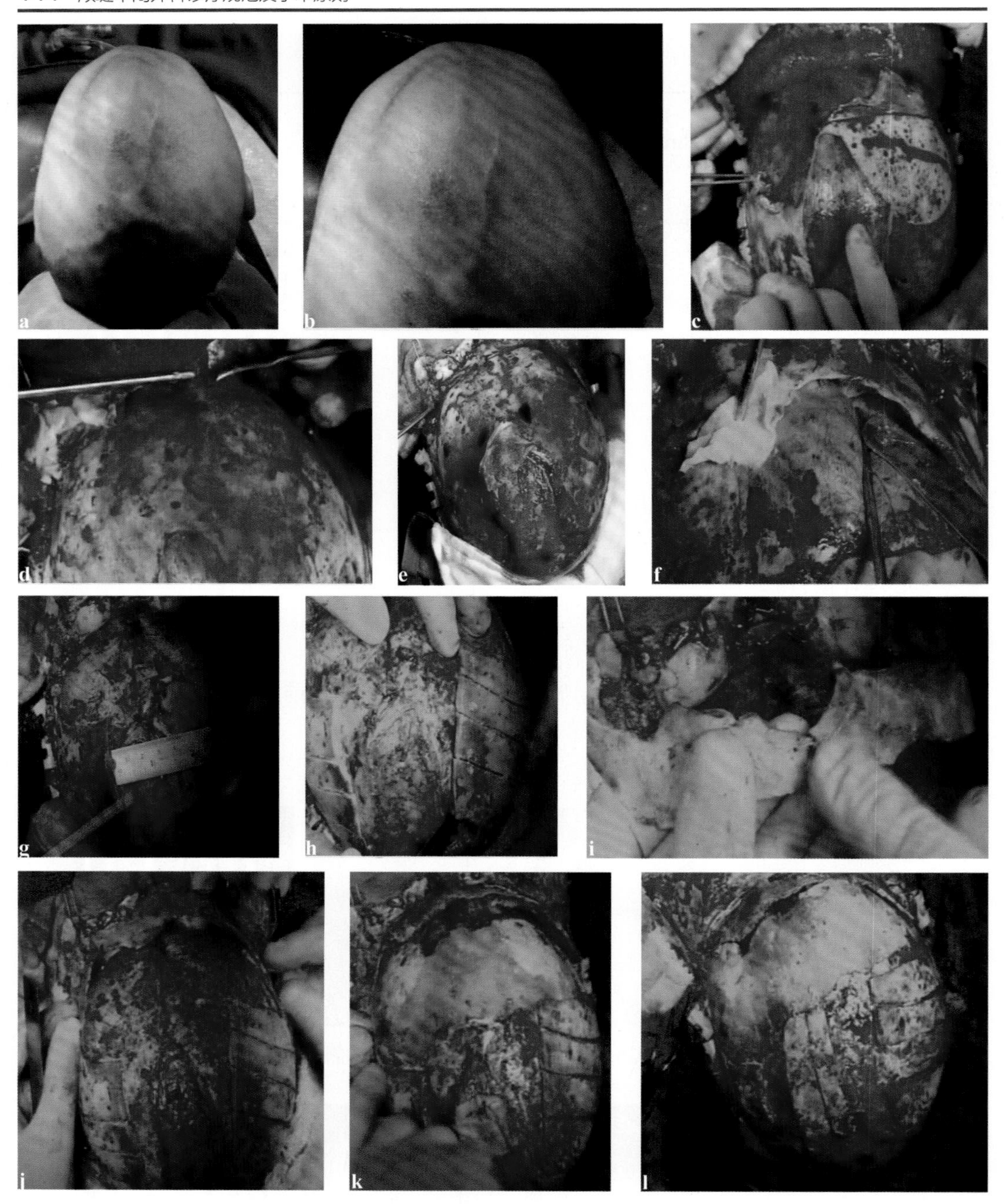

图 19.7 （**a**）患儿置于马蹄形框架中，仰卧位，头部轻度抬高。可以看到短头畸形。（**b**）1.5 岁儿童中线缺损，静脉充血，提示压力升高。（**c**）分别提起颅周皮瓣。（**d**）眶上复合体相当大，需要大量的骨处理来保护其免受任何医源性损伤。（**e**）截骨线用亚甲蓝标记。一个更宽的计划 2 cm 宽度的带，延伸到外侧 6 cm。在冠状缝前面的后部扩展。（**f**）肥大的蝶骨伴蝶嵴。（**g**）5 cm 宽、10 cm 长中线骨缺损。（**h**）形成骨缺损边缘的顶骨被均匀切割，缺损扩大。行桶状板截骨术。（**i**）在钻孔时，形成眶上孔的条带已松动，现已牢固固定。（**j**）条带向前滑动 1.5 cm，前颅窝扩张。（**k**）新额头放回原位。（**l**）用顶骨区域的骨填充骨间隙。

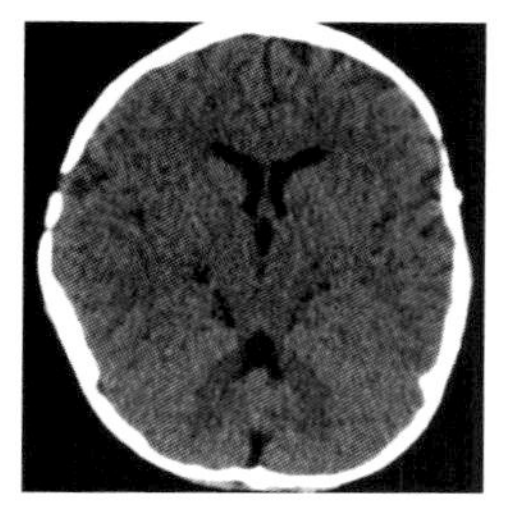 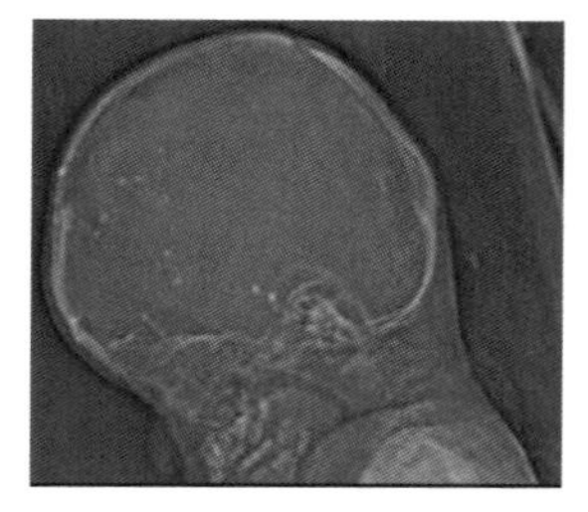 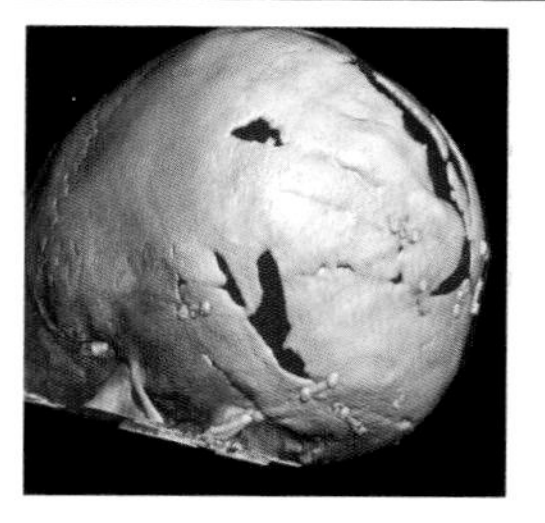 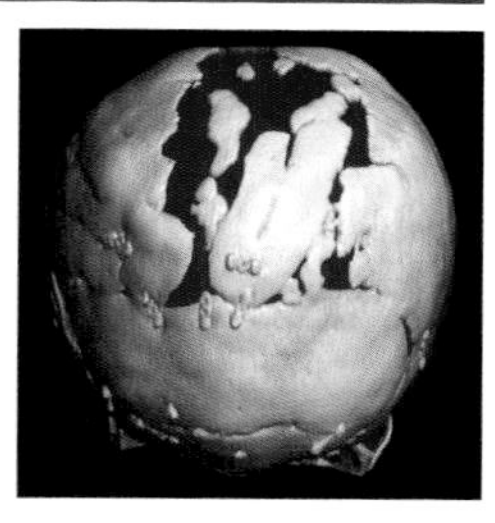

图 19.8 扫描显示多个金属植入物，累及额顶骨和鳞状颞骨，同时行 b/l 冠状面和前矢状面缝松解。

病例 3

2 岁男童被诊断为胎位性颅缝早闭（**图 19.9**）。他的人体测量结果如下。

- 头指数：100
- 头围：46 cm
- 前后径：16 cm
- 双顶径：16 cm
- 间距：3 cm
- 瞳孔间距：5 cm

他的发育商（DQ）是 88.6，基于以下几点。

- 身体：98
- 适应性：111
- 社会情感：105
- 认知能力：107
- 沟通能力：102

术前影像学结果如**图 19.10** 所示。治疗方案为前眶推进，前 1/3 颅骨穹隆重建（**图 19.11**）。术后结果如**图 19.12** 所示。

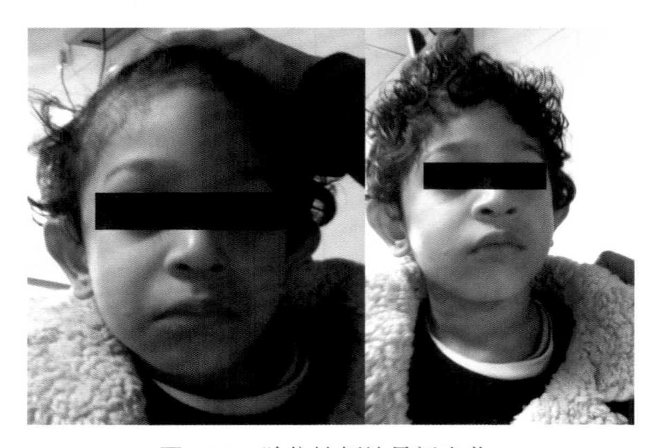

图 19.9 胎位性颅缝早闭患儿。

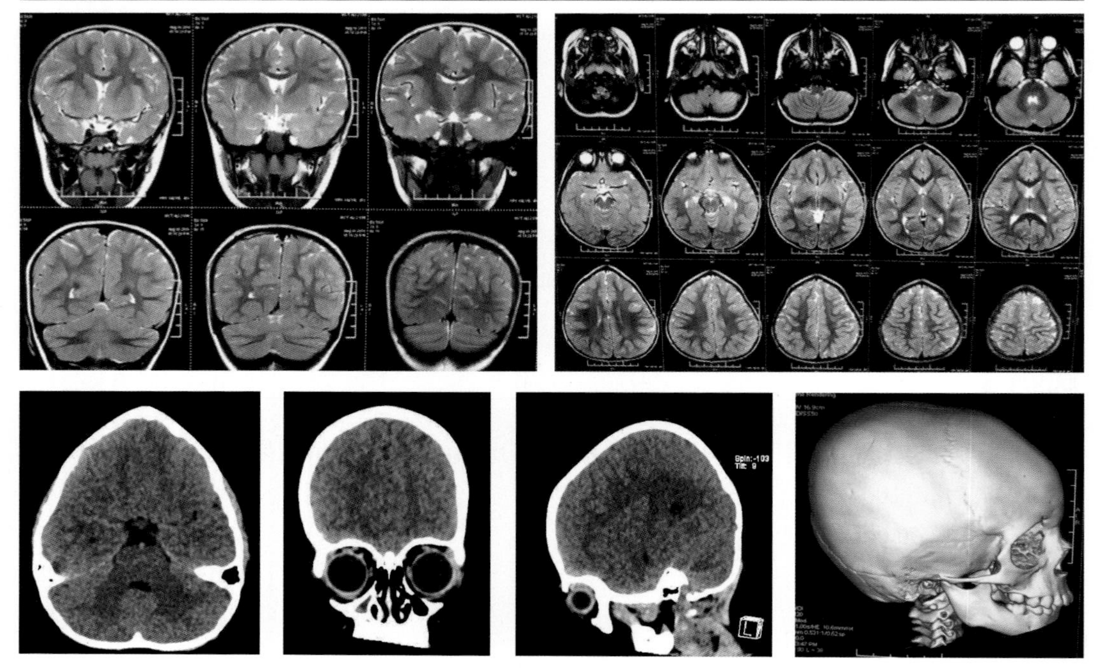

图 19.10　三角头畸形。

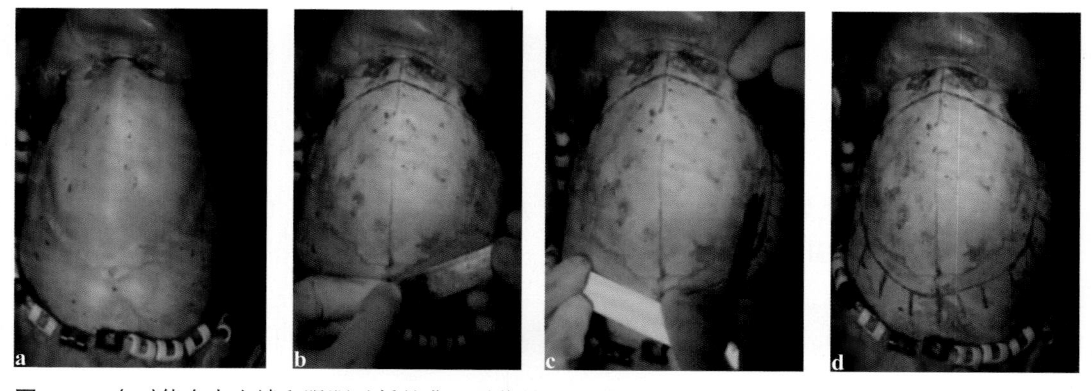

图 19.11　(a)伴有中央嵴和眼距过低的典型异位缝颅缝早闭。(b)制作发带和额瓣。(c)顶骨上的桶状板标记。(d)完成截骨标记。(待续)

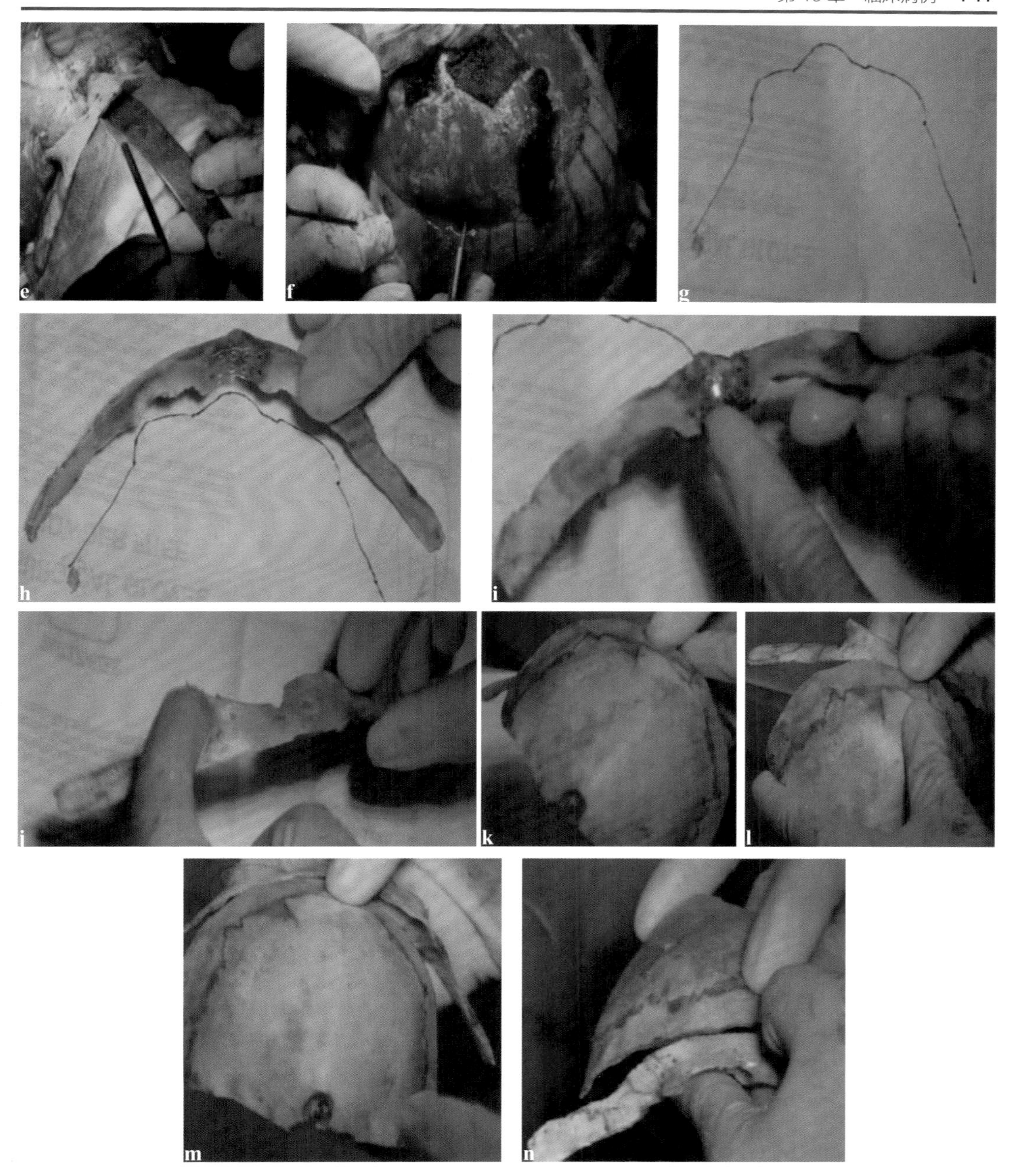

图 19.11（续） （e）将额叶皮瓣作为单独一层提起后，取下条带。（f）使桶状板后瓣与前瓣一样宽。（g）在凹槽中延伸时条带的轮廓。（h）可见骨带中线变宽，修剪多余骨，产生青枝骨折使其外裂。这样得到所需形状。（i）在内侧放置可吸收板，两点固定。固定的完整性和稳定性是必需的关键部位。（j）下一步是在 FZ 缝处切割，将其带进来。（k）单孔为额瓣朝向眉间的前部。（l）襟翼翻转 180°，注意它是如何固定在带上的。（m）前皮瓣的突出部分需要切成多个纵向块，使其形状更平坦。（n）现在两块骨的轮廓都做好了，这样它们恰好相似。（待续）

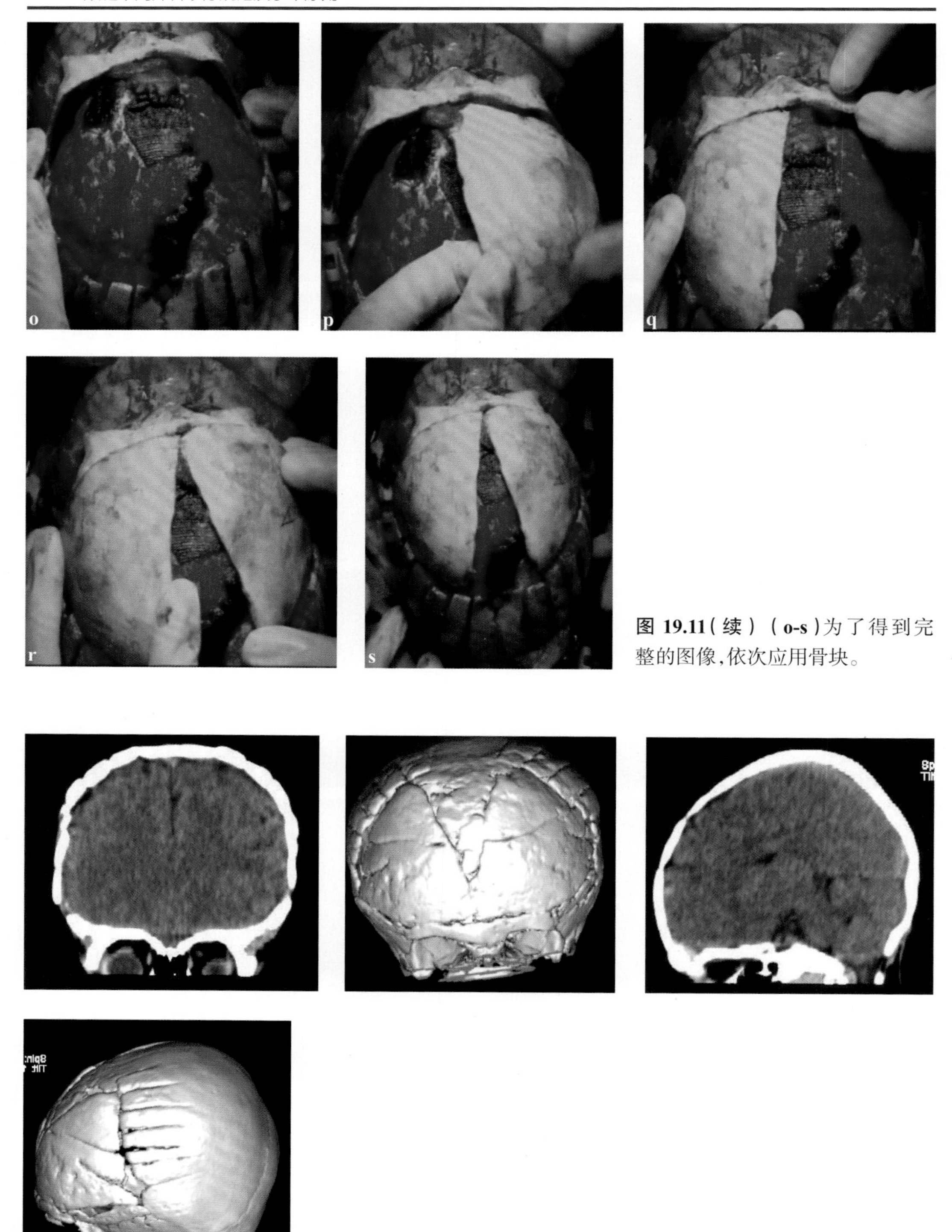

图 19.11（续）（**o-s**）为了得到完整的图像，依次应用骨块。

图 19.12 O/C/O 三角头畸形。双侧冠状缝线切除术。额骨中线开颅缺损。

病例 4

Apert 综合征患儿，伴有双冠状骨缝早闭（**图 19.13**）。她的人体测量数据如下。

- 头形指数：96
- 头围：46 cm
- 前后径：14.5 cm
- 双顶径：14 cm
- 内眦间距：2.5 cm
- 瞳孔间距：5.5 cm

她的发育商为 75，基于以下几点。

- 身体发育：75
- 适应能力：75
- 社交情感：75
- 认知能力：75
- 沟通能力：75

术前影像结果如**图 19.14** 所示。治疗计划是进行额眶前移术，并对前 1/3 颅穹隆进行改建（**图 19.15**）。术后结果如**图 19.16** 所示。

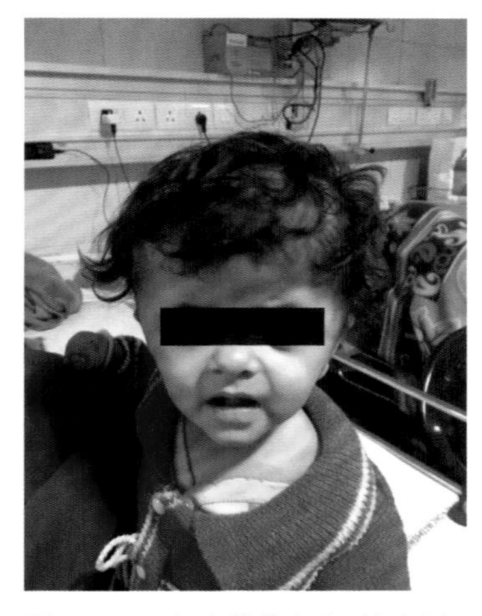

图 19.13 尖头并指（趾）综合征。

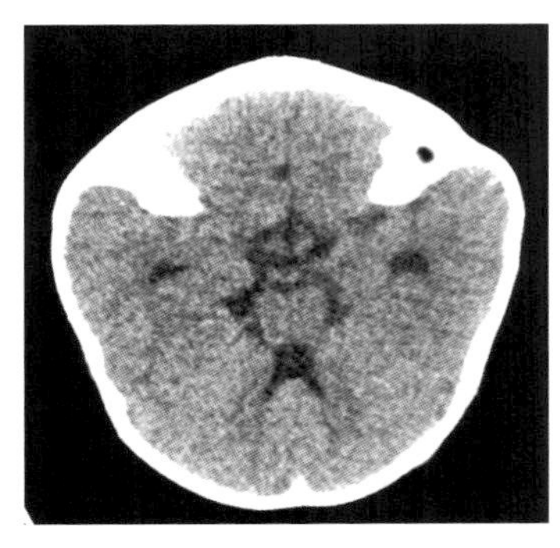
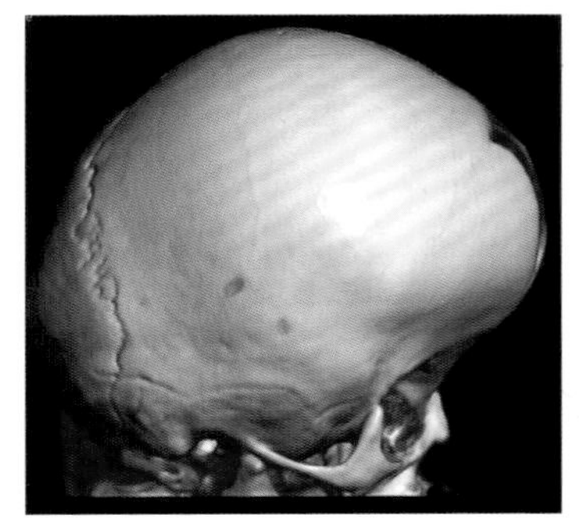
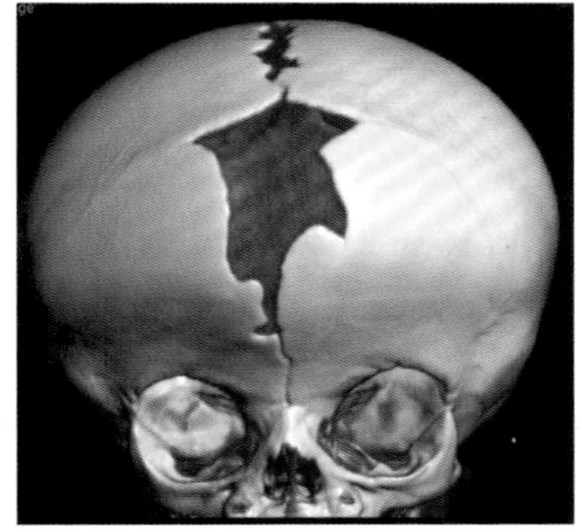

图 19.14 双冠状颅缝早闭。前囟加宽开放，额部轻度隆起。

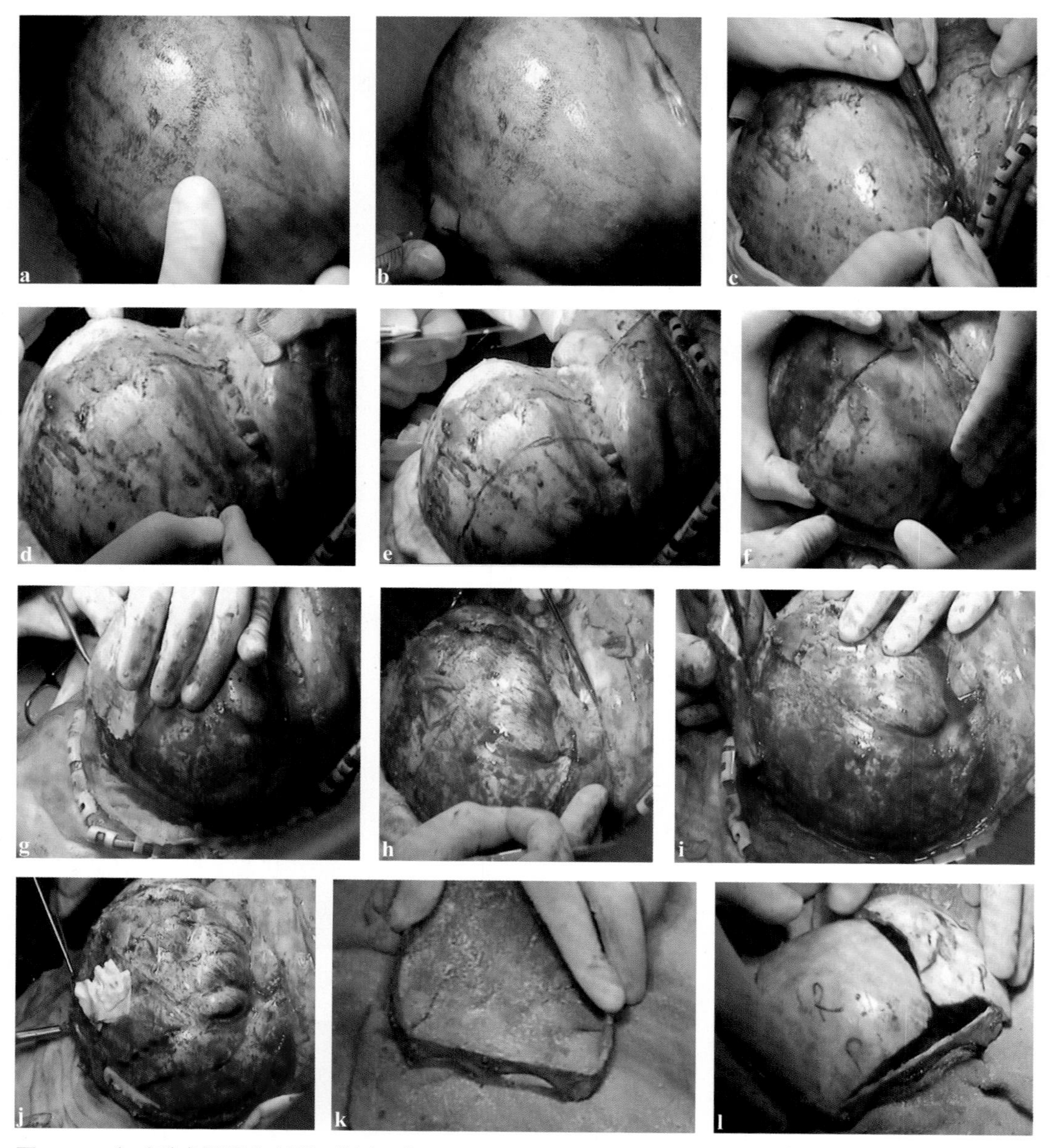

图 19.15 （**a**）手术视野包括眼，并尽可能向后。（**b**）沿拟设的皮肤切口局部浸润。（**c**）头皮皮瓣骨膜下抬高，识别额颧缝。（**d**）截骨和钻孔部位的标记。（**e**）标记的额瓣。（**f**）按照所规划的标记进行开颅手术。（**g**）骨中央条带被小心地抬高离开鼻窦。（**h**）已标记的带，须取下以修复。（**i**）抬高后瓣。（**j**）行桶状板截骨术。（**k**）束发带凹陷。（**l**）襟翼翻转 180°，注意它是如何置于带上的。（待续）

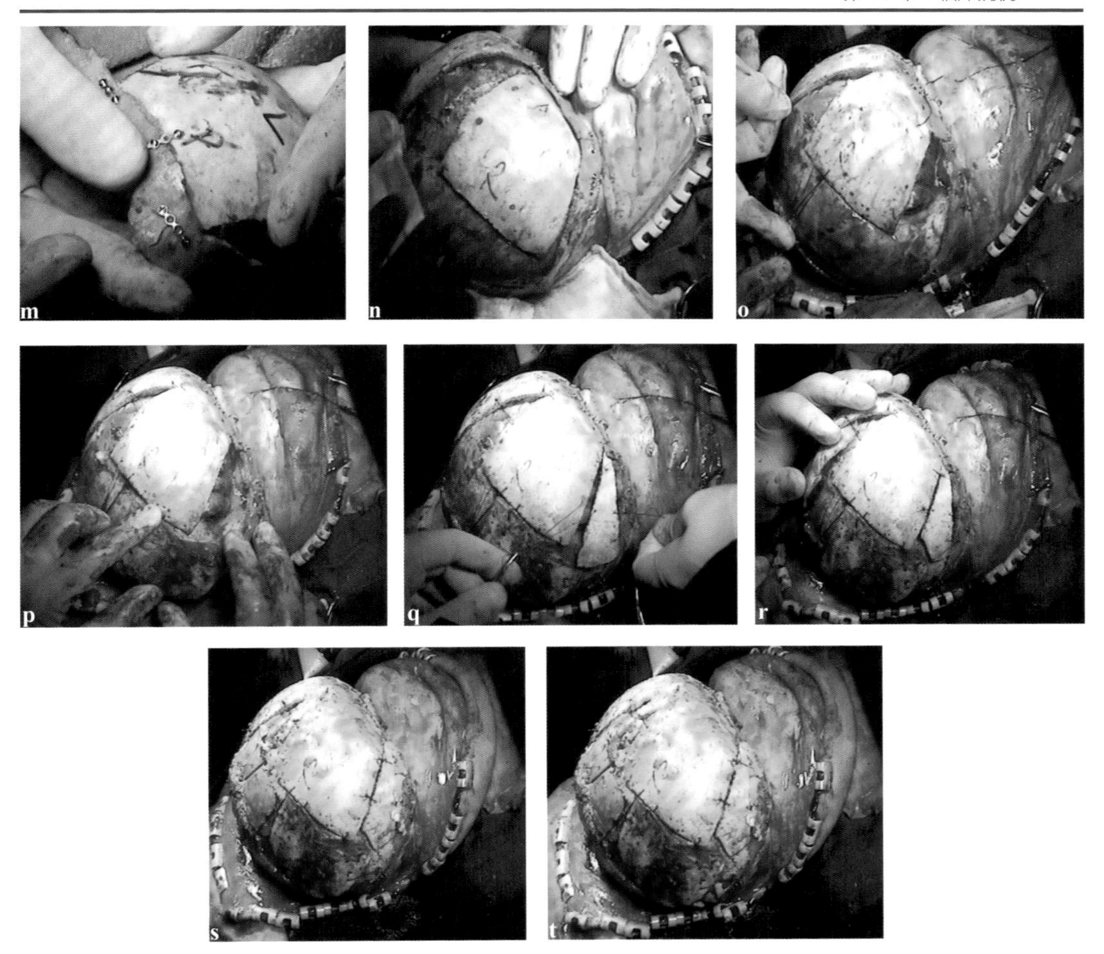

图 19.15(续) (**m**)左半边先用迷你板和螺丝固定。(**n**)现在两块骨的轮廓都做好了,这样它们恰好相似。注意中线间隙。(**o-t**)依次应用骨碎片以获得完整的图像。

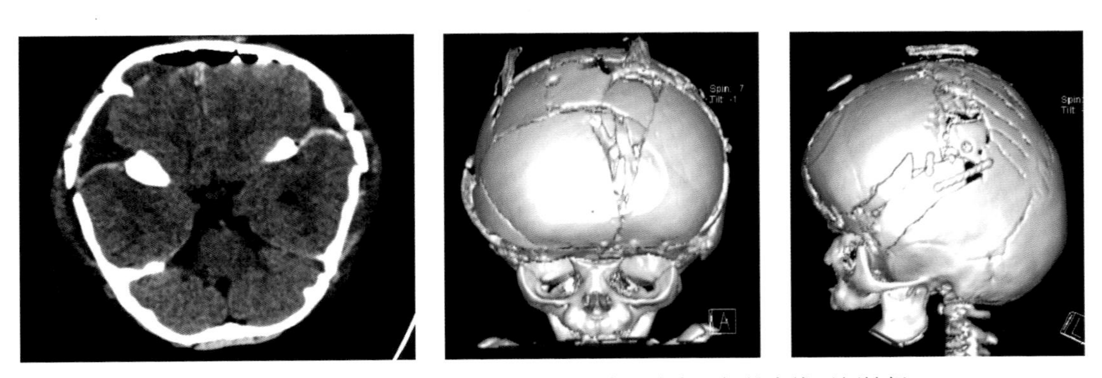

图 19.16 O/C/O 短头畸形。双侧冠状缝线切除术。额骨中线开颅缺损。

索引